国家卫生健康委员会"十四五"规划教材

全国高等中医药教育教材

供中药学、中药资源与开发、中药制药、药学等专业用

医药拉丁语

第3版

中藥

U0284745

主　编　黄必胜　石晋丽

副主编　马　琳　付小梅　张水利　罗晓铮

编　委　（按姓氏笔画排序）

马　琳（天津中医药大学）　　　刘湘丹（湖南中医药大学）

方清影（安徽中医药大学）　　　李　硕（甘肃中医药大学）

石晋丽（北京中医药大学）　　　张　英（内蒙古医科大学）

付小梅（江西中医药大学）　　　张　瑜（南京中医药大学）

付利娟（重庆医科大学）　　　　张水利（浙江中医药大学）

白贞芳（北京中医药大学）　　　林　晓（福建中医药大学）

兰　洲（湖北中医药大学）　　　罗晓铮（河南中医药大学）

刘　炜（山西中医药大学）　　　陶小军（辽宁中医药大学）

刘阿萍（陕西中医药大学）　　　黄必胜（湖北中医药大学）

人民卫生出版社

·北京·

图书在版编目（CIP）数据

医药拉丁语 / 黄必胜，石晋丽主编 . —3 版 . —北京：人民卫生出版社，2024.4

ISBN 978-7-117-36052-4

Ⅰ.①医… Ⅱ.①黄…②石… Ⅲ.①医药学 —拉丁语 —医学院校 —教材 Ⅳ.①R

中国国家版本馆 CIP 数据核字（2024）第 048533 号

人卫智网	www.ipmph.com	医学教育、学术、考试、健康，购书智慧智能综合服务平台
人卫官网	www.pmph.com	人卫官方资讯发布平台

医药拉丁语
Yiyao Ladingyu
第 3 版

主　　编：黄必胜　　石晋丽
出版发行：人民卫生出版社（中继线 010-59780011）
地　　址：北京市朝阳区潘家园南里 19 号
邮　　编：100021
E - mail：pmph @ pmph.com
购书热线：010-59787592　010-59787584　010-65264830
印　　刷：三河市国英印务有限公司
经　　销：新华书店
开　　本：850×1168　1/16　印张：15
字　　数：393 千字
版　　次：2012 年 6 月第 1 版　　2024 年 4 月第 3 版
印　　次：2024 年 5 月第 1 次印刷
标准书号：ISBN 978-7-117-36052-4
定　　价：59.00 元
打击盗版举报电话：010-59787491　E-mail：WQ @ pmph.com
质量问题联系电话：010-59787234　E-mail：zhiliang @ pmph.com
数字融合服务电话：4001118166　E-mail：zengzhi @ pmph.com

◇◇◇ 修 订 说 明 ◇◇◇

为了更好地贯彻落实党的二十大精神和《"十四五"中医药发展规划》《中医药振兴发展重大工程实施方案》及《教育部 国家卫生健康委 国家中医药管理局关于深化医教协同进一步推动中医药教育改革与高质量发展的实施意见》的要求,做好第四轮全国高等中医药教育教材建设工作,人民卫生出版社在教育部、国家卫生健康委员会、国家中医药管理局的领导下,在上一轮教材建设的基础上,组织和规划了全国高等中医药教育本科国家卫生健康委员会"十四五"规划教材的编写和修订工作。

党的二十大报告指出:"加强教材建设和管理""加快建设高质量教育体系"。为做好新一轮教材的出版工作,人民卫生出版社在教育部高等学校中医学类专业教学指导委员会、中药学类专业教学指导委员会、中西医结合类专业教学指导委员会和第三届全国高等中医药教育教材建设指导委员会的大力支持下,先后成立了第四届全国高等中医药教育教材建设指导委员会和相应的教材评审委员会,以指导和组织教材的遴选、评审和修订工作,确保教材编写质量。

根据"十四五"期间高等中医药教育教学改革和高等中医药人才培养目标,在上述工作的基础上,人民卫生出版社规划、确定了中医学、针灸推拿学、中医骨伤科学、中药学、中西医临床医学、护理学、康复治疗学7个专业155种规划教材。教材主编、副主编和编委的遴选按照公开、公平、公正的原则进行。在全国60余所高等院校4 500余位专家和学者申报的基础上,3 000余位申报者经教材建设指导委员会、教材评审委员会审定批准,被聘任为主编、副主编、编委。

本套教材的主要特色如下:

1. 立德树人,思政教育 教材以习近平新时代中国特色社会主义思想为引领,坚守"为党育人、为国育才"的初心和使命,坚持以文化人,以文载道,以德育人,以德为先。将立德树人深化到各学科、各领域,加强学生理想信念教育,厚植爱国主义情怀,把社会主义核心价值观融入教育教学全过程。根据不同专业人才培养特点和专业能力素质要求,科学合理地设计思政教育内容。教材中有机融入中医药文化元素和思想政治教育元素,形成专业课教学与思政理论教育、课程思政与专业思政紧密结合的教材建设格局。

2. 准确定位,联系实际 教材的深度和广度符合各专业教学大纲的要求和特定学制、特定对象、特定层次的培养目标,紧扣教学活动和知识结构。以解决目前各院校教材使用中的突出问题为出发点和落脚点,对人才培养体系、课程体系、教材体系进行充分调研和论证,使之更加符合教改实际、适应中医药人才培养要求和社会需求。

3. 夯实基础,整体优化 以科学严谨的治学态度,对教材体系进行科学设计、整体优化,体现中医药基本理论、基本知识、基本思维、基本技能;教材编写综合考虑学科的分化、交叉,既充分体现不同学科自身特点,又注意各学科之间有机衔接;确保理论体系完善,知识点结合完备,内容精练、完整,概念准确,切合教学实际。

4. 注重衔接,合理区分 严格界定本科教材与职业教育教材、研究生教材、毕业后教育教材的知识范畴,认真总结、详细讨论现阶段中医药本科各课程的知识和理论框架,使其在教材中得以凸

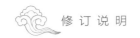

显,既要相互联系,又要在编写思路、框架设计、内容取舍等方面有一定的区分度。

5. 体现传承,突出特色　本套教材是培养复合型、创新型中医药人才的重要工具,是中医药文明传承的重要载体。传统的中医药文化是国家软实力的重要体现。因此,教材必须遵循中医药传承发展规律,既要反映原汁原味的中医药知识,培养学生的中医思维,又要使学生中西医学融会贯通;既要传承经典,又要创新发挥,体现新版教材"传承精华、守正创新"的特点。

6. 与时俱进,纸数融合　本套教材新增中医抗疫知识,培养学生的探索精神、创新精神,强化中医药防疫人才培养。同时,教材编写充分体现与时代融合、与现代科技融合、与现代医学融合的特色和理念,将移动互联、网络增值、慕课、翻转课堂等新的教学理念和教学技术、学习方式融入教材建设之中。书中设有随文二维码,通过扫码,学生可对教材的数字增值服务内容进行自主学习。

7. 创新形式,提高效用　教材在形式上仍将传承上版模块化编写的设计思路,图文并茂、版式精美;内容方面注重提高效用,同时应用问题导入、案例教学、探究教学等教材编写理念,以提高学生的学习兴趣和学习效果。

8. 突出实用,注重技能　增设技能教材、实验实训内容及相关栏目,适当增加实践教学学时数,增强学生综合运用所学知识的能力和动手能力,体现医学生早临床、多临床、反复临床的特点,使学生好学、临床好用、教师好教。

9. 立足精品,树立标准　始终坚持具有中国特色的教材建设机制和模式,编委会精心编写,出版社精心审校,全程全员坚持质量控制体系,把打造精品教材作为崇高的历史使命,严把各个环节质量关,力保教材的精品属性,使精品和金课互相促进,通过教材建设推动和深化高等中医药教育教学改革,力争打造国内外高等中医药教育标准化教材。

10. 三点兼顾,有机结合　以基本知识点作为主体内容,适度增加新进展、新技术、新方法,并与相关部门制定的职业技能鉴定规范和国家执业医师(药师)资格考试有效衔接,使知识点、创新点、执业点三点结合;紧密联系临床和科研实际情况,避免理论与实践脱节、教学与临床脱节。

本轮教材的修订编写,教育部、国家卫生健康委员会、国家中医药管理局有关领导和教育部高等学校中医学类专业教学指导委员会、中药学类专业教学指导委员会、中西医结合类专业教学指导委员会等相关专家给予了大力支持和指导,得到了全国各医药卫生院校和部分医院、科研机构领导、专家和教师的积极支持和参与,在此,对有关单位和个人表示衷心的感谢! 为了保持教材内容的先进性,在本版教材使用过程中,我们力争做到教材纸质版内容不断勘误,数字内容与时俱进,实时更新。希望各院校在教学使用中,以及在探索课程体系、课程标准和教材建设与改革的进程中,及时提出宝贵意见或建议,以便不断修订和完善,为下一轮教材的修订工作奠定坚实的基础。

人民卫生出版社

2023 年 3 月

前　言

作为人类最古老语种之一的拉丁语，已有几千年的历史，虽然已逐渐退出了口头交流的语言范畴，但是作为一种国际科学用语，其在医药学、生物学、农学、林学等专业领域的学习、科研和国际交流中仍有不可或缺的重要作用。正如拉丁语谚语所道："Invia est Medicinae, Via sine Lingua Latina（不懂拉丁语，医道亦难通）。"特别是在医药学的学习、研究领域里，拉丁语是必不可少的重要工具。

医药拉丁语是全国医药卫生院校学生必须学习掌握的专业基础课程之一。吸收以往同类课程的教学经验，结合新时代数字化教材快速发展的需求，以"应用为导向、理论促实践、纸质融数字"为编写原则，在上一版教材的基础上，本教材包括语音、语法、生物与药物命名、处方和处方的管理、拉丁语文献阅读五大部分。在语音部分，为解决多年来医药拉丁语缺乏语音配套教材的问题，以数字增值服务的形式提供了与纸质教材配套的音频（见★处），以便教学使用。在语法部分，根据医药拉丁语的教学需要着重讲授名词、形容词，熟悉动词，了解副词、前置词、连接词的有关语法变化和应用，举例结合医药专业，内容体现前后呼应。在生物与药物命名部分，根据《中华人民共和国药典》（2020 年版）的规定和要求，全面介绍了药用动、植物学名，中药材和饮片的拉丁名等命名方法。在词汇方面，收录了《中华人民共和国药典》（2020 年版）一部收载的全部中药材和饮片的拉丁名和药用动、植物学名，以及常用药用动、植物的科名、属名、药用部位拉丁名、剂型拉丁名、化学药品拉丁名、中药制剂拉丁名和药物处方常用拉丁缩写词等 3 000 多个词汇。为利于学生学好本课程，教材设有知识链接，在每一章前面设有学习目标，章后设有学习小结，用思维导图形式列出每章的学习重点和相互关系；每一节后有复习思考题供学生复习掌握重点内容。

本教材适用于中药学、中药资源与开发、中药制药、药学、中医学、中医护理学、制药工程、市场营销等专业的本、专科的教学，也可作为医学等相关专业的学习选用，既可以满足教学需要，还可以供科研参考。

本教材编写分工如下。绪论：黄必胜、兰洲；语音和文献阅读部分：付小梅、张瑜、张英、刘炜；语法部分：石晋丽、刘阿萍、方清影；命名部分：罗晓铮、李硕；处方、附录部分：张水利、林晓、刘湘丹、兰洲；全书统稿与审校：黄必胜、石晋丽、兰洲。

本教材编写过程中，由于水平所限，难免有不妥之处，欢迎批评指正，以利于今后修订完善。

编者

2023 年 3 月

◇◇◇ 目　　录 ◇◇◇

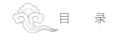

绪论

　　语言是人类进行交际的最重要的工具之一,是由词汇和语法组合而成的体系。作为人类古老语种之一的拉丁语(Lingua Latina),在其悠久的历史发展过程中,呈现出其本身特有的广泛适应性,因而素以国际科学用语而著称于世。

　　我国自 1950 年起,原卫生部就已将拉丁语列为全国医药卫生等专业培养方案的专业基础课程。拉丁语是医药卫生学界的国际学术用语,是医药卫生工作者必须具备的基本工具之一,因此,高等医药院校,特别是中药学、药学及中医学等相关专业的学生应具备一定的拉丁语基础知识,以便为今后从事医药卫生工作打好基础。

一、拉丁语的由来及演变

　　公元前 2000 年左右,印欧语系诸部落中的一支移居到意大利半岛各地,同化了当地的土著部族,其中居住在意大利亚平宁半岛台伯河畔拉丁姆平原(位于现在意大利罗马附近)的部族,历史上称为拉丁人,他们使用的语言就是拉丁语。后来,随着罗马城的建立(约公元前 753 年),罗马人日趋强大,常以武力拓展地盘,随着其统治地区的逐步扩大,影响所及可达欧、亚、非三大洲,成为历史上有名的罗马帝国,拉丁语也就成为罗马人统治地区的官方语言。

　　公元前 120—前 80 年是拉丁语发展的鼎盛时期,其语法构造和词汇不断丰富,使用范围也不断扩大,几乎成为世界语言。在此期间涌现出大批名著,如希腊医学作品《希波克拉底文集》(*Corpus Hipoocraticum*)、塞尔苏斯(Celsus)的《医学集书》(*De Medicina*)八卷、普林尼(Plinius)的《博物志》(*Naturalis Historia*,又译为《自然史》),以及许多著名作家和诗人的文学作品,对欧洲的科学、文化和医药有着很大影响,至今仍具有参考价值,有的还是欧美学校的读物。在凯撒执政时期(前 100—前 44 年),古希腊医学传到罗马,当时的医药学著作及有关文献均用拉丁语书写,许多拉丁语医药术语一直沿用至今。

　　直到公元 5 世纪,罗马帝国崩溃,原先被罗马帝国统治的各国、各地区人民,逐渐以本地区的方言结合拉丁语,形成了新的拉丁语系的语言,如意大利语、法语、西班牙语、葡萄牙语、罗马尼亚语等。随着历史的发展,在日常应用中的拉丁语逐步被取代了。但是,因为拉丁语词汇(其中包括大量来源于希腊语的词汇)中有着丰富的构词词素,可用以构成新的科学术语,而且拉丁语语法严谨,词意确切,因此,在许多领域,特别是在学术界,为了便于国际上的交流,共同理解,拉丁语仍被继续沿用,现在已成为许多学科使用的国际学术用语。

二、拉丁语在医药学以及相关学科的应用

　　1895 年,世界各国医学工作者共同做出了以拉丁语为医药界国际用语的决定,正规的医药名称和处方(特别是处方中使用的缩写词)均用拉丁语书写。

　　由于世界各国语言文字的差异,同一种植物或同一种动物在不同的国家,甚至同一国家的不同地区都有其习用的名称,极易产生同名异物或同物异名的混乱现象,给国家间、地区间的科学普及和科技交流带来很大的障碍。例如,益母草在我国不同的地区有不同的习用

名称：东北称坤草，江苏部分地区称田芝麻，浙江称角胡麻，四川称青蒿，福建称野故草，广东称红花艾，广西称益母菜，青海称千层塔，云南称透骨草等。其他国家对益母草也有习用的植物名。这对于科学普及和国际的医药交流都是不利的。然而益母草国际上统一的拉丁语学名是 *Leonurus japonicus* Houtt.，标注上了这个学名，国内外学术界就都能够了解所描述的是哪一个物种，能够起到统一名称与促进交流的作用。因此，国际有关学会和组织明确规定生物各分类单位的国际通用名称（包括植物名、动物名等）均以拉丁语的命名作为国际统一的名称，以避免混乱，消除语言障碍。

国际生物学术组织规定，凡发表新的生物物种（新种、新变种）及新属等必须用拉丁语来命名并描述其形态特征，并在规定的学术刊物上合格发表，才能得到国际学术界的认可。

国际化学学术组织规定，化学元素和化学成分名也应以拉丁语命名作为国际统一的名称。

药物名称也是将以拉丁语命名的名称作为国际上医药工作者共同理解和应用的名称。世界上有许多国家的药典与药物学专著，包括我国的药典《中华人民共和国药典》与许多药物学专著，对所列的药物大都标注了拉丁语名称。中药饮片是中医用药的特色，2020 年版《中华人民共和国药典》一部规定了中药饮片的拉丁学名，例如，红参的拉丁语名称为 Ginseng Radix et Rhizoma Rubra、炙黄芪的拉丁名为 Astragali Radix Praeparata cum Melle、麻黄的拉丁名为 Ephedrae Herba、王不留行的拉丁语名为 Vaccariae Semen。

在中医药学领域，拉丁语也有着多方面的应用。我国明代医药学家李时珍所著《本草纲目》就曾被译成拉丁语，在世界流传。另外，中药或生药包括植物药、动物药和矿物药的来源，都要用拉丁语命名其学名。

拉丁语还应用于与医药学有紧密关系的一些学科中，例如：生物学、农学中的学名，解剖学中的解剖学名，人体寄生虫学中的寄生虫学名，医用微生物学中的微生物学名等，国际上均以拉丁语命名的学名作为统一的名称。

思政元素

拉丁语在中医药领域中的重要性

由于世界上语言文字的差异，同一种动植物在不同的国家、地区都有其习用的名称，这种差异往往导致同名异物或同物异名的混乱现象。这种混乱不仅给科学普及和科技交流带来很大的障碍，同时也影响着跨国合作和文化交流。因此，在科学研究和技术发展中，对动植物进行准确命名是至关重要的，特别是在中医药研究中，以拉丁语来确定药材的科属、种类及属性，可使各地的中医学者和药剂师能够在交流中更加准确地理解所涉及的药材，不仅保障了中医药疗效的稳定性和可信度，也为中医药的国际传播提供了更为便捷的途径。

思政映射点：拉丁语在中医药领域中既是知识的桥梁，使得专业人士能够更好地进行学术交流；也是规范的基石，有助于提升中医药的国际影响力和竞争力。通过学习拉丁语在中医药领域中的应用，不仅有助于学生理解并运用国际通用的学名系统，更好地参与全球科学技术的发展；更能够培养学生对中医药国际化发展的认识和责任心及跨文化交流能力，使他们在未来的实践中能够更好地为中医药事业的推广和发展贡献自己的力量。

三、关于医药拉丁语的学习

医药拉丁语系一门专业基础课,同时又是一门外语课,故在学习过程中,必须遵循外语教学的一般规律,由浅入深,循序渐进;又必须贯彻理论联系实际的原则,密切结合植物、动物学名,生药或中药命名法,药品命名方法,生物命名方法和医学处方术语等专业知识,以达学以致用的目的。这就要求在学习拉丁语时,首先应掌握基本发音要领,学会必要的语法规则,熟记常用的医药词汇,进而掌握各类药物的命名方法和书写与认读医药处方的拉丁语知识。学习方法同其他外语学习一样,要多听、多读、多写、多译,反复练习,加强记忆,确切掌握,正确运用。还可以结合教材提供的拉丁语文献进行阅读练习。

综上所述,随着我国医药现代化、国际化的不断深入,拉丁语对医药工作者来说,是必须具备的基本工具之一,广大医药卫生工作者都应学会和应用这一语言工具,为加快我国医药现代化和国际交流做出贡献。

（黄必胜　兰　洲）

◆◆◆ 第一章 ◆◆◆

语　音

学习目标

　　本章重点掌握拉丁语字母的名称音、发音,单词的音节划分和重音确定规则,熟悉拉丁语单词的拼音规则、音量规则以及常用中药拉丁语单词的读音。通过本章的学习能够正确读写拉丁语单词,为后续学习和拼读拉丁语单词、使用拉丁语进行国际学术交流奠定基础。

第一节　拉丁语字母的名称音和发音

一、语音概念

　　具有语言作用的声音叫语音。构成语音的最小单位叫音素。给音素注音的书面符号叫音标。记录语音的符号叫字母,字母是组成单词的基本单位。拉丁语字母有名称音和发音两种读法,单独读字母时读其名称音;在拼读单词时,读其发音。

二、发音器官介绍

　　一般语音是由发音器官发出的,要达到准确发音,就必须了解发音的原理和发音器官的构造和作用,从而正确运用发音器官,准确发出所需的声音。一般发音时先由肺部呼出气流,气流由肺部进入气管,然后经过喉头泄出,通过发音器官的调节而形成语音。气流振动声带时,发出浊音;若将声带张开,声门放大,气流不使声带振动,便发出清音。

　　发音时要注意下列发音器官的位置和形状的变化。

　　1. 舌　舌可以在口腔内活动,能和牙齿、齿龈、硬腭、软腭等接触或接近,借以阻挡气流而发出各种声音。

　　2. 唇　唇能在一定范围内活动,可以平展、收圆、张大、缩小或完全闭合。

　　3. 声带　声带是发音器官中最重要的部分,声带拉紧时,气流通过便发生振动;声带松弛时,气流通过可不振动。气流通过声带,再经过咽、鼻腔的共鸣和腭、齿、舌、唇的作用而形成语音。

　　4. 软腭　软腭可以上下活动,从而开放或阻挡气流到口腔或鼻腔的通路,产生闭塞性鼻音或开放性鼻音。

　　由上述发音器官的种种变化,便可发出不同的语音。发音器官构造如图 1-1 所示。

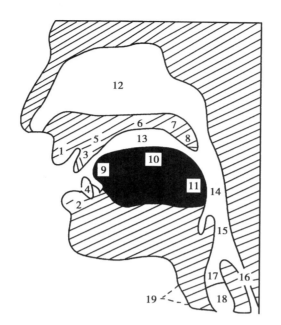

1. 上唇；2. 下唇；3. 上齿；4. 下齿；5. 上齿龈；6. 硬腭；7. 软腭；8. 小舌；9. 舌尖；10. 舌面；
11. 舌根；12. 鼻腔；13. 口腔；14. 咽头；15. 会厌；16. 食管；17. 气管；18. 声带；19. 喉头。

图 1-1 发音器官构造图

三、拉丁语字母及其名称音*

拉丁语为拼音文字，单词是由字母构成的。例如：单词 herba（草）由字母 h、e、r、b、a 构成；单词 semen（种子）由字母 s、e、m、e、n 构成。

拉丁语有字母 26 个，每个字母有一个名称，它们的印刷、书写形式以及名称音和发音，分别介绍如下：

拉丁语字母
名称音及
发音

字母顺序	印刷体		书写体				国际音标	
			斜体		圆体			
	大写	小写	大写	小写	大写	小写	名称音	发音
1	A	a	*A*	*a*	A	a	［aː］	［aː］
2	B	b	*B*	*b*	B	b	［be］	［b］
3	C	c	*C*	*c*	C	c	［tse］或［tʃe］	［k］或［ts］［tʃ］
4	D	d	*D*	*d*	D	d	［de］	［d］
5	E	e	*E*	*e*	E	e	［e］	［e］
6	F	f	*F*	*f*	F	f	［ef］	［f］
7	G	g	*G*	*g*	G	g	［ge］或［dʒe］	［g］或［dʒ］
8	H	h	*H*	*h*	H	h	［haː］	［h］
9	I	i	*I*	*i*	I	i	［iː］	［iː］
10	J	j	*J*	*j*	J	j	［ˈjoːta］	［j］
11	K	k	*K*	*k*	K	k	［kaː］	［k］
12	L	l	*L*	*l*	L	l	［el］	［l］

续表

字母顺序	印刷体		书写体				国际音标	
			斜体		圆体		名称音	发音
	大写	小写	大写	小写	大写	小写		
13	M	m	*M*	*m*	M	m	[em]	[m]
14	N	n	*N*	*n*	N	n	[en]	[n]
15	O	o	*O*	*o*	O	o	[ɔː]	[ɔː]
16	P	p	*P*	*p*	P	p	[pe]	[p]
17	Q	q	*Q*	*q*	Q	q	[kuː]	[k]
18	R	r	*R*	*r*	R	r	[er](r 舌尖颤动)	[r](舌尖颤动)
19	S	s	*S*	*s*	S	s	[es]	[s]
20	T	t	*T*	*t*	T	t	[te]	[t]
21	U	u	*U*	*u*	U	u	[uː]	[uː]
22	V	v	*V*	*v*	V	v	[ve]	[v]
23	W	w	*W*	*w*	W	w	['duːpleks've]	[w]
24	X	x	*X*	*x*	X	x	[iːks]	[ks]
25	Y	y	*Y*	*y*	Y	y	['iːpsiːlɔːn]	[i]
26	Z	z	*Z*	*z*	Z	z	['zeta]	[z]

[说明] (1)方括号内的音符为英语音标,可以帮助学过英语的学生掌握发音(一种辅助手段,仅供参考)。

(2)拉丁语字母本无 j,因为原先 i 除为元音字母外,在位于元音字母前时,往往又作辅音字母。例如:adiŭvans(辅助的;辅药)中的 iu,iecur(肝)中的 ie,这里 i 均作辅音字母。约在 16 世纪,学者们才开始用 j 代替作辅音字母用的 i。但有些拉丁语学者至今对字母 j 不予承认,因此,我们可能见到同一个单词,有的用字母 j,有的用字母 i。例如:adiŭvans 或 adjŭvans,iecur 或 jecur。

(3)字母 k 大都见于外来语单词中,例如:Kalopānax(刺楸属——来源于希腊语),kalīum(钾——来源于阿拉伯语)。

(4)拉丁语字母中本无 W,这是后来学术界人士加进去的,主要用于人名及动、植物的学名和药名中。例如:Woodwardīa(狗脊蕨属),Warfarīnum(华法林——药名)。

(5)字母 Y 见于外来语单词中,主要是来源于希腊语的单词中。例如:hypertonīa(高血压),Lycīum(枸杞属)。

四、拉丁语字母的手写体

拉丁语字母有印刷体与手写体(也称书写体)两种。手写体又分斜体和圆体两种。目前,斜体较通用,每种体又分大写体和小写体两种形式。按规定,药物名称中的名词、形容词,动、植物的科名拉丁语,以及动、植物学名中的属名、命名人的第一字母均用大写形式,其他一般用小写形式。

五、拉丁语字母的发音★

拉丁语字母按发音时是否受到舌、齿、唇等发音器官的阻碍而分成元音字母和辅音字母。

(一)元音字母及其发音

发音时气流不受发音器官阻碍且声带振动的字母为元音字母,元音字母分为单元音字母和双元音字母。

1. 单元音字母及其发音 单元音字母有 6 个,它们是:

元音字母及其发音

单元音字母	a	e	i	o	u	y
发音	[aː]	[e]	[iː]	[ɔː]	[uː]	[i]

发音要领：读元音时(个别双元音除外)，总的要领是口型、舌位都要保持固定不变。现分述如下：

a [aː] 口大开，舌自然平放，舌尖略近下齿龈，气流振动声带。

e [e] 口的开合度较 a 小，唇呈扁圆形，舌尖抵下齿，舌前部略抬起，上下齿间可容一食指，气流振动声带。

i [iː]、y [i] 单元音字母 i 和 y 的发音方法相同，口开合度较 a 小，两唇角向外略伸展，呈扁平形，上下齿近乎合拢，舌面鼓起，气流由上下齿间冲出，振动声带。i [iː]发音时长比 y [i]长 1 倍。

o [ɔː] 口开合度较 a 小，双唇收拢前伸，呈圆形，舌位较 a 低，气流振动声带。

u [uː] 口开合度较 o 小，双唇进一步收拢前伸，呈小圆口形，舌向后移，振动声带。

2. 双元音字母及其发音 双元音是由两个单元音字母按特定顺序排列在一起构成，作用和地位相当于 1 个单元音的字母组合。双元音字母有 4 个，它们是：

双元音字母	ae	oe	au	eu
发音	[eː]	[eː]	[aːu]	[eːu]

发音要领：

ae [eː] 发音同单元音字母 e，但发音时长比单元音长一倍。

oe [eː] 发音同单元音字母 e，但发音时长比单元音长一倍。

au [aːu] au 是 a 和 u 两个音素的快速连读。发音时由 a 快速滑向 u，中间不要停顿。a 要读得重而长些，u 读得短而弱些。

eu [eːu] eu 是 e 和 u 两个音素的快速连读。同 au 的读音方法一样，e 要读得重而长些，u 读得短而弱些。

(二) 辅音字母及其发音

发音时，气流受到发音器官某种阻碍的字母为辅音字母。辅音字母分为单辅音字母和双辅音字母。

1. 单辅音字母及其发音 单辅音字母 20 个，它们是：

ER-1-4

辅音字母
及其发音

辅音字母	发音	辅音字母	发音
b	[b]	n	[n]
c	[k]、[ts]或[tʃ]	p	[p]
d	[d]	q	[k]
f	[f]	r	[r](舌尖振颤)
g	[g]、[dʒ]	s	[s]
h	[h]	t	[t]
j	[j]	v	[v]
k	[k]	w	[w]
l	[l]	x	[ks]
m	[m]	z	[z]

发音要领：

b［b］　双唇闭合，然后突然分开，气流冲出口腔，形成爆破音，同时振动声带。

p［p］　发音要领与 b 同，但不振动声带。

c［k］，［ts］或［tʃ］　字母 c 发两个音，一个读［k］，发音要领同字母 k；另一个读［ts］或［tʃ］，发音时舌前部抬起，平贴于腭上，形成阻碍，然后突然下降，气流冲开舌前部和上腭的阻碍，破擦成音，不振动声带。

d［d］　舌尖紧贴上齿龈，形成阻碍，然后突然下降，气流冲开舌尖与齿龈的阻碍，形成爆破音，同时振动声带。

t［t］　发音要领与 d 同，但不振动声带。

f［f］　下唇轻接上齿，气流从唇间的缝隙中通过，引起摩擦成音，不振动声带。

v［v］　发音要领与 f 同，但要振动声带。

g［g］，［dʒ］字母 g 也发两个音，一个读［g］，发音要领同［k］，但振动声带；另一个读［dʒ］，发音要领同［tʃ］，但振动声带。

h［h］　在拼音时一般不发音。读［h］时双唇略开，舌自然平放，声门敞开，气流从声门轻轻摩擦泄出，不振动声带。

j［j］　发音要领与元音字母 i 同，舌前部尽量靠近上腭，但并不贴住，双唇扁平，发音短促，音一发出就滑向后面的元音，振动声带。

k［k］　舌后部隆起，紧贴软腭，形成阻碍，然后突然分开，气流从舌根与腭间冲出，不振动声带。

l［l］　舌尖抵上齿龈，舌前向硬腭抬起，双唇略开并稍向前伸，气流从舌的两侧泄出，振动声带。

m［m］　双唇闭拢，软腭下垂，气流由鼻腔泄出，振动声带。

n［n］　双唇微开，舌尖紧贴上齿龈，形成阻碍，气流由鼻腔泄出，振动声带。

q［k］　发音同［k］，在单词中常与 u 结合构成辅音组 qu，发音为［kw］。

r［r］　舌尖稍向上卷，略近上腭，双唇略开，气流冲击舌尖使之颤动，振动声带。注：拉丁语 r 的发音，要求舌尖必须颤动。汉语无此音素，发音常感困难。国际音标［r］为之注音，并不确切。

s［s］　舌端靠近齿龈，但不要贴住，双唇微开，气流由舌端和齿龈之间泄出，摩擦成音，不振动声带。

z［z］　发音要领与字母 s 同，但要振动声带。

w［w］　舌后部向软腭抬起，双唇收得很小很圆，并向前突出，犹如元音 u 的发音，振动声带。

x［ks］　为 k 与 s 的连续发音，发音时将［k］［s］两个音素顺序紧密连续读出，不振动声带。

2. 双辅音字母及其发音　双辅音是由特定的辅音字母按特定顺序排列在一起，作用和地位相当于 1 个单辅音的字母组合。双辅音发 1 个音。双辅音字母有 4 个，它们是：

双辅音字母	ch	ph	rh	th
发音	［k］	［f］	［r］	［t］

发音要领：

ch［k］　发音同单辅音字母 k。

ph [f] 发音同单辅音字母 f。

rh [r] 发音同单辅音字母 r。

th [t] 发音同单辅音字母 t。

这 4 个双辅音字母,大多见于来源于希腊语的单词中。例如:chinēnsis(中国的),Ephědra(麻黄属),rhizōma(根茎),Mentha(薄荷属)。

3. 浊辅音字母与清辅音字母 单辅音字母按发音时声带是否振动而分成浊辅音字母与清辅音字母。

发音时声带振动的为浊辅音字母,如 b、d、g 等。

发音时声带不振动的为清辅音字母,如 p、t、c 等。

现将浊辅音字母与清辅音字母分列于下(其中浊辅音字母 b、d、g、v、z 都有相对的清辅音字母)。

浊辅音字母	清辅音字母	浊辅音字母	清辅音字母
b [b]	p [p]	j [j]	h [h]
d [d]	t [t]	l [l]	x [ks]
	c [k]	m [m]	
g [g]	k [k],[ts]或[tʃ]	n [n]	
	q [k]	r [r]	
v [v]	f [f]	w [w]	
z [z]	s [s]		

六、拼音

一个单词由若干字母组成,每个字母有固定的发音,要正确读出该单词,就必须掌握拉丁语的拼音规则和方法。拼音是元音和辅音的联合发音。

(一)拼音规则

1. "辅音字母 + 元音字母"拼音时,读成 1 个音。例如:da 读成 [daː],si 读成 [siː]。

2. "元音字母 + 辅音字母"时,不能拼读成 1 个音,而是两个字母单独发音的连读。例如:ad 读成 [aːd],ut 读成 [uːt]。

(二)拼音方法

1. 先找出单词中的元音字母,然后将该元音和它前面的 1 个辅音字母拼读成 1 个音。

2. 如元音字母前有几个辅音字母,拼音时,元音只和最靠近的 1 个辅音字母拼读成 1 个音,其余的辅音字母应单独发音。

3. 拼音时,辅音字母的发音应轻而短,元音字母的发音应重而长。

以上拼音规则可以概括为"辅前元后读拼音,元前辅后单发音"。

七、读音练习*

1. 单元音和单辅音

ab	eb	ib	ob	ub	yb
ac	ec	ic	oc	uc	yc
ag	eg	ig	og	ug	yg
al	el	il	ol	ul	yl

ER-1-5

读音练习

笔记栏

am	em	im	om	um	ym
an	en	in	on	un	yn
ap	ep	ip	op	up	yp
ar	er	ir	or	ur	yr
as	es	is	os	us	ys
at	et	it	ot	ut	yt
ax	ex	ix	ox	ux	yx

2. 单辅音和单元音

ba	be	bi	bo	bu	by
ca	ce	ci	co	cu	cy
da	de	di	do	du	dy
fa	fe	fi	fo	fu	fy
ga	ge	gi	go	gu	gy
ha	he	hi	ho	hu	hy
ja	je	ji	jo	ju	jy
ka	ke	ki	ko	ku	ky
la	le	li	lo	lu	ly
ma	me	mi	mo	mu	my
na	ne	ni	no	nu	ny
pa	pe	pi	po	pu	py
qua	que	qui	quo	quu	quy
ra	re	ri	ro	ru	ry
sa	se	si	so	su	sy
ta	te	ti	to	tu	ty
va	ve	vi	vo	vu	vy
wa	we	wi	wo	wu	wy
xa	xe	xi	xo	xu	xy
za	ze	zi	zo	zu	zy

3. 单辅音和双元音

bae	boe	bau	beu
pae	poe	pau	peu
dae	doe	dau	deu
tae	toe	tau	teu
gae	goe	gau	geu
cae	coe	cau	ceu
lae	loe	lau	leu
rae	roe	rau	reu

4. 双辅音和单元音以及双辅音和双元音

cha	che	chi	cho	chu	chy	chae	choe	chau	cheu
pha	phe	phi	pho	phu	phy	phae	phoe	phau	pheu
rha	rhe	rhi	rho	rhu	rhy	rhae	rhoe	rhau	rheu
tha	the	thi	tho	thu	thy	thae	thoe	thau	theu

5. 两个单辅音和一个单元音(第二个单辅音与元音拼读)

bla	ble	bli	blo	blu	bly	bra	bre	bri	bro	bru	bry
cla	cle	cli	clo	clu	cly	cra	cre	cri	cro	cru	cry
dla	dle	dli	dlo	dlu	dly	dra	dre	dri	dro	dru	dry
gla	gle	gli	glo	glu	gly	gra	gre	gri	gro	gru	gry
pla	ple	pli	plo	plu	ply	pra	pre	pri	pro	pru	pry
tla	tle	tli	tlo	tlu	tly	tra	tre	tri	tro	tru	try

6. 一个双辅音与一个单辅音和一个单元音(单辅音与元音拼读)

chla	chle	chli	chlo	chlu	chly	chra	chre	chri	chro	chru	chry
thla	thle	thli	thlo	thlu	thly	thra	thre	thri	thro	thru	thry

7. 三个单辅音和一个单元音(第一、第二个单辅音单独发音,第三个单辅音与元音拼读)

stla	stle	stli	stlo	stlu	stly	stra	stre	stri	stro	stru	stry
scla	scle	scli	sclo	sclu	scly	scra	scre	scri	scro	scru	scry

复习思考题

1. 填空题。

(1)具有语言作用的声音叫_____。构成_____的最小单位叫_____。给_____注音的书面符号叫_____。记录_____的符号叫字母,字母是组成单词的_____。

(2)拉丁语字母有_____和_____两种读法,单独读字母时读其_____;在拼读单词时,读其_____。

(3)发音时气流不受发音器官阻碍且声带振动的字母为_____字母,_____字母分为_____字母和_____字母。

(4)发音时,气流受到发音器官某种阻碍的字母为_____字母,其可分为_____字母和_____字母。

(5)单辅音字母按发音时声带是否振动而分成_____字母与_____字母。

2. 单选题。

(1)本教材中拉丁语单元音字母共有多少个?

　　A. 4　　　　　B. 6　　　　　C. 8　　　　　D. 10　　　　　E. 5

(2)本教材中拉丁语单辅音字母共有多少个?

　　A. 24　　　　B. 22　　　　C. 20　　　　D. 18　　　　E. 19

(3)字母 w 的名称音是

　　A. [we]　　　B. ['duːpleks've]　C. [wo]　　　D. [w]　　　E. [v]

(4)字母 y 的发音是

　　A. [yː]　　　B. [y]　　　C. [i]　　　D. [iː]　　　E. [e]

(5)字母 q 的名称音是

　　A. [guː]　　　B. [kuː]　　　C. [ku]　　　D. [gu]　　　E. [k]

(6)能构成拼音读成一个音的字母组合是

　　A. th　　　　B. aht　　　　C. ath　　　　D. tha　　　　E. tah

(7)下列发音不属于单元音的是

　　A. [aː]　　　B. [e]　　　C. [d]　　　D. [i]　　　E. [iː]

(8)下列字母不属于双元音字母的是

　　A. ae　　　　B. oe　　　　C. au　　　　D. gu　　　　E. eu

(9)下列字母不属于双辅音字母的是

    A. ch   B. ph   C. rh   D. th   E. gn

(10)字母组合 au 的读音是

    A.［aːuː］   B.［auː］   C.［au］   D.［aːu］   E.［aːv］

3. 判断下列表述是否正确,正确的写对,错误的写错,并说明原因。

(1)字母 m 的发音为［em］。

(2)字母组合 ch 的发音为［tʃ］。

(3)字母组合 h 的名称音为［haː］。

(4)ae、oe 和 e 的发音不同。

(5)y 和 i 的发音相同。

(6)rh 和 r 的发音相同。

4. 简答题。

(1)单元音、双元音、双辅音分别有哪几个? 如何发音?

(2)简述拉丁语单词的拼音规则和拼音方法。

5. 试读下列拉丁语单词。

(1)ta-bel-la   片剂   (6)pi-lu-la   丸剂

(2)flos   花   (7)ra-dix   根

(3)her-ba   草   (8)rhe-um   大黄

(4)men-tha   薄荷   (9)se-men   种子

(5)o-le-um   油剂   (10)cau-lis   茎

第二节　某些字母和字母组合的读音规则

一、发破塞音的清辅音字母同元音字母拼读时不送气

有些辅音字母发音时,气流因发音器官的接触而先被阻塞(如发字母 p 的发音时,气流因双唇的闭合而先被阻塞),然后气流冲破阻塞而出,以这类方式发出的音称为破塞(爆破)音。拉丁语辅音字母中发破塞(爆破)音的有:

浊辅音字母	b	d		g(指［g］这一发音)			
清辅音字母	p	t	th	c(指［k］这一发音)	k	ch	q

上面列出发破塞(爆破)音的 7 个清辅音字母同元音字母拼读时不送气(不吐气)。例如:pa 读音如汉语普通话中的"巴",而不读成"趴"。ti、thi 读音如汉语普通话中的"低",而不读成"梯"。

二、某些字母的读音*

(一) 字母 c

1. 在元音字母 e、i、y、ae、oe、eu 前读音为［ts］或［tʃ］。例如:

Citrus   柑橘属

Glycyrrhīza   甘草属

acĭdum   酸

ER-1-6

某些字母的读音

笔记栏

cirrhōsus	有卷须的

2. 除上述情况外,读音为[k]。例如:

caulis	茎
cortex	皮
tinctūra	酊剂
capsŭla	胶囊

（二）字母 g

1. 在元音字母 e、i、y、ae、oe、eu 前读音为[dʒ]。例如:

genus	性,属
Digitālis	毛地黄属

2. 除上述情况外,读音为[g]。例如:

Gastrodĭa	天麻属
Plantāgo	车前草属
Polygăla	远志属
gutta	滴剂
glaber	无毛的

（三）字母 s

字母 s 在一般情况下读[s]音,但 s 如果在两个元音字母之间,或在元音和一个辅音字母 m 或 n 之间,可读成[z],也可以读成[s]。例如:

Rosa	蔷薇属
Isātis	菘蓝属
resīna	树脂
Insulīnum	胰岛素

（四）字母 h

1. 字母 h 后跟有元音字母时,通常不发音。例如:

herba	草(读成[erba])
alcŏhol	乙醇(读成[aːlkɔːɔːl])

2. 字母 h 后跟有辅音字母时,发音为[h]。例如:

Glehnĭa	珊瑚菜属
Rehmannĭa	地黄属

三、某些字母组合的读音*

（一）ti 的读音

1. 当 ti 后直接跟有元音字母时,ti 读成[tsiː]或[tʃiː]。例如:

lotĭo	洗剂
Gentiāna	龙胆属
injectĭo	注射剂

2. 在 ti 前有辅音字母 s 或 x,即使 ti 后跟有元音字母时,ti 仍读成[tiː]。例如:

mixtĭo	混合

3. 一般情况下,拼读成[tiː](注意不吐气)。例如:

tinctūra	酊
myristĭca	肉豆蔻

ER1-7

某些字母
组合的读音

（二）辅音组 gn、gu、qu、sc 的读音

1. gn　gn 组合后紧接元音字母时,构成辅音组,读音为[nj]。例如:

signa	标记
Magnolĭa	木兰属
magnus	大的
lignum	心材

2. gu　gu 组合在 n 与元音字母之间为辅音组(u 在这里不作为元音字母),读音为[gw]。例如:

unguēntum	软膏
Sanguisōrba	地榆属
lingua	语言、舌

3. qu　q 不单独作为一个辅音字母在单词中出现,而是同 u 结合后紧接元音字母时构成辅音组(u 在这里不作为元音字母),读音为[kw](拼音时不吐气)。例如:

aqua	水
Quinīnum	奎宁
liquor	溶液
Equisētum	木贼属

4. sc

(1) sc 组合在元音字母 e、i、y、ae、oe 或 eu 之前构成辅音组,读音为[ʃ]。例如:

misce	混合
flavēscens	淡黄色的
Hyoscyǎmus	天仙子属
pubēnscens	有柔毛的

(2) 除上述情况外,sc 不构成辅音组,而是 2 个辅音字母,分别读其发音[s]和[k]。例如:

scorpĭo	全蝎(sco 读[skɔː])
Scrophularĭa	玄参属(scro 读[skrɔː])
scabĭes	疥疮,疥癣(sca 读[skaː])
trochīscus	锭剂(scu 读[skuː])

（三）aë 和 oë 的读音

ae 和 oe 都为双元音字母,但如果在其中的 e 上标有分音符号"¨",则表示不是双元音字母,而是两个单元音字母。因此,aë 分别读成[aː]和[e],oë 分别读成[ɔː]和[e]。例如:

aër	空气
benzŏë	安息香
Alŏë	芦荟属

（四）eu 的读音

eu 后面连有 m 且位于词尾时,则 e 属于词干部分,而 u 属于词尾部分,与 m 形成词尾 um,此时 eu 不应看作双元音,而是两个单元音,应分别读出各自的发音,即[e]和[uː]音。例如:

| olĕum | 油剂 |
| Rheum | 大黄属 |

笔记栏

ER-1-8

读音练习

四、读音练习*

1. 辅音组和单元音及双元音

gna	gne	gni	gno	gnu	gnae	gnoe	gneu
gua	gue	gui	guo	guu	guae	guoe	gueu
qua	que	qui	quo	quu	quae	quoe	queu
/	sce	sci	/	/	scae	scoe	sceu

2. 辅音字母 t 和元音字母 i 后面跟一个元音字母

tia	tie	tii	tio	tiu	tiae
stia	stie	stii	stio	stiu	stiae
xtia	xtie	xtii	xtio	xtiu	xtiae

3. 某些辅音字母拼音的对比

1		2			3			
ba	pa	da	ta	tha	ga	ca	ka	cha
be	pe	de	te	the	ge	ce	ke	che
bi	pi	di	ti	thi	gi	ci	ki	chi
bo	po	do	to	tho	go	co	ko	cho
bu	pu	du	tu	thu	gu	cu	ku	chu

4. 辅音字母 c、g 和某些元音字母

ce	ci	cy	cae	coe	ceu
ge	gi	gy	gae	goe	geu

复习思考题

1. 朗读下列单词,并用国际音标标出下列具有下划线的字母或字母组合的发音。

(1) aqua
(2) Catechu
(3) Euphorbia
(4) Glycyrrhiza
(5) lingua
(6) mixtio
(7) Rheum

(8) cancer
(9) caulis
(10) Foeniculum
(11) gutta
(12) Mentha
(13) Paeonia
(14) Scorpio

(15) capsula
(16) Digitalis
(17) Gentiana
(18) lignum
(19) misce
(20) phosphorocus
(21) tinctura

2. 填空题。

(1)有些辅音字母发音时,气流因发音器官的接触而先被阻塞,然后气流冲破阻塞而出,以这类方式发出的音称为_____。

(2)字母 c 一般读[k],在元音字母 e、i、y、ae、oe、eu 前读_____。字母 g 一般读[g],在元音字母 e、i、y、ae、oe、eu 前读_____。

(3)字母 s 在一般情况下读_____,但 s 如果在两个元音字母之间,或在元音和一个辅音字母 m 或 n 之间,可读成_____,也可以读成_____。

(4)字母 h 后跟有元音字母时,_____;后跟有辅音字母时,_____。

(5)当 ti 后直接跟有元音字母时,ti 读_____。在 ti 前有辅音字母 s 或 x,后跟有元音字母时,ti 读_____。

(6) sc 组合在元音字母 e、i、y、ae、oe 或 eu 之前读_____,其他情况下读_____。

3. 选择题。

(1) 字母组合 scu 中 sc 的发音是

　　A. ［sk］　　B. ［sg］　　　C. ［ʃ］　　　D. ［f］　　　E. ［sq］

(2) 字母 c 在 oe 之前的发音是

　　A. ［tʃ］　　B. ［k］　　　C. ［g］　　　D. ［s］　　　E. ［z］

(3) 字母 g 在 a 之前的发音是

　　A. ［dʒ］　　B. ［ʒ］　　　C. ［g］　　　D. ［k］　　　E. ［ge］

(4) 在单词 Aloë 中，oe 的读音为

　　A. ［ɔe］　　B. ［ɔːe］　　C. ［e］　　　D. ［ɔː］　　　E. ［eː］

(5) 单词 lingua 中元音字母的个数为

　　A. 4　　　　B. 3　　　　C. 2　　　　D. 1　　　　E. 5

(6) 在单词中 u 作为单元音字母发音的是

　　A. liquor　　B. lingua　　C. aqua　　D. lignum　　E. Sanguisorba

4. 判断下列表述是否正确，正确的写对，错误的写错，并说明原因。

(1) 字母组合 goe 和 gae 中 g 的发音相同。

(2) 字母组合 pa 和 ba 的读音不同。

(3) 单词 herba 的读音为［herbaː］。

(4) 字母组合 qu 后连有元音字母时构成双辅音。

(5) 字母组合 gn 后连有元音字母时读音为［gn］。

(6) 单词 cancer 中两个字母 c 的发音相同。

(7) 单词 paeonia 和 aër 中均有双元音字母 ae。

(8) 单词 oleum 中有双元音字母 eu。

5. 简答题。

(1) 简述字母组合 gn、gu、qu、sc 的读音规则。

(2) 简述辅音组的构成、分类及发音。

6. 试读下列拉丁语单词。

(1) adeps　脂肪

(2) aër　空气

(3) agar　琼脂

(4) alcohol　酒精

(5) Analginum　安乃近

(6) aqua　水

(7) artioulatio　关节

(8) Atractylodes　苍术属

(9) aurantium　橙

(10) cera　蜡

(11) Citrus　柑橘属

(12) Cocainum　可卡因

(13) coelia　腹腔

(14) Cortisonum　可的松

(15) cremor　乳汁，乳膏

(16) Gentiana　龙胆属

(17) Ginkgo　银杏属

(18) herba　草

(19) hora　小时

(20) in　在……内，往……内

(21) injectio　注射

(22) Insulinum　胰岛素

(23) Isoniazidum　异烟肼

(24) labium　唇

(25) liquor　溶液

(26) longus　长的

(27) magnesium　镁

(28) Magnolia　木兰属

(29) magnus　大的

(30) Mentha　薄荷属

(31) miscere　混合

(32) mixtio　混合

（33）muscularis　肌肉

（34）pubescens　有柔毛的

（35）Quininum　奎宁

（36）Rosa　玫瑰属

（37）Sanguisorba　地榆属

（38）signo　标注

第三节　音节的划分与单词重音

一、音节

（一）音节的概念

音节是单词的读音单位,也是单词的移行单位。元音是构成音节的基本因素,一个单词内有几个元音就有几个音节。因此,根据所含音节的多少,单词可以分为:

1. 单音节词　即含一个音节的词。例如:

ad（到……）　　　　　　ter（三次）

2. 双音节词　即含有两个音节的词。例如:

ana（各）　　　　　　aqua（水）

3. 多音节词　即含有三个或三个以上音节的词。例如:

pilŭla（丸剂）　　　　belladōnna（颠茄）

（二）划分音节的原则

1. 单音节词无须、也不可能再划分音节。音节的划分只是对双音节词和多音节词而言。

2. 双音节词和多音节词在划分音节时,以元音字母为主体,按元音字母来划分音节,有几个元音字母,便划分几个音节。

3. 两个元音字母之间如果有辅音字母时,则按下列规则划分:

（1）两个元音字母之间有一个辅音字母（或辅音组）时,该辅音字母（或辅音组）和后面元音字母划分为一个音节。例如:

ana（各）　　　　　　　　　a-na

vitamīnum（维生素）　　　　vi-ta-mī-num

（2）两个元音字母之间有两个或两个以上辅音字母（或辅音组）时,最后一个辅音字母（或辅音组）和后面的一个元音字母划为一个音节,其余的辅音字母和前面的元音字母划为一个音节。例如:

senna（番泻叶）　　　　　　sen-na

capsŭla（胶囊）　　　　　　ca-psŭ-la

tinctūra（酊剂）　　　　　　tinc-tū-ra

oculēntum（眼膏）　　　　　o-cu-lēn-tum

（三）划分音节时要注意以下几点

1. 双元音字母作为一个元音字母,双辅音字母作为一个辅音字母,划分音节时都不能分开。例如:

Foenicŭlum（茴香属）　　　　Foe-ni-cŭ-lum

Paeonĭa（芍药属）　　　　　Pae-o-nĭ-a

caulis（茎）　　　　　　　　cau-lis

Scrophularĭa（樟脑）　　　　Scro-phu-la-rĭ-a

Mentha（薄荷属）	Men-tha
rhizōma（根茎）	rhi-zō-ma

2. 辅音组 gn、gu、qu、sc（在元音 e、i、y、ae、oe 或 eu 之前）在划分音节时不能分开。例如：

Magnolĭa（木兰属）	Ma-gno-lĭ-a
unguēntum（软膏）	un-guēn-tum
aqua（水）	a-qua
misce（混合）	mi-sce

3. 辅音 b、p、d、t、c、g、f、ch、th、ph 后面连有辅音 l 和 r，也可视作辅音组，划分音节时不能分开。另外，st、sp、ps 在划分音节时，也不能分开。例如：

Ephĕdra（麻黄属）	E-phĕ-dra
Agrimonĭa（龙芽草属）	A-gri-mo-nĭ-a
extrāctum（浸膏）	ex-trāc-tum
reflēxus（反射的）	re-flē-xus
Gastrodĭa（天麻属）	Ga-stro-dĭ-a
Aspirīnum（阿司匹林）	A-spi-rī-num
Capsŭla（胶囊）	Ca-psŭ-la

二、音量

（一）音量的概念及音符

音量是指一个元音或一个音节在单词中读音时间的长短或快慢；根据元音音量的长短分为长元音和短元音。一般长元音的音量长于短元音音量的一倍。音量有确定单词重音的作用。由于多音节单词的重音是由倒数第二音节元音的长短所决定，因此，词典和教科书中凡多音节词都会标有长音符号"ˉ"或短音符号"˘"，其位置在倒数第二音节的元音字母上方，以此确定词重音的位置。

（二）重音

1. 重音的概念　在双音节词和多音节词中，其中有一个音节的读音应长而重些，这个音节就是重音所在或称它为重读音节。常以重音符号"ˋ"标记在重读音节中的元音字母上方。例如：

Mèntha	薄荷属
tabèlla	片，片剂

2. 拉丁语单词的重音规则　拉丁语单词的重音，不在倒数第二音节上，就在倒数第三音节上，一般不会出现在其他音节上。

（1）双音节词的重音一定在倒数第二音节（词首音节）上。例如：

Ròsa	玫瑰属
Mèntha	薄荷属

由于双音节词的重音总是位于词首音节上，所以凡属双音节词均无须标注重音符号（这里标注了重音符号，只是为了说明这条规则）。

（2）多音节词的重音，根据倒数第二音节元音字母音量的长、短来确定。长音符号为"ˉ"；短音符号为"˘"。如果倒数第二音节元音为长音，重音就在倒数第二音节上；如果倒数第二音节元音为短音，重音就一定在倒数第三音节上。例如：

belladònna	颠茄
fòlĭum	叶

Arisaèma	天南星属
Magnòlĭa	木兰属
Gastròdĭa	天麻属、天麻

为此,我们必须学习并掌握确定倒数第二音节元音字母音量的长、短规则,并以此作为判定重音的依据。

(三)倒数第二音节元音字母的音量规则

拉丁语多音节词重音的位置与其倒数第二音节元音字母的音量有密切关系。要想掌握拉丁语单词重音的位置,就必须学会分析该音节元音字母音量的长短。

1. 倒数第二音节的元音如为双元音字母,这个元音为长音。例如:

Cratāēgus	山楂属
Buplēūrum	柴胡属
Campanumōēa	金钱豹属
Eriocāūlon	谷精草属

2. 倒数第二音节的元音字母为单元音字母时,则根据下列规则确定其音量的长短。

(1)长元音规则

1)倒数第二音节的单元音字母在两个或三个辅音字母(不包括 bl、br、pl、pr、dl、dr、tl、tr、cl、cr)之前时为长元音。例如:

tabēlla	片剂
gargarīsma	含漱液
extrāctum	浸膏
belladōnna	颠茄

2)倒数第二音节的单元音字母在 x 和 z 前或鼻辅音 m、n 前时为长元音。例如:

Cephalotāxus	三尖杉属
Glycyrrhīza	甘草属

3)以 -inum 结尾表示生物碱、抗生素或化学药物的名词,倒数第二音节的元音字母 i 为长元音。例如:

ephedrīnum	麻黄碱
Kanamycīnum	卡那霉素
adrenalīnum	肾上腺素
colchicīnum	秋水仙碱
Analgīnum	安乃近
vitamīnum	维生素

4)以 -olum 结尾的表示醇、酚、抗生素或化学药物的名词,以及以 -onum 结尾的表示酮或化学药物的名词,倒数第二音节的元音字母 o 为长元音。例如:

mannitōlum	甘露醇
agrimophōlum	鹤草酚
Chloramphenicōlum	氯霉素
Sulfathiazōlum	磺胺噻唑
acetōnum	丙酮
Somedōnum	索米痛

5)以 -alis、-ale、-atus、-ata、-atum、-ivus、-iva、-ivum、-osus、-osa、-osum、-urus、-ura、-urum 结尾的单词,倒数第二音节的元音字母 a、i、o、u 为长元音。例如:

Digitālis	毛地黄属
satīvus	栽培的
glucōsum	葡萄糖
mistūra	合剂

注意:purpǔra(紫色,紫癜),ǔ 例外为短音。

(2)短元音规则

1)倒数第二音节的单元音字母在元音字母之前或在辅音字母 h 之前时为短元音。例如:

injectǐo	注射液
opǐum	鸦片
Gastrodǐa	天麻属、天麻
alcǒhol	乙醇

2)倒数第二音节的单元音字母在双辅音字母之前或辅音组合 qu 之前时为短元音。例如:

bismǔthum	铋
Zizǐphus	枣属
catěchu	儿茶
stomǎchus	胃
relǐquus	剩下的

3)倒数第二音节的单元音字母在 bl、br、pl、pr、dl、dr、tl、tr、cl、cr 之前时一般为短元音。例如:

Ephědra	麻黄属
cerěbrum	大脑
Verǎtrum	藜芦属
millimětrum	毫米

4)以 -icus、-ica、-icum 结尾的表示"~ 酸的"的形容词,倒数第二音节的元音字母 i 为短元音。例如:

| borǐcus | 硼酸的 |
| citrǐcus | 枸橼酸的 |

5)以 -idus、-ida、-idum、-olus、-ola、-olum、-ulus、-ula、-ulum、-itus、-ita、-itum、-elus、-ela、-elum、-ilis、-ile 结尾的形容词或名词,倒数第二音节的元音字母 i、o、u 为短元音。例如:

liquǐdus	液状的
alveǒlus	小泡,小槽
foliǒlum	小叶
ramǔlus	小枝

三、拉丁语单词的移行

在书写拉丁语时,一个单词在一行末尾不能写完而需要移至下行续写,这就是拉丁语单词的移行。音节也是移行的单位,当一个单词需分开移行时,上行之末应当是一个音节的结束,下行之始应当是另一个音节的开始。划分音节时,不能分开的字母,移行时也不能分开。移行时,必须在原行后画一连接符号"-"。

移行示例:

Ophiopo-gon	nalis	offici-	lus	heterophyl-lus
Lacti-flora	rum	Bupleu-	sorba	Sangui-

复习思考题

1. 选择题

(1) 下列拉丁语单词划分音节正确的是

A. Sanguisorba （地榆属） San-gu-i-sor-ba

B. Ginkgo （银杏） Gin-kgo

C. Gastrodia （天麻属） Ga-stro-dia

D. haemostaticus （止血的） hae-mo-sta-ti-cus

E. Isatis （菘蓝属） Isa-tis

(2) 下列拉丁语单词长元音、短元音标注正确的是

A. ephedrĭnum 麻黄碱
B. Lycĭum 枸杞属

C. immatŭrus 未成熟的
D. sulfīdum 硫化物

E. Isatīs 菘蓝属

(3) 下列拉丁语单词重音标注正确的是

A. Chlortetracyclìnum 金霉素
B. heteròphyllus 异形叶的

C. Leònurus 益母草属
D. Uncarìa 钩藤属

E. rhìzoma 根茎

2. 划分下列单词的音节,标注重音并按音节熟读下列单词。

(1) pollen 花粉
(15) rhizoma 根茎

(2) herba 全草
(16) Glycyrrhiza 甘草属

(3) tinctorius 染料用的
(17) Phellodendron 黄柏属

(4) bulbus 鳞茎
(18) Chloramphenicolum 氯霉素

(5) cortex 树皮
(19) Erythromycinum 红霉素

(6) caulis 茎
(20) Bupleurum 柴胡属

(7) semen 种子
(21) Carthamus 红花属

(8) fructus 果实
(22) yunnanensis 云南的

(9) lignum 心材
(23) Astragalus 黄芪属

(10) ramulus 小枝
(24) Chrysanthemum 菊属

(11) Acanthopanax 五加属
(25) Streptomycinum 链霉素

(12) Atractylodes 苍术属
(26) Chlorpromazinum 氯丙嗪

(13) calyx 宿萼
(27) Paeonia 芍药属

(14) radix 根
(28) extractum 浸膏

笔记栏

3. 确定下列移行是否正确,对的打"√",错的打"×"。并把错的纠正过来。

(1) auricu-latum (耳状的)	(6) alkele-ngi (人名)	(11) tabula-eformis (台状的)	(16) sessilif-lora (无柄花的)
(2) chinen-sis (中国的)	(7) decur-sium (下延的)	(12) tangu-tica (唐古特的)	(17) hetero-phylla (异形叶的)
(3) offici-nale (药用的)	(8) palma-tum (掌状的)	(13) miltior-rhiza (赭红色根的)	(18) Sangui-sorba (地榆属)
(4) Achyra-nthus (牛膝属)	(9) subpros-trata (近平贴的)	(14) rhynch-ophylla (尖叶的)	(19) Damnac-anthus (虎刺属)
(5) Androgr-aphis (穿心莲属)	(10) Crata-egus (山楂属)	(15) Magno-lia (木兰属)	(20) suffru-ticosa (亚灌木)

第四节　常用医药拉丁语单词的读音★

常用医药拉丁语单词的读音

常用中药拉丁语单词包括药用植、动物科名,药用植、动物学名和中药材拉丁名。《中华人民共和国药典》(以下简称《中国药典》)中对中药的记载,除中文名外,还有植、动物的拉丁学名和中药材的拉丁名。在正确拼读常用中药拉丁语单词时,要注意单词中双元音、双辅音和某些字母和字母组合的特殊发音,注意音节的划分和重音,还要注意由单词组成词组的语调。

一、常用药用植物科名的读音

植物的科名是由该科中的一个模式属名的词干加词尾 -aceae 构成,科名一般起首字母要大写。拼读时注意每个单词的音节和重音。

Apiacĕae	伞形科	Ginkgoacĕae	银杏科
Araliacĕae	五加科	Lamiacĕae	唇形科
Asteracĕae	菊科	Liliacĕae	百合科
Brassicacĕae	十字花科	Magnoliacĕae	木兰科
Ephedracĕae	麻黄科	Ranunculacĕae	毛茛科

二、常用药用植、动物学名的读音

根据著名植物学家林奈的"双名法",植物或动物拉丁学名的命名由植物属名(名词单数主格)和种加词(形容词、名词单数属格、名词单数主格)组成,拼读时注意由单词组成词组的语调。

Artemisĭa annŭa L.	黄花蒿
Buplēūrum chinēnse DC.	柴胡
Carthāmus tinctorĭus L.	红花
Cordycĕps sinēnsis (Berk.) Sacc.	冬虫夏草
Fritillarĭa thunbergĭi Miq.	浙贝母
Ginkgo bilŏba L.	银杏
Glycyrrhīza uralēnsis Fisch.	甘草
Isātis indigotĭca Fort.	菘蓝
Panax notogīnseng (Burk.) F. H. Chen	三七

Salvǐa miltiorrhǐza Bge. 丹参

Cervus nippon Temminch 梅花鹿

Agkistrodon acǔtus（Güenther） 五步蛇

三、常用中药材拉丁名的读音

（一）中药材拉丁名组成，一般由药用动、植物名称（名词单数属格）和药用部位（名词单数主格）组成，拼读时注意音节、重音以及由单词组成词组的语调。

Buplēūri Radix	柴胡	Magnolǐae Flos	辛夷
Ephĕdrae Herba	麻黄	Mori Cortex	桑白皮
Cratāēgi Fructus	山楂	Gastrodǐae Radix	天麻
Isatǐdis Folǐum	大青叶	Ginkgo Semen	银杏
Pinelǐae Rhizōma	半夏	Cervi Cornu	鹿角

（二）有些常用中药材拉丁名不标明药用部位，仅以属名、种加词、习用拉丁原名来表示，拼读时注意音节、重音及分音符的分读。

Alŏë	芦荟	Catĕchu	儿茶
Cordycĕps	冬虫夏草	Zaŏcys	乌梢蛇
Porǐa	茯苓	Cinnabǐris	朱砂

四、常用中药制剂拉丁名的读音

中药制剂拉丁名的组成，一般由剂型名（名词单数或复数主格）和原料药物名（名词属格）组成，拼读时注意音节、重音以及由单词组成词组的语调。

Mistūra Glycyrrīzae	甘草合剂	Aqua Menthae	薄荷水
Tabēllae Belladōnnae	颠茄片	Pilǔlae Gastrodǐae	天麻丸
Tinctūra Iodi	碘酊	Capsǔlae Schisāndrae	五味子胶囊
Injectǐo Ginseng	人参注射液	Extrāctum Rhei	大黄浸膏

复习思考题*

1. 朗读下列常用药用植、动物科名。

（1）Aracĕae	天南星科	（7）Moracĕae	桑科
（2）Campanulacĕae	桔梗科	（8）Oleacĕae	木犀科
（3）Caprifoliacĕae	忍冬科	（9）Papaveracĕae	罂粟科
（4）Caryophyllacĕae	石竹科	（10）Rubiacĕae	茜草科
（5）Lamiacĕae	唇形科	（11）Scrophulariacĕae	玄参科
（6）Gentianacĕae	龙胆科	（12）Taxacĕae	红豆杉科

2. 朗读下列药用植、动物学名。

（1）*Angelǐca sinēnsis*（Oliv.）Diels.	当归	（7）*Morus alba* L.	桑
（2）*Codonōpsis pilosǔla*（Franch.）Nannf.	党参	（8）*Panax ginseng* C. A. Mey.	人参
（3）*Coptis chinēnsis* Franch.	黄连	（9）*Paeonǐa lactiflōra* Pall.	芍药
（4）*Ephĕdra sinǐca* Stapf	麻黄	（10）*Rheum palmātum* L.	掌叶大黄
（5）*Leonūrus japonǐcus* Houtt.	益母草	（11）*Buthus martensǐi* Karsch	东亚钳蝎
（6）*Magnolǐa officinālis* Rehd. et Wils.	厚朴	（12）*Hirūdo nipponǐca* Whitman	水蛭

3. 朗读下列常用中药材拉丁名。

(1) Amōmi Fructus　　　　　　砂仁　　　　(7) Eucommǐae Cortex　　　杜仲

(2) Astragāli Radix　　　　　　黄芪　　　　(8) Isatǐdis Radix　　　　　板蓝根

(3) Carthāmi Flos　　　　　　　红花　　　　(9) Leonūri Herba　　　　　益母草

(4) Ginkgo Folǐum　　　　　　　银杏叶　　　(10) Pini Pollen　　　　　　松花粉

(5) Glycyrrhīzae Radix et Rhizōma　甘草　　(11) Moschus　　　　　　　麝香

(6) Ophiopogōnis Radix　　　　麦冬　　　　(12) Scorpǐo　　　　　　　　全蝎

4. 朗读下列中药制剂拉丁名。

(1) Syrŭpus Schisāndrae　　　五味子糖浆　(3) Oleum Menthae　　　　　薄荷油

(2) Tabēllae Glycyrhīzae　　　甘草片　　　(4) Injectǐo Paeonōli　　　　丹皮酚注射液

学习小结

1. 学习内容

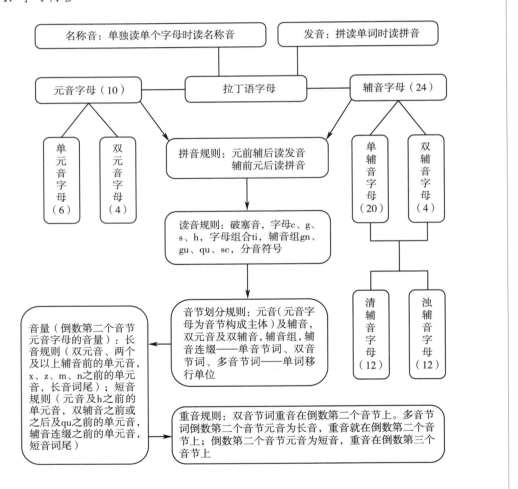

2. 学习方法

(1) 语音：拉丁语为拼音文字，没有音标，拼读时注意发音器官的正确部位、发音要领，结合文字材料及数字音频，多听、多读、多练，以便正确掌握拉丁语发音。

(2) 音节：元音字母为音节构成主体，单独一个元音字母可构成一个音节。

　　(3)重音：牢记"倒二长为倒二，倒二短转倒三"，正确判断多音节词倒数第二音节元音字母的读音长短，掌握准确标注重音的关键。

　　(4)语音部分的常用符号

名称与符号	用途	例词
分音符号"¨"	用于 ae 和 oe 分读时	aër　空气
重音符号"ˋ"	用于标注重音	mistùra　合剂
长音符号"‐"	用于标注长元音	Digitālis　毛地黄属
短音符号"˘"	用于标注短元音	pilŭla　丸剂

（付小梅　张瑜　张英　刘炜）

◆◇◆ 第二章 ◆◇◆

语　法

学习目标

　　本章重点掌握名词和形容词的语法,包括名词、形容词的分类、特征及变格方法等,熟悉常见医药拉丁名词和形容词,了解常见动词、前置词、副词和连接词等不变化词类的应用,为后续学习生物命名、药物命名和书写处方等打下坚实基础。

第一节　词汇分类与名词概论

一、拉丁语词汇分类

词是最小的能够独立运用的语言单位;词汇是一种语言里所有词的总称,又称品词。

(一) 根据拉丁语词汇的特征和意义及其在句中或词组中的作用可分为九类:

1. 名词(substantivum,缩写为 s. 或 subst.)　例如:

rhizōma　根茎　　　　　syrŭpus　糖浆剂

2. 形容词(adjectivum,缩写为 a. 或 adj.)　例如:

dilūtus　稀释的　　　　composĭtus　复方的

3. 动词(verbum,缩写为 v.)　例如:

recipĭo　请取　　　　　miscĕo　混合

4. 数词(numerale,缩写为 num.)　例如:

centum　百　　　　　　prīmus　第一

5. 代词(pronomen,缩写为 pron.)　例如:

ego　我　　　　　　　tu　你

6. 副词(adverbium,缩写为 adv.)　例如:

bene　均匀　　　　　ter　三次

7. 前置词(praepositio,缩写为 praep.)　例如:

ad　到,为　　　　　ante　在……前

8. 连接词(conjunctio,缩写为 conj.)　例如:

et　和　　　　　　　ut　为了,以便

9. 感叹词(interjectio,缩写为 interj.)　例如:

o！啊！(惊喜)　　　heu！唉！(哀叹)

前六类词汇可以单独做某种句子成分,称实词;后三类词汇不能独立成为句子成分,称

虚词。

（二）根据使用时有无词形态变化可分为变化词类和不变化词类

1. 变化词类　在句中或词组中根据不同语法地位可有词形的规律性变化的词类，称为变化词类，包括名词、形容词、动词、部分数词和代词 5 类，其中动词的变化称变位（conjugatio），其他各类词的变化称变格（declinatio）。变化词类是由词干和词尾两部分组成的，位于前面的表示词的基本意义的不变化部分叫做词干，位于后面的表达词和词之间关系的可变化部分叫做词尾，变化词类的变位或变格都是通过词尾的变化来实现的。

医药拉丁语中主要使用名词和形容词来表达专业术语和药物名称，本章重点介绍拉丁语名词和形容词的特征及变化规律。关于动词，重点介绍处方使用时涉及的常用词汇的语法形式和意义。药物名称中的名词和形容词及处方中的动词等词汇通常要求书写时首字母大写。代词和数词在医药学中较少涉及，本章从略。

2. 不变化词类　使用时词形无变化的词类，称为不变化词类，包括副词、前置词、连接词和感叹词等四类。不变化词类在医药学中应用较少，本章将根据在药物命名和处方中的应用对不变化词类中的前置词、副词、连接词的语法和常用词汇做简要介绍，感叹词在医药学中基本不用，本章从略。

二、名词概述

名词是表示人、事物、地点或抽象概念名称的一种变化词类。名词有 3 个基本特征，即性属的区别、数和格的变化。

（一）名词的性属（genus）

一个拉丁语名词通常只有一种固定不变的性属（共性名词例外），不同名词可以区别为三种不同的性属：阳性（genus masculinum，缩写为 m.）、阴性（genus femininum，缩写为 f.）和中性（genus neutrum，缩写为 n.）。具体名词固有性属的确定有 2 种方法，即自然性属法和语法性属法。

1. 自然性属法　是根据词义确认的人（或事物）的性别（或自然属性）决定名词性属的方法。

（1）阳性（m.）：男性、雄性动物、某国人、河流、山脉（以 -a 或 -e 结尾的例外）、风、月份等名词为阳性。例如：

vir　男人	gallus　雄鸡	auster　南风
Danubĭus　多瑙河	Alpes　阿尔卑斯山	Octōber　十月

（2）阴性（f.）：女性、雌性动物、树名、岛名、大多数国名、城市名等名词为阴性。例如：

uxor　妻子	gallīna　母鸡	malus　苹果树
Gallĭa　法国	Antīllae　西印度群岛	Roma　罗马

（3）中性（n.）：不变格名词及表示物质、状态、概念等的名词为中性。例如：

cacăo 可可豆　　ginseng 人参　　ansu 杏　　gummi 树胶

拉丁语中有少数名词，可以是阳性名词，也可以是阴性名词，其性属应视其所指人或事物的自然属性来确定，称为共性名词或通性名词（nomen commune）。例如：

infans（m. f.）　婴儿　　civis（m. f.）　公民
collēga（m. f.）　同志　　studens（m. f.）　学生

2. 语法性属法　是根据名词单数主格的词尾来决定名词性属的方法。大多数名词运用语法性属法确定性属，名词单数主格以 -us 或 -er 结尾，多为阳性；以 -a 结尾，多为阴性；以 -um 或 -u 结尾，多为中性。例如：

syrŭpus(m.) 糖浆	cancer(m.) 癌		
aqua(f.) 水	calcĭum(n.) 钙		

语法性属法若与自然性属法矛盾时,通常自然性属法优先,如 mater(母亲)结尾虽然为 -er,但其所表达的主体自然特征为女性,故其性属为阴性(f.)而非阳性(m.)。

性属不仅决定名词自身变格词尾的正确使用,还决定着与其相关联的形容词的使用形式,所以应引起足够重视。名词的语法性属比自然性属更为重要,因为大量无性别之分的物质、事物、地名等名词,需要用有别于自然属性的通用规律来确定性属。若名词所指事物无性别之别、单数主格词尾与性属的对应关系又不明确时,要查阅词典确认其性属。例如:

caulis(m.)茎,藤　　　　　semen(n.)种子

(二) 名词的数(numĕrus)

除少数拉丁语名词只有单数或复数形式外,绝大多数名词均有单数和复数 2 种变化形式:

1. 单数(numerus singularis,缩写为 sing.)　表示一人、一事或一物等单一概念。例如:

tabēlla　一片,片剂　　　　medĭcus　一名医师

2. 复数(numerus pluralis,缩写为 plur.)　表示两个或两个以上的人、事或物。例如:

tabēllae　数片,片剂类　　　medĭci　许多医师

此外,有些名词只有单数而无复数,如部分抽象名词、物质名词、专有名词以及部分蔬菜、五谷、果实和表示方向的名词等。例如:

valetūdo　健康　　　ferrum　铁　　　Allĭum　蒜　　　orlens　东

有些名词如集体名词只有复数而无单数。例如:

forfīces　剪刀　　　　glasses　眼镜

在医药拉丁语中,按药品命名惯例,可数剂型名词除特指 1 粒(片、颗等)外,通常用复数,如 pilŭlae(丸剂)、tabēllae(片剂)、capsŭlae(胶囊);不可数的剂型名词均用单数形式,如 granŭla(冲剂、颗粒剂)、mistūra(合剂)、injectĭo(注射液)、syrŭpus(糖浆)、tinctūra(酊剂)等;中药材中的动、植物的药用部位名均用单数,如 rhizōma(根茎)、cortex(根皮;树皮)、folĭum(叶)、flos(花)、fructus(果实)等。

(三) 名词的格(casus)

格是指一个名词做特定句子成分时所使用的书写格式,是用来表示词与词之间特种关系的语法形式。

拉丁语名词的格有主格、属格、宾格、夺格、与格和呼格 6 种形式,分别对应不同的语法作用。名词格的表现形式是词尾,不同的格用不同的词尾表示,特定格的明确而固定的词尾称为格尾,根据名词格尾(词尾)的书写形式,能确定该名词的格,从而确定该名词与其他词之间的语法关系。医药拉丁语中常用主格、属格、宾格、夺格 4 种格。

1. 主格(nominativus,缩写为 nom.)　表示"谁"或"什么",一般位于句首,在句子中作主语表示某行为的主体,亦可单独使用;也可作表语和某些不及物动词的补足语。例如:

Mistūra Glycyrrhīzae　　　　　甘草合剂

Radix deest et flos unicus adest.　根缺,只有一朵花。

2. 属格(genetivus,缩写为 gen.)　又称"所有格",表示"谁的"或"什么的",在句子中作定语,说明另一名词,表示所属关系。例如:

Gastrodĭae Rhizōma　　　　　天麻(药材名,指中药材天麻是植物天麻的块茎)

Medĭcus curat anaemĭam aegrōti.　医生治疗患者的贫血。

3. 宾格(accusativus,缩写为 acc.)　又称"受格",表示行为所及的直接承受客体,作直接宾语;或用在要求宾格的前置词后组成前置词短语。例如:

Recipe syrupum.　取糖浆。

post cibos　　　　饭后

4. 夺格（ablativus，缩写为 abl.）　又称"离格"，表示工具、方法、范围（时间或空间）等，一般作状语；或用在要求夺格的前置词后组成前置词短语。例如：

Solve medicamēntum in syrŭpo.　把药物溶解在糖浆里。

bis in die　　　　　　　　　　一天二次

（四）名词的变格法类型

不同名词变格时使用不同的变格格尾，称为名词的变格法。名词有 5 种变格法类型，分别称为第一变格法名词、第二变格法名词、第三变格法名词、第四变格法名词和第五变格法名词，各有固定的变格格尾（表 2-1）。

表 2-1　5 种变格法名词的单、复数各格格尾

	格	第一	第二		第三		第四		第五
		f.	m.	n.	m. f.	n.	m.	n.	f.
单数	主格	-a	-us，-er	-um	多种形式	多种形式	-us	-u	-es
	属格	-ae	-i		-is		-us		-ei
	宾格	-am	-um	同主格	-em	同主格	-um	同主格	-em
	夺格	-a	-o	-o	-e	-e（i）	-u	-u	-e
复数	主格	-ae	-i	-a	-es	-a（ia）	-us	-ua	-es
	属格	-arum	-orum	-orum	-um（ium）	-um（ium）	-uum	-uum	-erum
	宾格	-as	-os	同主格	-es	同主格	-us	同主格	-es
	夺格	-is	-is	-is	-ibus	-ibus	-ibus	-ibus	-ebus

每个名词只属于一种变格法类型，确定各名词所属变格法的依据是该名词的单数属格格尾（词尾）（表 2-2）。

表 2-2　5 种变格法名词的单数属格格尾

变格法类型	第一	第二	第三	第四	第五
单数属格格尾	-ae	-i	-is	-us	-ei

（五）名词的词典格式

在拉丁语的词典中，名词的记载形式有 4 项内容，依次为单数主格形式、单数属格词尾（含格尾，但不一定只含格尾）、性属和译文。例如：

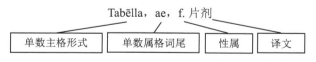

| 单数主格形式 | 单数属格词尾 | 性属 | 译文 |

Paeonǐa，ae，f.　芍药属　　　　　Citrus，i，f.　　柑属

Lilǐum，i，f.　百合属　　　　　　Coptis，idis，f.　黄连属

fructus，us，m.　果实　　　　　　Specǐes，ei，f.　茶剂，种

（六）名词的变格方法

拉丁语名词的变格通常遵循以下公式：

名词各格形式 = 词干 + 单数或复数各格格尾

可见,完成名词变格需要以下二个步骤:

1. 确定名词的词干　名词词干的确定方法:是由单数属格形式去掉单数属格格尾,即得词干(表 2-3)。显然,要确定词干,首先需要获得名词单数属格形式。由名词的词典格式产生单数属格的过程即为主属格衔接,方法有以下三种:

(1)若单数属格词尾以元音字母开始,将该名词单数主格形式的倒数第一个元音字母连同其后字母一并去掉,连接单数属格词尾,即得该名词的单数属格形式。

(2)若单数属格词尾以辅音字母开始,将该名词单数主格形式的倒数第一个与该辅音字母相同的字母连同其后字母一并去掉,连接单数属格词尾,即得该名词的单数属格形式。

(3)有些单音节词和部分双音节词,其词典格式中第二项即为其单数属格形式。

表 2-3　名词词干的产生

词典格式	单数主格中去掉	连接	单数属格形式	词干
tabēlla,ae,f. 片剂	-a	-ae	tabellae	tabell-
syrŭpus,i,m. 糖浆	-us	-i	syrupi	syrup-
rhizōma,atis,n. 根茎	-a	-atis	rhizomatis	rhizomat-
aër,aëris,m. 空气	-	-	aëris	aër-

2. 添加单数或复数各格格尾　在词干的后面加上各格格尾(表 2-1),即得该名词的各格形式。

复习思考题

1. 填空题。

(1)根据使用时有无词形态变化,拉丁词汇可分为_____和_____。

(2)变化词类是指在句中或词组中根据不同语法地位可有词形的规律性变化的词类,包括_____、_____、动词、部分数词和代词 5 类。

(3)一个拉丁语名词通常只有一种固定不变的性属(共性名词例外),不同名词可以区别为三种不同的性属:阳性(m.)、阴性(f.)和_____。具体名词固有性属的确定有 2 种方法,即自然性属法和语法性属法。语法性属法若与自然性属法矛盾时,通常_____优先。

(4)绝大多数名词均有单数和复数 2 种变化形式。在医药拉丁语中,按药品命名惯例,可数剂型名词除特指 1 粒(片、颗等)外,通常用_____;不可数的剂型名词均用_____形式;中药材中的动、植物的药用部位名均用_____。

(5)名词词干的确定方法是由单数____格形式去掉单数____格格尾,即得词干。

2. 单选题。

(1)下列词汇中属于变化词类的是

　　A. 名词　　　B. 副词　　　C. 前置词　　　D. 连接词　　　E. 感叹词

(2)拉丁名词可做定语的格是

　　A. 主格　　　B. 属格　　　C. 宾格　　　D. 夺格　　　E. 呼格

(3)Mistura Glycyrrhizae 甘草合剂中 Mistura 是

　　A. 主格　　　B. 属格　　　C. 宾格　　　D. 夺格　　　E. 呼格

(4)Recipe syrupum. 取糖浆中 syrupum 是

　　A. 主格　　　B. 属格　　　C. 宾格　　　D. 夺格　　　E. 呼格

(5)Coptis,idis,f. 黄连的词干是

　　A. Coptis-　　　B. Coptidis-　　　C. Copt-　　　D. Coptid-　　　E. Coptes-

3. 判断下列名词的类型,写出其单数属格形式。依次拼读单数主格形式、单数属格形式、性属和译文。

(1) jecur, oris, n.   肝

(2) tinctura, ae, f.   酊剂

(3) acidum, i, n.   酸

(4) injection, onis, f.   注射液

(5) Paeonia, ae, f.   芍药属

(6) Morus, i, f.   桑属

(7) flos, oris, m.   花

(8) millilitrum, i, n.   毫升

(9) Paris, idis, f.   重楼属

(10) meridies, ei, m.   中午

(11) herba, ae, f.   全草

(12) bulbus, i, m.   鳞茎

(13) radix, icis, f.   根

(14) Mentha, ae, f.   薄荷属

4. 确定下列名词的词干。

(1) fructus, us, m.   果实

(2) herba, ae, f.   全草

(3) Leonurus, i, m.   益母草属

(4) scabies, ei, f.   疥疮

(5) syrupus, i, m.   糖浆

(6) cancer, cri, m.   癌

(7) radix, icis, f.   根

(8) piscis, is, m.   鱼

(9) Polygala, ae, f.   远志属

(10) Isatis, idis, f.   菘蓝属

(11) vaccinum, i, n.   疫苗;菌苗

(12) spiritus, us, m.   醑剂

(13) narcosis, is, f.   麻醉

(14) pars, partis, f.   部分

(15) flos, floris, m.   花

(16) gramma, atis, n.   克

第二节 第一变格法名词及应用

一、第一变格法名词

(一) 特征

1. 单数属格格尾为 -ae。

2. 单数主格格尾为 -a。

3. 一般为阴性词。

例如:herba, ae, f. 全草   mistūra, ae, f. 合剂

(二) 词干确定方法

1. 单数属格形式去掉格尾 -ae 得词干。

2. 第一变格法名词一般为规则名词,单数主格形式去掉格尾 -a 也可以直接得到词干。

例如:aqua, ae, f. 水,单数主格 aqua 去掉 -a 加 -ae 得单数属格 aquae,再去掉格尾 -ae 得词干 aqu-;或 aqua 去掉格尾 -a 直接得词干 aqu-。

(三) 第一变格法名词各格格尾(表 2-4)

表 2-4 第一变格法名词各格格尾

格	单数(sing.)	复数(plur.)
主格(nom.)	-a	-ae
属格(gen.)	-ae	-arum
宾格(acc.)	-am	-as
夺格(abl.)	-a	-is

（四）变格示例（表 2-5）

例：tabēlla，ae，f. 片剂，词干确定：tabēlla → tabēllae → tabell-

表 2-5 第一变格法名词示例

格	单数（sing.）	复数（plur.）
主格（nom.）	tabēlla	tabēll-ae
属格（gen.）	tabēll-ae	tabell-ārum
宾格（acc.）	tabēll-am	tabēll-as
夺格（abl.）	tabēll-a	tabēll-is

（五）应用示例

1. 主格

Aqua Menthae　薄荷水　　　　　**Mistūra** Glycyrrhīzae　甘草合剂

2. 属格

Prunēllae Spica　夏枯草（穗）

Recǐpe **Mistūrae Glycyrrhīzae** 100 millilǐtra（ml）.　取甘草合剂 100 毫升。

3. 宾格

Recǐpe **Aquam** Menthae.　取薄荷水。

Da **Tinctūram** Iodi.　给予碘酊。

4. 夺格

Solve Glucōsum in **Aqua**.　在水中溶解葡萄糖。

二、非同格定语词组及其变格

1. 概念　非同格定语又称非一致关系定语，是指名词属格形式作定语，修饰另一名词，说明其所属关系、性质、特征等，置于被修饰名词之前（如中药材名）或之后（如制剂类药物名），并与其共同组成非同格定语词组。例如：

Tabēllae Glycyrrhīzae　　　甘草片　　　　　Ephědrae Herba　麻黄

Morphīni Hydrochlorǐdum　盐酸吗啡

2. 变格　非同格定语词组变格时，仅被修饰的名词由主格变为所需的各格形式，而作为非同格定语的名词保持属格形式不变。例如：

Aqua Menthae　　　　　　　　　薄荷水

Recipe Aquae Menthae 100 ml.　取 100 毫升薄荷水。

Adde Aquam Menthae.　　　　　加薄荷水。

Solve Glucōsum in Aqua Menthae.　在薄荷水中溶解葡萄糖。

三、常见的第一变格法名词

（一）常见药用植物属名

1. Agrimonǐa，ae，f.　　龙芽草属　　　6. Aristolochǐa，ae，f.　马兜铃属

2. Akebǐa，ae，f.　　　　木通属　　　　7. Artemisǐa，ae，f.　蒿属

3. Alpinǐa，ae，f.　　　　山姜属　　　　8. Atrŏpa，ae，f.　颠茄属

4. Angelǐca，ae，f.　　　当归属　　　　9. Aucklandǐa，ae，f.　云木香属

5. Arěca，ae，f.　　　　槟榔属　　　　10. Belamcānda，ae，f.　射干属

11. Brucĕa, ae, f.	鸦胆子属	33. Perīlla, ae, f.	紫苏属
12. Callicārpa, ae, f.	紫珠属	34. Pinellĭa, ae, f.	半夏属
13. Curcūma, ae, f.	姜黄属	35. Picrorhīza, ae, f.	胡黄连属
14. Cuscūta, ae, f.	菟丝子属	36. Polygāla, ae, f.	远志属
15. Datūra, ae, f.	曼陀罗属	37. Prunēlla, ae, f.	夏枯草属
16. Dioscorĕa, ae, f.	薯蓣属	38. Pulsatīlla, ae, f.	白头翁属
17. Drynarĭa, ae, f.	槲蕨属	39. Rehmannĭa, ae, f.	地黄属
18. Ephĕdra, ae, f.	麻黄属	40. Rosa, ae, f.	蔷薇属
19. Eucommĭa, ae, f.	杜仲属	41. Rubĭa, ae, f.	茜草属
20. Euphorbĭa, ae, f.	大戟属	42. Salvĭa, ae, f.	鼠尾草属
21. Euodĭa, ae, f.	吴茱萸属	43. Sanguisōrba, ae, f.	地榆属
22. Forsythĭa, ae, f.	连翘属	44. Saposhnikovĭa, ae, f.	防风属
23. Fritillarĭa, ae, f.	贝母属	45. Schisāndra, ae, f.	五味子属
24. Gardenĭa, ae, f.	栀子属	46. Schizonepĕta, ae, f.	荆芥属
25. Gastrodĭa, ae, f.	天麻属	47. Scrophularĭa, ae, f.	玄参属
26. Gentiāna, ae, f.	龙胆属	48. Scutellarĭa, ae, f.	黄芩属
27. Glycyrrhīza, ae, f.	甘草属	49. Siegesbeckĭa, ae, f.	豨莶草属
28. Inŭla, ae, f.	旋覆花属	50. Sophŏra, ae, f.	槐属
29. Lonicĕra, ae, f.	忍冬属	51. Typha, ae, f.	香蒲属
30. Magnolĭa, ae, f.	木兰属	52. Uncarĭa, ae, f.	钩藤属
31. Mentha, ae, f.	薄荷属	53. Verbēna, ae, f.	马鞭草属
32. Paeonĭa, ae, f.	芍药属	54. Viŏla, ae, f.	堇菜属

（二）常见剂型名词

1. aqua, ae, f.	水剂	5. mistūra, ae, f.	合剂
2. capsŭla, ae, f.	胶囊剂	6. pilŭla, ae, f.	丸剂
3. granŭla, ae, f.	颗粒剂	7. tabēlla, ae, f.	片剂
4. gutta, ae, f.	滴剂	8. tinctūra, ae, f.	酊剂

（三）常见药用部位名词

1. concha, ae, f.	贝壳	5. resīna, ae, f.	树脂
2. colla, ae, f.	胶	6. spica, ae, f.	花穗
3. herba, ae, f.	全草	7. spina, ae, f.	棘刺
4. medūlla, ae, f.	茎髓	8. spora, ae, f.	孢子

（四）其他

1. ammonĭa, ae, f.	氨	4. pharmacognosĭa, ae, f.	生药学
2. belladōnna, ae f.	颠茄	5. pharmacopōēa, ae, f.	药典
3. camphŏra, ae, f.	樟脑	6. planta, ae, f.	植物

复习思考题

1. 熟记第一变格法名词特征和变格格尾，并将下列名词变格。

（1）pilula, ae, f. 丸剂

（2）capsula, ae, f. 胶囊

2. 朗读并熟悉以下中药材名和植物学名。

(1) 马鞭草 Verbenae Herba［马鞭草 *Verbena officinalis* L.］

(2) 金银花 Lonicerae Japonicae Flos［忍冬 *Lonicera japonica* Thunb.］

(3) 王不留行 Vaccariae Semen［麦蓝菜 *Vaccaria segetalis*（Neck.）Garcke］

(4) 连钱草 Glechomae Herba［活血丹 *Glechoma longituba*（Nakai）Kupr.］

(5) 金钱草 Lysimachiae Herba［过路黄 *Lysimachia christinae* Hance］

(6) 肿节风 Sarcandrae Herba［草珊瑚 *Sarcandra glabra*（Thunb.）Nakai］

(7) 鱼腥草 Houttuyniae Herba［蕺菜 *Houttuynia cordata* Thunb.］

(8) 荆芥 Schizonepetae Herba［荆芥 *Schizonepeta tenuifolia*（Benth.）Briq.］

(9) 荆芥穗 Schizonepetae Spica［荆芥 *Schizonepeta tenuifolia*（Benth.）Briq.］

(10) 香薷 Moslae Herba［石香薷 *Mosla chinensis* Maxim.、江香薷 *Mosla chinensis* 'Jiangxiangru'］

(11) 防风 Saposhnikoviae Radix［防风 *Saposhnikovia divaricata*（Turcz.）Schischk.］

(12) 鸭跖草 Commelinaea Herba［鸭跖草 *Commelina communis* L.］

(13) 积雪草 Centellae Herba［积雪草 *Centella asiatica*（L.）Urb.］

(14) 栀子 Gardeniae Fructus［栀子 *Gardenia jasminoides* Ellis］

(15) 半枝莲 Scutellariae Barbatae Herba［半枝莲 *Scutellaria barbata* D. Don］

(16) 鹅不食草 Centipedae Herba［鹅不食草 *Centipeda minima*（L.）A. Br. et Aschers.］

(17) 麻黄 Ephedrae Herba［草麻黄 *Ephedra sinica* Stapf、中麻黄 *Ephedra intermedia* Schr. et Mey.、木贼麻黄 *Ephedra equisetina* Bge.］

(18) 夏枯草 Prunellae Spica［夏枯草 *Prunella vulgaris* L.］

(19) 阿魏 Ferulae Resina［新疆阿魏 *Ferula sinkiangensis* K. M. Shen］

(20) 皂角刺 Gleditsiae Spina［皂荚 *Gleditsia sinensis* Lam.］

3. 单选题。

(1) pilula 的单数属格是

　A. pilulam　　B. pilulas　　　C. pilularum　　D. pilulis　　　E. pilulae

(2) herba 的中文含义是

　A. 全草　　B. 植物的根　　C. 植物的茎　　D. 植物的叶　　E. 植物的花

(3) Angelica 的中文含义是

　A. 龙胆属　　B. 黄芩属　　C. 当归属　　D. 甘草属　　E. 芍药属

(4) Paeonia 的单数属格是

　A. Paeoniam　B. Paeoniae　　C. Paeonias　　D. Paeonis　　E. Paeoniarum

(5) 紫花地丁的药材拉丁名是

　A. Viola Herba　　　　　　B. Violae Herba　　　　　C. Violae Herbae

　D. Violas Herba　　　　　E. Violam Herba

(6) 薄荷的药材拉丁名是

　A. Mentha Herba　　　　　B. Menthas Herba　　　　C. Menthae Herbae

　D. Menthae Herba　　　　E. Mentham Herba

4. 判断题。

(1) 第一变格法名词主格格尾为 -a、单数属格格尾为 -ae。

(2) 单数主格以 -a 结尾的一定是第一变格法名词。

(3) 第一变格法名词一般为阴性词。

(4) 非同格定语词组变格时，被修饰的名词、作为非同格定语的名词均由主格变为所需的各格形式。

（5）名词属格形式作定语,修饰另一名词,并与其共同组成非同格定语词组。

5. 填空题。

（1）第一变格法名词单数主格、属格、宾格、夺格的格尾分别是 -a、-ae、_____和_____。

（2）第一变格法名词复数主格、属格、宾格、夺格的格尾分别是_____、_____、-as 和 -is。

（3）Scutellaria,ae,f. 黄芩属的单数宾格形式是_____。

（4）herba,ae,f. 全草的单数夺格形式是_____。

（5）tabella,ae,f. 片剂复数主格形式是_____。

6. 将下列拉丁语译成汉语。

（1）Tabellae Belladonnae

（2）Prunellae Spica

（3）Tabellae Glycyrrhizae

（4）Pilulae Schisandrae

（5）Recipe Pilulas Schisandrae.

（6）Recipe Misturae Glycyrrhizae 100 ml.

7. 将下列汉语译成拉丁语。

（1）麻黄（药材名）

（2）五味子胶囊

（3）颠茄酊

（4）薄荷水

（5）取甘草片

（6）取甘草合剂 100 毫升。

第三节 第二变格法名词及应用

一、第二变格法名词

（一）特征

1. 单数属格格尾为 -i。

2. 单数主格格尾为 -us、-er 或 -um。

3. 性属

（1）单数主格以 -us 或 -er 结尾的,多为阳性(但以 -us 结尾表示乔木植物的属名和树名为阴性)。

（2）单数主格以 -um 结尾的,均为中性。

（二）词干确定方法

1. 单数属格去掉格尾 -i 得词干。

2. 单数主格以 -us 或 -um 结尾的一般为规则名词,直接去掉 -us 或 -um 也可得词干。单数主格以 -er 结尾的词则不可用此法。例如:

syrupus,i,m. 糖浆　单数主格 syrupus 去掉 -us 加 -i 得单数属格 syrupi,再去掉格尾 -i 得词干 syrup-;单数主格 syrupus 去掉 -us 直接得词干。

cancer,cri,m. 癌　单数主格 cancer 去掉 -cer 加 -cri 得单数属格 cancri,再去掉格尾 -i 得词干 cancr-。

（三）第二变格法名词各格格尾(表 2-6)

（四）变格示例(表 2-7、表 2-8、表 2-9)

例 1 :syrupus,i,m. 糖浆,词干确定:syrupus → syrupi → syrup-

例 2 :cancer,cri,m. 癌,词干确定:cancer → cancri → cancr-

例 3 :folium,i,n. 叶,词干确定:folium → folii → foli-

表2-6 第二变格法名词各格格尾

格	单数（sing.）		复数（plur.）	
	m.	n.	m.	n.
主格（nom.）	-us，-er	-um	-i	-a
属格（gen.）	-i	-i	-orum	-orum
宾格（acc.）	-um	同主格	-os	同主格
夺格（abl.）	-o	-o	-is	-is

表2-7 第二变格法名词变格示例（1）——m.

格	单数（sing.）	复数（plur.）
主格（nom.）	syrupus	syrup-i
属格（gen.）	syrup-i	syrup-orum
宾格（acc.）	syrup-um	syrup-os
夺格（abl.）	syrup-o	syrup-is

表2-8 第二变格法名词变格示例（2）——m.

格	单数（sing.）	复数（plur.）
主格（nom.）	cancer	cancr-i
属格（gen.）	cancr-i	cancr-orum
宾格（acc.）	cancr-um	cancr-os
夺格（abl.）	cancr-o	cancr-is

表2-9 第二变格法名词变格示例（3）——n.

格	单数（sing.）	复数（plur.）
主格（nom.）	folium	foli-a
属格（gen.）	foli-i	foli-orum
宾格（acc.）	foli-um	foli-a
夺格（abl.）	foli-o	foli-is

（五）应用示例

1. 主格

Syrŭpus Aurantĭi　橙皮糖浆　　　　**Extrāctum** Glycyrrhīzae　甘草浸膏

2. 属格

Lilii Bulbus　百合　　　　Tabēllae **Reserpīni**　利血平片

Oculēntum **Chloramphenicōli**　氯霉素眼膏

3. 宾格

Recĭpe **Syrŭpum** Aurantĭi.　取橙皮糖浆。

Da **Oculēntum** Chloramphenicōli.　给予氯霉素眼膏。

ante **cibos**　饭前　　　　post **cibos**　饭后

4. 夺格

Solve in **syrŭpo**.　请用糖浆溶解。　　　　Unguēntum pro **Ocŭlis**　眼膏

二、常见的第二变格法名词

（一）常见药用植物属名

1. Aconītum, i, n.　　乌头属
2. Amŏmum, i, n.　　豆蔻属
3. Arctǐum, i, n.　　牛蒡属
4. Asārum, i, n.　　细辛属
5. Asparăgus, i, m.　　天门冬属
6. Astragălus, i, m.　　黄芪属
7. Buplēurum, i, n.　　柴胡属
8. Carpesǐum, i, n.　　天名精属
9. Carthāmus, i, m.　　红花属
10. Changǐum, i, n.　　明党参属
11. Chrysanthēmum, i, n.　　菊属
12. Cibotǐum, i, n.　　金毛狗脊属
13. Cinnamŏmum, i, n.　　樟属
14. Cirsǐum, i, n.　　蓟属
15. Citrus, i, f.　　柑属
16. Cnidǐum, i, n.　　蛇床属
17. Cratāēgus, i, m.　　山楂属
18. Cypěrus, i, m.　　莎草属
19. Dendrobǐum, i, n.　　石斛属
20. Dictāmnus, i, m.　　白鲜属
21. Dipsăcus, i, m.　　川续断属
22. Epimedǐum, i, n.　　淫羊藿属
23. Erodǐum, i, n.　　牻牛儿苗属
24. Eupatorǐum, i, n.　　泽兰属
25. Foenicŭlum, i, n.　　茴香属
26. Fraxǐnus, i, f, n.　　白蜡树属
27. Hyoscyămus, i, m.　　天仙子属
28. Leonūrus, i, m.　　益母草属
29. Lepidǐum, i, n.　　独行菜属
30. Ligustǐcum, i, n.　　藁本属
31. Ligūstrum, i, n.　　女贞属
32. Lilǐum, i, n.　　百合属
33. Lycopodǐum, i, n.　　石松属
34. Lygodǐum, i, n.　　海金沙属
35. Morus, i, f.　　桑属
36. Peucedănum, i, n.　　前胡属
37. Pinus, i, f.　　松属
38. Platyclădus, i, f.　　侧柏属
39. Polygonātum, i, n.　　黄精属
40. Polygōnum, i, n.　　蓼属
41. Rheum, i, n.　　大黄属
42. Rubus, i, m.　　悬钩子属
43. Saurūrus, i, m.　　三白草属
44. Sparganǐum, i, n.　　黑三棱属
45. Spatholōbus, i, m.　　密花豆属
46. Stachyūrus, i, m.　　旌节花属
47. Taraxăcum, i, n.　　蒲公英属
48. Taxīllus, i, m.　　钝果寄生属
49. Trachelospērmum, i, n.　　络石属
50. Trachycārpus, i, m.　　棕榈属
51. Xanthǐum, i, n.　　苍耳属
52. Zanthoxȳlum, i, n.　　花椒属

（二）常见药物剂型名词

1. emplāstrum, i, n.　　硬膏
2. extrāctum, i, n.　　浸膏
3. linimēntum, i, n.　　搽剂
4. olěum, i, n.　　油剂
5. oculēntum, i, n.　　眼膏
6. suppositorǐum, i, n.　　栓剂
7. syrŭpus, i, m.　　糖浆
8. unguēntum, i, n.　　软膏

（三）常见药用部位名词

1. bulbus, i, m.　　鳞茎
2. exocarpǐum, i, n.　　外果皮
3. folǐum, i, n.　　叶
4. olěum, i, n.　　油
5. pericarpǐum, i, n.　　果皮
6. pseudobūlbus, i, m.　　假鳞茎
7. ramŭlus, i, m.　　茎枝, 嫩枝
8. thallus, i, m.　　叶状体

（四）常见化学元素名词

1. Aluminǐum, i, n.　　铝
2. Argēntum, i, n.　　银
3. Barǐum, i, n.　　钡
4. Calcǐum, i, n.　　钙

5. Cuprum, i, n.　　　　铜
6. Ferrum, i, n　　　　　铁
7. Hydrargўrum, i, n.　　汞
8. Iŏdum, i, n.　　　　　碘

9. Kalĭum, i, n.　　　　　钾
10. Magnesĭum, i, n.　　　镁
11. Natrĭum, i, n.　　　　钠
12. Zincum, i, n.　　　　锌

（五）常见生物碱名词

1. Adrenalīnum, i, n.　　肾上腺素
2. Aminophyllīnum, i, n.　氨茶碱
3. Atrophīnum, i, n.　　　阿托品
4. Berberīnum, i, n.　　　小檗碱
5. Caffeīnum, i, n.　　　咖啡因

6. Cortisōnum, i, n.　　　可的松
7. Codeīnum, i, n.　　　可待因
8. Ephedrīnum, i, n.　　麻黄碱
9. Morphīnum, i, n.　　　吗啡
10. Quinīnum, i, n.　　　奎宁

（六）常见卤化物、氧化物及氢氧化物名词

1. bromĭdum, i, n.　　　溴化物
2. chlorĭdum, i, n.　　　氯化物
3. hydrochlorĭdum, i, n.　盐酸盐
4. hydroxўdum, i, n.　　氢氧化物

5. iodĭdum, i, n.　　　碘化物
6. oxўdum, i, n.　　　　氧化物
7. peroxўdum, i, n.　　过氧化物
8. sulfĭdum, i, n.　　　硫化物

复习思考题

1. 熟记第二变格法名词特征和变格格尾，并将下列单词变格。

（1）bulbus, i, m.　　鳞茎

（2）extractum, i, n.　浸膏

2. 朗读并熟悉以下药材名和植物学名。

（1）益母草 Leonuri Herba［益母草 *Leonurus japonicus* Houtt.］

（2）瞿麦 Dianthi Herba［瞿麦 *Dianthus superbus* L.、石竹 *Dianthus chinensis* L.］

（3）三白草 Saururi Herba［三白草 *Saururus chinensis*（Lour.）Baill.］

（4）小蓟 Cirsii Herba［刺儿菜 *Cirsium setosum*（Willd.）M. Bieb.］

（5）白屈菜 Chelidonii Herba［白屈菜 *Chelidonium majus* L.］

（6）桑寄生 Talxilli Herba［桑寄生 *Taxillus chinensis*（DC.）Danser.］

（7）蒲公英 Taraxaci Herba［蒲公英 *Taraxacum mongolicum* Hand.-Mazz.、碱地蒲公英 *Taraxacum borealisinense* Kitam.］

（8）槲寄生 Visci Herba［槲寄生 *Viscum coloratum*（Komar.）Nakai］

（9）淡竹叶 Lophatheri Herba［淡竹叶 *Lophatherum gracile* Brongn.］

（10）红花 Carthami Flos［红花 *Carthamus tinctorius* L.］

（11）西红花 Croci Stigma［番红花 *Crocus sativus* L.］

（12）肉桂 Cinnamomi Cortex［肉桂 *Cinnamomum cassia* Presl］

（13）鸡血藤 Spatholobi Caulis［密花豆 *Spatholobus suberectus* Dunn］

（14）桑叶 Mori Folium［桑 *Morus alba* L.］

（15）天冬 Asparagi Radix［天门冬 *Asparagus cochinchinensis*（Lour.）Merr.］

（16）海金沙 Lygodii Spora［海金沙 *Lygodium japonicum*（Thunb.）Sw.］

（17）香附 Cyperi Rhizoma［莎草 *Cyperus rotundus* L.］

（18）小茴香 Foeniculi Fructus［茴香 *Foeniculum vulgare* Mill.］

（19）灯心草 Junci Medulla［灯心草 *Juncus effusus* L.］

（20）石榴皮 Granati Pericarpium［石榴 *Punica granatum* L.］

(21)桂枝 Cinnamomi Ramulus［肉桂 *Cinnamomum cassia* Presl］

(22)桑枝 Mori Ramulus［桑 *Morus alba* L.］

(23)百合 Lilii Bulbus［卷丹 *Lilium lancifolium* Thunb.、百合 *Lilium brownii* F. E. Brown var. *viridulum* Baker、细叶百合 *Lilium pumilum* DC.］

(24)玛咖 Lepidii Radix［玛咖 *Lepidium meyenii* Walp.］

3. 单选题。

(1)syrupus 的单数属格是

    A. syrupus　　　B. syrupi　　　C. syrupo　　　D. syrupum　　　E. syruporum

(2)ramulus 的中文含义是

    A. 茎枝、嫩枝　B. 植物的根　C. 植物的茎　D. 植物的叶　E. 植物的花

(3)Bupleurum 的中文含义是

    A. 乌头属　　　B. 石斛属　　　C. 柴胡属　　　D. 蓼属　　　　E. 益母草属

(4)Astragalus 的单数属格是

    A. Astragalum　B. Astragalo　　C. Astragali　　D. Astragalos　　E. Astragalis

(5)山楂叶的药材拉丁名是

    A. Crataegum Folium　　　B. Crataegi Folii　　　C. Crataegus Folius

    D. Crataegus Folium　　　E. Crataegi Folium

(6)蒲公英的药材拉丁名是

    A. Taraxacum Herba　　　B. Taraxaco Herba　　　C. Taraxacum Herbam

    D. Taraxaci Herba　　　E. Taraxacum Herbam

4. 判断题。

(1)第二变格法名词单数主格以 -us 或 -er 结尾的,均为阳性。

(2)单数主格以 -us 结尾的一定是第二变格法名词。

(3)第二变格法名词单数主格以 -um 结尾的,均为中性。

(4)第二变格法名词单数属格格尾为 -i。

(5)Fraxinus 白蜡树属以 -us 结尾,属于阳性名词。

5. 填空题。

(1)第二变格法名词单数属格、宾格、夺格的格尾分别是 -i、_____ 和 _____。

(2)Astragalus,i,m. 黄芪属的单数宾格形式是 _____。

(3)syrupus,i,m. 糖浆的单数夺格形式是 _____。

(4)folium,i,n. 叶复数主格形式是 _____。

(5)Polygonatum,i,n. 黄精属的单数属格是 _____。

6. 将下列拉丁语译成汉语。

(1)Mori Folium　　　　　　　　　　(4)Adde Oleum Menthae.

(2)Extractum Rhei　　　　　　　　　(5)Solve Glucosum in Aqua.

(3)Syrupus Schisandrae　　　　　　(6)Oculentum Tetracyclini

7. 将下列汉语译成拉丁语。

(1)益母草(药材名)　　　　　　　　(4)桑白皮(药材名)

(2)百合(药材名)　　　　　　　　　(5)碘酊

(3)石斛(药材名)　　　　　　　　　(6)取薄荷油 10 毫升。

笔记栏

第四节 第一类形容词及应用

一、形容词的特征及分类

形容词（adjectivum，缩写 adj.）用来说明人或事物的特征或性质，在句中或短语中作定语，常置于被修饰名词之后。

（一）形容词的特征

拉丁语的形容词与名词一样，也有性、数、格的变化，数和格的意义与名词相同，但性属特征则与名词不同。

1. 一词三性　拉丁语的形容词因为要修饰各种属性的名词，所以一词有阳性、阴性、中性三种属性，分别用不同形式的词尾表示。例如：

复方的：composĭtus（m.）　　composĭta（f.）　　composĭtum（n.）

2. 与所修饰的名词性、数、格一致　形容词很少单独使用（如单独使用，是形容词当名词用），并且与所修饰的名词必须始终保持性、数、格三方面一致。例如：

Syrŭpus Composĭtus　复方糖浆（sing. nom. m.）

Tabēllae Composĭtae　复方片剂（pl. nom. f.）

Extrāctum Composĭtum　复方浸膏（sing. nom. n.）

（二）形容词的分类

形容词本身并无特定的变格格尾，而是按照名词各格格尾进行变格。根据其变格所用格尾的不同，形容词分为两大类。

1. 第一类形容词　第一类形容词按第一和第二变格法名词的格尾变格，即阴性按照第一变格法名词的格尾变格，阳性和中性则分别按照第二变格法阳性和中性名词的格尾变格，因此，第一类形容词又称第一第二变格法形容词。

2. 第二类形容词　第二类形容词基本上按第三变格法等音节名词的格尾变格，故称第三变格法形容词。

二、第一类形容词

（一）特征

1. 单数主格阳性格尾为 -us 或 -er。

2. 单数主格阴性格尾为 -a。

3. 单数主格中性格尾为 -um。

（二）词典格式

第一类形容词的词典记载内容有 5 项，依次为：单数主格阳性形式、单数主格阴性词尾、单数主格中性词尾、形容词缩写（可省略）和译文。例如：

annŭus，a，um，adj.　　一年生的

palmātus，a，um，adj.　　掌状的

ruber，bra，brum，adj.　　红色的

（三）变格方法

1. 拉丁语形容词变格通常遵循以下公式：

$$形容词的各格形式 = 词干 + 单数或复数各格格尾$$

2. 词干的确定　形容词的单数主格阴性形式去掉格尾 -a，即得词干。单数主格阴性和中性形式获得方法同名词主属格衔接方法（表 2-10）。

表 2-10　第一类形容词词干的产生

词典格式	单数主格阴性	词干
Palmātus，a，um，adj. 掌状的	palmata	palmat-
niger，gra，grum，adj. 黑色的	nigra	nigr-

（四）各格格尾

第一类形容词的各格格尾完全等同于第一和第二变格法名词各格格尾（表 2-11）。

表 2-11　第一类形容词各格格尾

格	单数（sing.）			复数（plur.）		
	m.	f.	n.	m.	f.	n.
主格（nom.）	-us，-er	-a	-um	-i	-ae	-a
属格（gen.）	-i	-ae	-i	-orum	-arum	-orum
宾格（acc.）	-um	-am	同主格	-os	-as	同主格
夺格（abl.）	-o	-a	-o	-is	-is	-is

（五）变格示例（表 2-12）

例 1：albus，a，um，adj. 白色的，词干为 alb-

例 2：ruber，bra，brum，adj. 红色的，词干为 rubr-

表 2-12　第一类形容词的变格示例

格	单数（sing.）			复数（plur.）		
	m.	f.	n.	m.	f.	n.
主格（nom.）	albus ruber	alba rubra	album rubrum	alb-i rubr-i	alb-ae rubr-ae	alb-a rubr-a
属格（gen.）	alb-I rubr-i	alb-ae rubr-ae	alb-i rubr-i	alb-orum rubr-orum	alb-arum rubr-arum	alb-orum rubr-orum
宾格（acc.）	alb-um rubr-um	alb-am rubr-am	alb-um rubr-um	alb-os rubr-os	alb-as rubr-as	alb-a rubr-a
夺格（abl.）	alb-o rubr-o	alb-a rubr-a	alb-o rubr-o	alb-is rubr-is	alb-is rubr-is	alb-is rubr-is

（六）第一类形容词应用示例

1. 用于动、植物的学名　动、植物学名中的种加词常为形容词，作属名的定语，与属名名词保持性、数、格一致。例如：

Gastrodia elāta Bl.　天麻　　　　　*Leonurus japonĭcus* Houtt.　益母草

Rheum palmātum L.　掌叶大黄

2. 用于动、植物的描述　在新物种发表时，常用拉丁语描述形态。例如：

Herba **erēcta**，circa 20 cm alta.　<u>直立草本</u>，高约 20 厘米。

lamīna **glabra**　叶片无毛

3. 用于药物名称 形容词在药品名称中作定语,说明该药品的特征和性质,放在被修饰的名词或词组之后,或者按规定使用形容词形式构成药品名称。例如:

Mistūra Glycyrrhīzae **Composĭta**	复方甘草合剂
Extrāctum Leonūri **Liquĭdum**	益母草流浸膏
Paeonĭae Radix **Rubra**	赤芍
Armeniăcae Semen **Amārum**	苦杏仁
Aurantĭi Fructus **Immatūrus**	(不成熟的)枳实

三、同格定语词组及其变格

1. 概念 同格定语又称一致关系定语,是指用形容词所作的定语,说明名词的特征和性质,与被说明的名词保持性、数、格一致,并与其共同构成同格定语词组。例如:

Extrāctum Liquĭdum 流浸膏(sing. nom. n.)

2. 变格 同格定语词组变格时,首先主语名词变为所需的各格形式,然后作为同格定语的形容词与主语名词始终保持性、数、格一致。例如:

Aqua Destillāta 蒸馏水

Adde Aquam Destillātam. 加蒸馏水。

Recĭpe Aquae Destillātae 100 ml. 取 100 毫升蒸馏水。

Solve Glucōsum in Aqua Destillāta. 将葡萄糖溶解于蒸馏水中。

四、常见的第一类形容词

(一)常用于药用植物种加词的形容词

1. albus,a,um,adj.	白色的	13. japonĭcus,a,um,adj.	日本的
2. annŭus,a,um,adj.	一年生的	14. lancifolĭus,a,um,adj.	叶披针形的
3. arabĭcus,a,um,adj.	阿拉伯的	15. macrophȳllus,a,um,adj.	大叶的
4. asiatĭcus,a,um,adj.	亚洲的	16. mongolĭcus,a,um,adj.	蒙古的
5. aurantĭus,a,um,adj.	橙色的	17. niger,gra,grum,adj.	黑色的
6. cirrhōsus,a,um,adj.	有卷须的	18. opposĭtus,a,um,adj.	对生的
7. cordātus,a,um,adj.	心形的	19. palmātus,a,um,adj.	掌状的
8. europaeus,a,um,adj.	欧洲的	20. ruber,bra,brum,adj.	红色的
9. erēctus,a,um,adj.	直立的	21. sibirĭcus,a,um,adj.	西伯利亚的
10. elātus,a,um,adj.	高的	22. sinĭcus,a,um,adj.	中国的
11. glaber,bra,brum,adj.	无毛的	23. tangutĭcus,a,um,adj.	唐古特的
12. heterophȳllus,a,um,adj.	异形叶的	24. verticillātus,a,um,adj.	轮生的

(二)常用于药名的形容词

1. albus,a,um,adj.	白色的	9. extērnus,a,um,adj.	外用的
2. amarus,a,um,adj.	苦的	10. fluĭdus,a,um,adj.	流动的
3. aromatĭcus,a,um,adj.	芳香的	11. fuscus,a,um,adj.	棕色的
4. composĭtus,a,um,adj.	复方的	12. hydrŏsus,a,um,adj.	含水的
5. concentrātus,a,um,adj.	浓缩的	13. immatūrus,a,um,adj.	未成熟的
6. crudus,a,um,adj.	生的	14. intērnus,a,um,adj.	内部的
7. destillātus,a,um,adj.	蒸馏的	15. kalĭcus,a,um,adj.	钾的
8. dilūtus,a,um,adj.	稀释的	16. liquĭdus,a,um,adj.	液状的

17. magnus, a, um, adj.	大的	22. pulverātus, a, um, adj.	粉状的
18. natrĭcus, a, um, adj.	钠的	23. purificātus, a, um, adj.	精制的
19. novus, a, um, adj.	新的	24. siccus, a, um, adj.	干的
20. parvus, a, um, adj.	小的	25. solĭdus, a, um, adj.	固体的
21. praeparātus, a, um, adj.	制备的	26. sterilĭātus, a, um, adj.	灭菌的

（三）常用于酸名的形容词

1. acetĭcus, a, um, adj.	醋酸的	9. nitrĭcus, a, um, adj.	硝酸的
2. benzoĭcus, a, um, adj.	苯甲酸的	10. nitrōsus, a, um, adj.	亚硝酸的
3. borĭcus, a, um, adj.	硼酸的	11. phosphorĭcus, a, um, adj.	磷酸的
4. carbonĭcus, a, um, adj.	碳酸的	12. phosphorŏsus, a, um, adj.	亚磷酸的
5. citrĭcus, a, um, adj.	枸橼酸的	13. salicylĭcus, a, um, adj.	水杨酸的
6. folĭcus, a, um, adj.	叶酸的	14. sulfurĭcus, a, um, adj.	硫酸的
7. hydrochlorĭcus, a, um, adj.	盐酸的	15. sulfurōsus, a, um, adj.	亚硫酸的
8. lactĭcus, a, um, adj.	乳酸的	16. tartarĭcus, a, um, adj.	酒石酸的

复习思考题

1. 将下列形容词变格（单、复数,阳性、阴性、中性,主要四种格）。

（1）ruber, bra, brum, adj.　　红色的

（2）amarus, a, um, adj.　　苦的

（3）compositus, a, um, adj.　　复合的,复方的

2. 朗读并熟悉以下药材名和植物学名。

（1）炙甘草 Glycyrrhizae Radix et Rhizoma Praeparata cum Melle［甘草 *Glycyrrhiza uralensis* Fisch.、胀果甘草 *Glycyrrhiza inflata* Bat. 或光果甘草 *Glycyrrhiza glabra* L.］

（2）焦栀子 Gardeniae Fructus Praeparatus［栀子 *Gardenia jasminoides* Ellis］

（3）制天南星 Arisaematis Rhizoma Praeparatum［天南星 *Arisaema erubescens*（Wall.）Schott、异叶天南星 *Arisaema heterophyllum* Bl. 或东北天南星 *Arisaema amurense* Maxim.］

（4）巴豆霜 Crotonis Semen Pulveratum［巴豆 *Croton tiglium* L.］

（5）法半夏 Pinelliae Rhizoma Praeparatum［半夏 *Pinellia ternata*（Thunb.）Breit.］

（6）熟地黄 Rehmanniae Radix Praeparata［地黄 *Rehmannia glutinosa* Libosch.］

（7）附子 Aconiti Lateralis Radix Praeparata［乌头 *Aconitum carmichaeli* Debx］

（8）沉香 Aquilariae Lignum Resinatum［白木香 *Aquilaria sinensis*（Lour.）Gilg］

（9）苦杏仁 Armeniacae Semen Amarum［西伯利亚杏 *Prunus sibirica* L.、东北杏 *Prunus mandshurica*（Maxim.）Koehne 或杏 *Prunus armeniaca* L.］

（10）白芍 Paeoniae Radix Alba［芍药 *Paeonia lactiflora* Pall.］

（11）制草乌 Aconiti Kusnezoffii Radix Cocta［北乌头 *Aconitum kusnezoffii* Reichb.］

（12）焦槟榔 Arecae Semen Tostum［槟榔 *Areca catechu* L.］

（13）炮姜 Zingiberis Rhizoma Praeparatum［姜 *Zingiber officinale* Rosc.］

（14）制何首乌 Polygoni Multiflori Radix Praeparata［何首乌 *Polygonum multiflorum* Thunb.］

（15）制川乌 Aconiti Radix Cocta［乌头 *Aconitum carmichaeli* Debx.］

3. 单选题。

（1）光果甘草的植物学名是

　　A. *Glycyrrhiza inflata* Bat.　　　　　　B. *Glycyrrhiza glabra* L.

C. *Glycyrrhiza glabrae* L.　　　　　　D. *Glycyrrhiza glabram* L.

E. *Glycyrrhiza uralensis* Fisch.

(2)地黄的植物学名是

A. *Rehmannia glutinosa* Libosch.　　　B. *Rehmannia glutinosae* Libosch.

C. *Rehmannia glutinosam* Libosch.　　　D. *Rehmannia glutinosis* Libosch.

E. *Rehmannia glutinosas* Libosch.

(3)川贝母的植物学名是

A. *Fritillaria cirrhozae* D. Don　　　　B. *Fritillaria cirrhozam* D. Don

C. *Fritillaria cirrhoza* D. Don　　　　D. *Fritillaria cirrhozas* D. Don

E. *Fritillaria cirrhozis* D. Don

(4)益母草的植物学名是

A. *Leonurus japonicus* Houtt.　　　　B. *Leonurus japonicua* Houtt.

C. *Leonurus japonicum* Houtt.　　　　D. *Leonurus japonicae* Houtt.

E. *Leonurus japonici* Houtt.

(5)黄花蒿的植物学名是

A. *Artemisia annuas* L.　　　　　　B. *Artemisia annuae* L.

C. *Artemisia annuam* L.　　　　　　D. *Artemisia annuum* L.

E. *Artemisia annua* L.

4. 判断题。

(1)拉丁语形容词变格通常遵循：形容词的各格形式＝词干＋单数或复数各格格尾。

(2)唐古特大黄的拉丁语名称为 *Rheum palmatum* L.

(3)拉丁语的形容词与名词一样,也有性、数、格的变化。

(4)草麻黄的植物学名是 *Ephedra sinica* Stapf。

(5)蒸馏水的拉丁语名称为 Destillata Aqua。

5. 填空题。

(1)拉丁语形容词的特点是一词 _____ 性,与所修饰的名词必须始终保持性、数、格 _____。

(2)根据变格方法,拉丁语形容词可分为两类,第一类形容词按 _____ 和 _____ 变格法名词的格尾变格,第二类形容词基本上按 _____ 变格法等音节名词的格尾变格。

(3)第一类形容词的特点是单数主格阳性格尾为 _____;单数主格阴性格尾为 _____;单数主格中性格尾为 _____。

(4)第一类形容词词干的确定方法是形容词的单数主格 _____ 形式去掉格尾 _____,即得词干。

(5)形容词作定语,说明所修饰名词的特征和性质,与被说明的名词保持性、数、格一致,并与其共同构成 _____ 词组。该词组变格时,首先主语 _____ 变为所需的各格形式,然后作为同格定语的 _____ 与主语名词始终保持性、数、格一致。

6. 将下列拉丁语译成汉语。

(1)Extractum Polygalae Liquidum

(2)Injectio Bupleuri

(3)Extractum Glycyrrhizae Liquidum

(4)Pilulae Gastrodiae

(5)Solve Glucosum in Aqua Destillata.

(6)Recipe Tincturae Camphorae Compositae 10 ml.

(7)Tinctura Belladonnae Composita

(8)Acidum Aceticum

7. 将下列词组译成拉丁语。

（1）板蓝根注射液

（2）芳香（aromaticus，a，um）薄荷水

（3）复方五味子糖浆

（4）赤芍（药材名称，药用根）

（5）苦杏仁（药材名称，药用种子）

（6）取甘草流浸膏 10 毫升。

（7）稀盐酸

（8）亚硫酸

第五节　第三变格法名词及应用

一、第三变格法名词

（一）特征

1. 单数属格格尾都是 -is。

2. 单数主格词尾的形态繁多，是拉丁语中最复杂的一类名词。

3. 第三变格法名词的性属阳性、阴性、中性均有，其性属的划分，多按语法性属法确定，但由于单数主格词尾形态繁杂，与性属的对应关系多数不确定。

（二）第三变格法名词的分类

第三变格法名词可分为等音节名词和不等音节名词两类：

1. 等音节名词　等音节名词是指由单数主格变为单数属格后，音节数相等的名词。例如：

digitalis，is，f. 毛地黄属　单数主格划分音节为 di-gi-ta-lis；单数属格划分音节为 di-gi-ta-lis，该名词单数主格和单数属格均为 4 个音节。

2. 不等音节名词　不等音节名词是指由单数主格变为单数属格后音节数不相等（通常属格比主格多一个音节）的名词。例如：

Coptis，idis，f. 黄连属　单数主格划分音节为 cop-tis；单数属格划分音节为 cop-ti-dis，该名词单数属格比单数主格多了一个音节。

（三）词干确定方法

由名词单数属格形式去掉格尾 -is 得词干。

例 1：semen，inis，n. 种子　单数主格 semen 去掉 -en 加 -inis 得单数属格 seminis，再去掉格尾 -is，得词干 semin-。

例 2：caulis，is，m. 茎枝　单数主格 caulis 去掉 -is 加 -is 得单数属格 caulis，再去掉格尾 -is，得词干 caul-。

（四）各格格尾

1. 第三变格法等音节名词的格尾（表 2-13）

表 2-13　第三变格法等音节名词的格尾

格	单数（sing.）			复数（plur.）		
	m.	f.	n.	m.	f.	n.
主格（nom.）	-is；-es		-e	-es		-ia
属格（gen.）	-is			-ium		
宾格（acc.）	-em		同主格	-es		同主格
夺格（abl.）	-e		-i	-ibus		

2. 第三变格法不等音节名词的格尾（表2-14）

表2-14 第三变格法不等音节名词的格尾

格	单数（sing.）			复数（plur.）		
	m.	f.	n.	m.	f.	n.
主格（nom.）	多种词尾（除 -al,-ar 外）			-es		-a
属格（gen.）	-is			-um；-ium		
宾格（acc.）	-em		同主格	-es		同主格
夺格（abl.）	-e			-ibus		

［说明］（1）以 -al,-ar 结尾的不等音节中性名词（如：animal,alis,n. 动物；cochlear,aris,n. 匙）的格尾后述。

（2）词干末尾为一个辅音字母时，复数属格格尾为 -um；词干末尾为二个辅音字母时，复数属格格尾为 -ium。

（五）变格示例（表 2-15~ 表 2-20）

1. 等音节名词

例 1：caulis,is,m. 茎、藤，词干确定：caulis → caulis → caul-

表2-15 第三变格法名词变格示例（1）——m.

格	单数（sing.）	复数（plur.）
主格（nom.）	caulis	caul-es
属格（gen.）	caul-is	caul-ium
宾格（acc.）	caul-em	caul-es
夺格（abl.）	caul-e	caul-ibus

例 2：codonopsis,is,f. 党参属，词干确定：codonopsis → codonopsis → codonops-

表2-16 第三变格法名词变格示例（2）——f.

格	单数（sing.）	复数（plur.）
主格（nom.）	codonopsis	codonops-es
属格（gen.）	codonops-is	codonops-ium
宾格（acc.）	codonops-em	codonops-es
夺格（abl.）	codonops-e	codonops-ibus

例 3：secale,is,n. 黑麦属，词干确定：secale → secalis → secal-

表2-17 第三变格法名词变格示例（3）——n.

格	单数（sing.）	复数（plur.）
主格（nom.）	secale	secal-ia
属格（gen.）	secal-is	secal-ium
宾格（acc.）	secal-e	secal-ia
夺格（abl.）	secal-i	secal-ibus

［说明］等音节中性名词单数夺格格尾为 -i、复数主格格尾为 -ia。等音节中性名词在医药学中很少见。

2. 不等音节词　在变格过程中,名词复数属格通常有两个词尾即 "um" 和 "ium",当属格词干以一个辅音字母结尾时,用 -um;如果属格词干以二个辅音字母结尾,用 -ium。

例 1：cortex,icis,m. 皮,词干确定：cortex → corticis → cortic-

表 2-18　第三变格法名词变格示例(4)——m.

格	单数(sing.)	复数(plur.)
主格(nom.)	cortex	cortic-es
属格(gen.)	cortic-is	cortic-um
宾格(acc.)	cortic-em	cortic-es
夺格(abl.)	cortic-e	cortic-ibus

例 2：Coptis,idis,f. 黄连属,词干确定：coptis → coptidis → coptid-

表 2-19　第三变格法名词变格示例(5)——f.

格	单数(sing.)	复数(plur.)
主格(nom.)	coptis	coptid-es
属格(gen.)	coptid-is	coptid-um
宾格(acc.)	coptid-em	coptid-es
夺格(abl.)	coptid-e	coptid-ibus

例 3：semen,inis,n. 种子,词干确定：semen → seminis → semin-

表 2-20　第三变格法名词变格示例(6)——n.

格	单数(sing.)	复数(plur.)
主格(nom.)	semen	semin-a
属格(gen.)	semin-is	semin-um
宾格(acc.)	semen	semin-a
夺格(abl.)	semin-e	semin-ibus

(六) 应用示例

1. 主格

Eucommĭae **Cortex**　　　　　杜仲

Gentiānae **Radix**　　　　　龙胆

2. 属格

Coptĭdis Rhizōma　　　　　黄连

Codonōpsis Radix　　　　　党参

Recĭpe Eucommĭae **Cortĭcis** 20 g.　　取杜仲 20 克。

3. 宾格

Recĭpe Eucommĭae **Cortĭcem.**　　取杜仲。

二、某些第三变格法名词的特殊语法变化

(一) 以 -al,-ar 结尾的不等音节中性名词

按等音节中性名词的词尾变格(表 2-21、表 2-22)。

例 1：anǐmal，alis，n. 动物，词干确定：animal → animalis → animal-

表 2-21　某些第三变格法名词的特殊语法变化（1）——n.

格	单数（sing.）	复数（plur.）
主格（nom.）	animal	animal-ia
属格（gen.）	animal-is	animal-ium
宾格（acc.）	animal	animal-ia
夺格（abl.）	animal-i	animal-ibus

例 2：cochlěar，āris，n. 匙，词干确定：cochlear → cochlearis → cochlear-

表 2-22　某些第三变格法名词的特殊语法变化（2）——n.

格	单数（sing.）	复数（plur.）
主格（nom.）	cochlear	cochlear-ia
属格（gen.）	cochlear-is	cochlear-ium
宾格（acc.）	cochlear	cochlear-ia
夺格（abl.）	cochlear-i	cochlear-ibus

（二）以 -is 结尾的等音节阴性名词

有少数以 -is 结尾的等音节阴性名词，单数宾格的词尾为 -im，单数夺格的词尾为 -i，其他各格词尾仍与等音节阳性、阴性名词的词尾相同（表 2-23）。在实际应用中较常用的有：tussis，is，f. 咳嗽；pertūssis，is，f. 百日咳；febris，is，f. 热，发热，热病。

例 3：tussis，is，f. 咳嗽，词干确定：tussis → tussis → tuss-

表 2-23　某些第三变格法名词的特殊语法变化（3）——f.

格	单数（sing.）	复数（plur.）
主格（nom.）	tussis	tuss-es
属格（gen.）	tuss-is	tuss-ium
宾格（acc.）	tuss-im	tuss-es
夺格（abl.）	tuss-i	tuss-ibus

（三）以 -ol，-yl 为结尾的不等音节中性名词

变格时单数各格格尾与不等音节中性名词相同，复数各格格尾与等音节中性名词相同（表 2-24）。

例 4：alcǒhol，ōlis，n.（无复数）乙醇，词干确定：alcohol → alcoholis → alcohol-

表 2-24　某些第三变格法名词的特殊语法变化（4）——n.

格	单数（sing.）	复数（plur.）
主格（nom.）	alcohol	——
属格（gen.）	alcohol-is	——
宾格（acc.）	alcohol	——
夺格（abl.）	alcohol-e	——

（四）应用示例

1. 主格

alcohol	乙醇
hepar seu jecur	肝

2. 属格

Tabellae Extracti **Hepatis**	肝浸膏片

3. 宾格

Adde **alcohol** ad 10 ml.	加乙醇至 10 毫升。
Mistura Contra **Tussim**	止咳合剂

4. 夺格

Solve iodum in **alcohole**.	将碘溶于乙醇。

三、常见的第三变格法名词

（一）常见药用植物属名

1. Achyrānthes, is, f.	牛膝属		11. Isātis, idis, f.	菘蓝属
2. Alīsma, ătis, n.	泽泻属		12. Iris, ĭdis, f.	鸢尾属
3. Androgrāphis, itis, f.	穿心莲属		13. Panax, ācis, m.	人参属
4. Atractylōdes, is, f.	苍术属		14. Ophiopŏgon, ōnis, m.	沿阶草属
5. Clemātis, idis, f.	铁线莲属		15. Paris, idis, f.	重楼属
6. Codonōpsis, is, f.	党参属		16. Piper, ĕris, n.	胡椒属
7. Coptis, ĭdis, f.	黄连属		17. Pogostēmon, ōnis, n.	广藿香属
8. Coix, ĭcis, f.	薏苡属		18. Smilax, ăcis, f.	菝葜属
9. Corydālis, is, f.	紫堇属		19. Trichosānthes, is, f.	栝楼属
10. Croton, ōnis, m.	巴豆属		20. Zingĭber, eris, n.	姜属

（二）常用药用部位名词

1. caulis, is, m.	茎、藤		5. pollen, ĭnis, n.	花粉
2. cortex, ĭcis, m.	皮		6. radix, īcis, f.	根
3. flos, floris, m.	花		7. semen, ĭnis, n.	种子
4. os, ossis, n.	骨、孔			

（三）常用剂型名词

1. cremor, oris, m.	乳膏		6. lotĭo, ōnis, f.	洗剂
2. emulsĭo, ōnis, f.	乳剂		7. mucilāgo, ĭnis, f.	胶浆剂
3. inhalatĭo, ōnis, f.	吸入剂		8. pulvis, ĕris, m.	粉剂
4. injcetĭo, ōnis, f.	注射液		9. solutĭo, ōnis, f.	溶液剂
5. liquor, ōris, m.	溶液			

（四）其他

1. alcŏhol, olis, n.	乙醇、酒精		5. gramma, ătis, n.	克
2. asthma, ătis, n.	喘息		6. hepar, ătis, n	肝
3. borax, acis, f.	硼砂		7. jecur, ŏris, n.	肝
4. coma, atis, n.	昏迷		8. piscis, is, m.	鱼

复习思考题

1. 熟记第三变格法名词特征和变格格尾，并将下列单词变格。

(1) radix，icis，f.　根

(2) Secale，is，n.　黑麦属、麦角

(3) semen，inis，n.　种子

(4) flos，oris，m.　花

(5) pollen，inis，n.　花粉

(6) os，ossis，n.　骨、孔

(7) caulis，is，m.　茎、藤

(8) calyx，ycis，n.　花萼

2. 朗读并熟悉以下药材名及植物学名。

(1) 天花粉 Trichosanthis Radix ［栝楼 *Trichosanthes kirilowii* Maxim. 或双边栝楼 *Trichosanthes rosthornii* Harms］

(2) 白蔹 Ampelopsis Radix ［白蔹 *Ampelopsis japonica*（Thunb.）Makino］

(3) 麦冬 Ophiopogonis Radix ［麦冬 *Ophiopogon japonicus*（L. f）Ker-Gawl.］

(4) 延胡索（元胡）Corydalis Rhizoma ［延胡索 *Corydalis yanhusuo* W. T. Wang］

(5) 板蓝根 Isatidis Radix ［菘蓝 *Isatis indigotica* Fort.］

(6) 干姜 Zingiberis Rhizoma ［姜 *Zingiber officinale* Rosc.］

(7) 土茯苓 Smilacis Glabrae Rhizoma ［光叶菝葜 *Smilax glabra* Roxb.］

(8) 仙茅 Curculiginis Rhizoma ［仙茅 *Curculigo orchioides* Gaertn.］

(9) 薏苡仁 Coicis Semen ［薏米 *Coix lacryma-jobi* L. var. *ma-yuen*（Roman.）Stapf］

(10) 苍术 Atractylodis Rhizoma ［茅苍术 *Atractylodes lancea*（Thunb.）DC. 或北苍术 *Atractylodes chinensis*（DC.）Koidz.］

(11) 芦根 Phragmitis Rhizoma ［芦苇 *Phragmites communis* Trin.］

(12) 泽泻 Alismatis Rhizoma ［泽泻 *Alisma orientalis*（Sam.）Juzep.］

(13) 重楼 Paridis Rhizoma ［云南重楼 *Paris polyphylla* Smith var. *yunnanensis*（Franch.）Hand.-Mazz. 或七叶一枝花 *Paris polyphylla* Smith var. *chinensis*（Franch.）Hara.］

(14) 凌霄花 Campsis Flos ［凌霄 *Campsis grandiflora*（Thmb.）K. Schum.］

(15) 五加皮 Acanthopanacis Cortex ［细柱五加 *Acanthopanax gracilistylus* W. W. Smith］

(16) 牵牛子 Pharbitidis Semen ［裂叶牵牛 *Pharbitis nil*（L.）Choisy 或圆叶牵牛 *Pharbitis purpurea*（L.）Voigt］

(17) 广藿香 Pogostemonis Herba ［广藿香 *Pogostemon cablin*（Blanco）Benth.］

(18) 红芪 Hedysari Radix ［多序岩黄芪 *Hedysarum polybotrys* Hand.-Mazz.］

3. 单选题。

(1) 大青叶的中药材拉丁名称是

　　A. Paeoniae Radix　　　　　　　　B. Paeoniae Folium

　　C. Isatidis Folium　　　　　　　　D. Isatis Folium

　　E. Isatidem Folium

(2) 党参的中药材拉丁名称是

　　A. Codonopsis Radix　　　　　　　B. Codonopsis Radices

　　C. Codonopses Radices　　　　　　D. Codonopses Radix

　　E. Codonopsem Radix

(3) 黄连的中药材拉丁名称是

　　A. Coptidis Radix　　　　　　　　B. Coptis Rhizoma

　　C. Coptidis Radices　　　　　　　D. Coptidis Rhizoma

E．Coptidum Rhizoma

（4）土茯苓的中药材拉丁名称是

　　A．Smilax Glabrae Rhizoma　　　　B．Smilacis Glabrae Rhizoma

　　C．Smilax Glabrae Radix　　　　　D．Smilacis Glabrae Radix

　　E．Smilacum Glabrae Rhizoma

（5）延胡索（元胡）的中药材拉丁名称是

　　A．Corydalis Radix et Rhizoma　　　B．Corydales Radix

　　C．Corydalis Rhizoma　　　　　　D．Corydales Rhizoma

　　E．Corydalem Rhizoma

4．判断题。

（1）等音节名词是指由单数主格变为单数宾格后，音节数相等的名词。

（2）不等音节词在变格过程中，名词复数属格通常有两个格尾，即 -um 和 -ium，当属格词干以一个辅音字母结尾时，用 -ium。

（3）"加乙醇至 100 ml"用拉丁语表述为："Adde alcohol ad 100 millilitra"。

（4）以 -al,-ar 结尾的不等音节中性名词，按不等音节中性名词的格尾变格。

（5）苍术的药材名是 Atractylodis Rhizoma。

5．填空题

（1）第三变格法名词可分为 _____ 名词和 _____ 名词两类。

（2）caulis 的单数属格形式是 _____。

（3）radix 的单数属格形式是 _____。

（4）Acanthopanacis Cortex 是药材 _____ 的拉丁名称。

（5）名词 flos,floris,m. 花的复数主格形式是 _____。

6．将下列拉丁语译成汉语。

（1）Zingiberis Rhizoma　　　　　　（4）Extractum Zingiberis

（2）Paridis Rhizoma　　　　　　　（5）Recipe Exractum Zingiberis.

（3）Eucommiae Cortex　　　　　　（6）Recipe Exracti Zingiberis 50 ml.

7．将下列汉语译成拉丁语。

（1）麦冬　　　　　　　　　　　　（4）穿心莲

（2）苍术　　　　　　　　　　　　（5）薏苡仁

（3）仙茅　　　　　　　　　　　　（6）板蓝根冲剂

第六节　第二类形容词及形容词的等级

一、第二类形容词

第二类形容词识别特征与第一类形容词不同，从形式到变格都比第一类形容词复杂。

（一）特征

1．单数属格格尾均为 -is。

2．单数主格词尾形式多样。

（二）第二类形容词的类型、记载及词干确定方法

根据形容词单数主格阳、阴、中性的异同分为三种类型。

1. 三尾型

(1)识别特征：单数主格阳、阴、中性词尾为三种各不相同的词尾，分别是 -er、-is、-e（表 2-25）。

表 2-25　三尾型第二类形容词单数主格词尾

性属	m.	f.	n.
单数主格词尾	-er	-is	-e

(2)记载形式：①单数主格阳性形式；②单数主格阴性词尾；③单数主格中性词尾；④形容词符号 adj. 或 a.；⑤译文。例如：

acer，acris，acre，adj.　辛辣的，尖锐的，急性的

(3)词干确定方法：单数主格阴性形式去掉 -is 得词干。单数主格阴性形式、中性形式的获得方法同名词主属格衔接方法。例如：

acer（m.）　acris（f.）　acre（n.），词干由单数主格阴性形式 acris（f.）去掉 -is 而得：acr-。

2. 二尾型

(1)识别特征：单数主格的阳性、阴性词尾相同，均为 -is，中性词尾为 -e，为两种不同的词尾（表 2-26）。

表 2-26　二尾型第二类形容词单数主格词尾

性属	m. f.	n.
单数主格词尾	-is	-e

(2)记载形式：①单数主格阳性和阴性；②单数主格中性词尾；③形容词符号 adj. 或 a.；④译文。例如：

officinalis，e，adj. 药用的

(3)词干确定方法：单数主格阴性形式去掉 -is 得词干。单数主格中性形式获得方法同名词主属格衔接方法。例如：

officinalis（m.）　officinalis（f.）　officinale（n.），词干由单数主格阴性形式 officinalis（f.）去掉 -is 而得：official-。

3. 一尾型

(1)识别特征：同一形容词的单数主格阳性、阴性、中性词尾相同，而不同形容词词尾的形式多样，常以 s，x 等结尾（表 2-27）。

表 2-27　一尾型第二类形容词单数主格词尾

性属	m. f. n.
单数主格词尾	-ens、-ans、-ex 等

(2)记载形式：①单数主格；②单数属格词尾；③形容词符号 adj. 或 a.；④译文。例如：

recens，entis，adj.　新鲜的

(3)词干确定方法：单数属格形式去掉 -is 得词干。单数属格形式获得方法同名词主属格衔接方法。例如：

单数主格（m. f. n.）recens，单数属格（m. f. n.）recentis，词干由单数属格形式 recentis 去掉 -is 而得：recent-。

（三）第二类形容词变格格尾表（表2-28）

表2-28　第二类形容词变格格尾表

格	单数（sing.）			复数（plur.）		
	m.	f.	n.	m.	f.	n.
主格（nom.）	-er	-is	-e	-es	-es	-ia
	-is		-e			
	-ens -ans -ex 等					
属格（gen.）	-is	-is	-is	-ium	-ium	-ium
宾格（acc.）	-em	-em	同主格	-es	-es	-ia
夺格（abl.）	-i	-i	-i	-ibus	-ibus	-ibus

由表2-28可知，第二类形容词基本上按第三变格法等音节名词的格尾变格，但阳性和阴性的单数夺格格尾为 -i，而不是 -e；中性的格尾则与等音节中性名词的格尾一致。

（四）变格示例

1. 三尾形容词变格示例（表2-29）

例1：acer, acris, acre, adj. 辛辣的，词干确定：acer → acris → acr-

表2-29　三尾形容词变格示例

格	单数（sing.）			复数（plur.）		
	m.	f.	n.	m.	f.	n.
主格（nom.）	acer	acris	acre	acr-es	acr-es	acr-ia
属格（gen.）	acr-is	acr-is	acr-is	acr-ium	acr-ium	acr-ium
宾格（acc.）	acr-em	acr-em	acr-e	acr-es	acr-es	acr-ia
夺格（abl.）	acr-i	acr-i	acr-i	acr-ibus	acr-ibus	acr-ibus

2. 二尾形容词变格示例（表2-30）

例2：officinalis, e, adj. 药用的，词干确定：officinalis → officinalis → official-

表2-30　二尾形容词变格示例

格	单数（sing.）		复数（plur.）	
	m. f.	n.	m. f.	n.
主格（nom.）	officinalis	officinale	official-es	official-ia
属格（gen.）	official-is	official-is	official-ium	official-ium
宾格（acc.）	official-em	official-e	official-es	official-ia
夺格（abl.）	official-i	official-i	official-ibus	official-ibus

3. 一尾形容词变格示例（表2-31）

例3：recens, entis, adj. 新鲜的，词干确定：recens → recentis → recent-

表 2-31 一尾形容词变格示例

格	单数（sing.）		复数（plur.）	
	m. f.	n.	m. f.	n.
主格（nom.）	recens	recens	recent-es	recent-ia
属格（gen.）	recent-is	recent-is	recent-ium	recent-ium
宾格（acc.）	recent-em	recens	recent-es	recent-ia
夺格（abl.）	recent-i	recent-i	recent-ibus	recent-ibus

（五）应用示例

1. 用于动、植物学名

*Glycyrrhiza **uralensis*** Fisch.　　　　　甘草

*Bupleurum **chinense*** DC.　　　　　柴胡

*Scutellaria **baicalensis*** Georgi　　　　黄芩

*Cordyceps **sinensis***（BerK.）Sacc.　　　冬虫夏草

*Sophora **flavescens*** Ait.　　　　　苦参

2. 用于药物名称

Syrupus **Simplex**　　　　　单糖浆

Liquor Ammoniae **Fortis**　　　　浓氨溶液

Tincrura Iodi **Fortis**　　　　　浓碘酊

Extractum Leonuri Liquidum **Recens**　鲜益母草流浸膏

Recipe Bupleuri Radicis **Recentis** 10g.　取鲜柴胡 10 克。

二、形容词的等级

（一）形容词等级的概念及分类

1. 原级（gradus positivus）　形容词的原级表示事物本身的性质或特征，不与其他事物比较。例如：longus，a，um 长的。

2. 比较级（gradus comparativus 其缩写形式为 comp. 或 compar.）　表示一种事物的性质与另一种事物的比较。例如：longior，longior，longius 分别为 longus，longa，longum 的比较级。形式与二尾型第二类形容词相同。

3. 最高级（gradus superlativus 其缩写形式为 super. 或 superl.）　表示一种事物的最高或最低的程度。例如：longissimus，longissima，longissimum 分别为 longus，longa，longum 的最高级。形式与第一类形容词相同。

（二）形容词比较级和最高级的构成（表 2-32）

1. 形容词比较级和最高级 = 形容词原级词干 + 比较级或最高级格尾。

表 2-32 比较和最高级格尾表

等级	m.	f.	n.
比较级	-ior	-ior	-ius
最高级	-issimus	-issima	-issimum

例 1：longus，a，um，adj. 长的，词干为：long-

比较级：long-ior（m. f.），long-ius（n.）

最高级:long-issimus(m.),long-issima(f.),long-issimum(n.)

例 2:dulcis,e,adj. 甜的,词干为:dulc-

比较级:dulc-ior(m. f.),dulc-ius(n.)

最高级:dulc-issimus(m.),dulc-issima(f.),dulc-issimum(n.)

例 3:simplex,icis,adj. 简单的,词干为:simplic-

比较级:simplic-ior(m. f.),simplic-ius(n.)

最高级:simplic-issimus(m.),simplic-issima(f.),simplic-issimum(n.)

2. 单数主格阳性以 -er 结尾的形容词,无论属于哪一类形容词,构成最高级时,都是在词干上分别加后缀 -rimus、-rima、-rimum。例如:

liber,era,erum,adj. 内皮的

最高级:liberrimus(m.),liberrima(f.),liberrmum(n.)

3. 单数主格阳性以 -ilis 结尾的第二类形容词,在词干上分别加后缀 -limus、-lima、-limum,即构成最高级。例如:

gracilis,e,adj. 细的

最高级:gracillimus(m.),gracillima(f.),gracillimum(n.)

4. 某些以 -us 结尾的形容词,当 -us 前有一元音时,形容词原级前加 magis-(更)构成比较级,在形容词原级前加 maxime-(最)构成最高级。例如:

necessarius,a,um,adj. 必要的

比较级:magis-necessarius,a,um;最高级:maxime-necessarius,a,um

(三)形容词比较级和最高级的变格

1. 形容词比较级变格(表 2-33)

(1)变格公式:词干 + 词尾。

(2)形容词比较级词干:形容词比较级单数属格词尾均为 -ioris,在确定比较级词干的基础上(原级词干 +-ioris),去掉 -is 得比较级词干。

(3)形容词比较级词尾:按照第三变格法不等音节名词格尾进行变格。

例如:longus,a,um,adj. 长的,比较级属格 longioris,词干 longior-

表 2-33 形容词比较级变格示例

格	单数(sing.)		复数(plur.)	
	m. f.	n.	m. f.	n.
主格(nom.)	longior	longius	longior-es	longior-a
属格(gen.)	longior-is	longior-is	longior-um	longior-um
宾格(acc.)	longioris-em	longius	longior-es	longior-a
夺格(abl.)	longior-e	longior-e	longior-ibus	longior-ibus

2. 形容词最高级的变格(表 2-34)

(1)变格公式:词干 + 词尾。

(2)形容词最高级词干:将形容词最高级单数主格阴性形式(-issima 或 -rima)的结尾 -a 去掉,即得词干。

(3)形容词最高级词尾:按照第一类形容词格尾变化方法进行变格。

例如:longus,a,um,adj. 长的,最高级的变格

笔记栏

表2-34 形容词最高级变格示例

性属		主格(nom.)	属格(gen.)	宾格(acc.)	夺格(abl.)
单数(sing.)	m.	longissimus	longissim-i	longissim-um	longissim-o
	f.	longissima	longissim-ae	longissim-am	longissim-a
	n.	longissimum	longissim-i	longissim-um	longissim-o
复数(plur.)	m.	longissim-i	longissim-orum	longissim-os	longissim-is
	f.	longissim-ae	longissim-arum	longissim-as	longissim-is
	n.	longissim-a	longissim-orum	longissim-a	longissim-is

（四）应用示例

Stamĭna **breviora**	雄蕊短	Calyx **glaberrīmus**	花萼完全无毛
Folia **angustissīma**	叶极窄	Semen **amarĭus**	较苦的种子
Planta **altissīma**	最高的植物	Flos **ruberrīmus**	最红的花

三、常见的第二类形容词

（一）常见的三尾形容词

1. acer，acris，acre，adj.　　辛辣的，尖锐的，急性的
2. salūber，bris，bre，adj.　　健康的，补益的
3. silvēster，tris，tre，adj.　　野生的，林生的

（二）常见的二尾形容词

1. artificiālis，e，adj.　　人造的，人工的
2. baicalēnsis，e，adj.　　贝加尔的
3. capillāries，e，adj.　　毛状的
4. chinēnsis，e，adj.　　中国的
5. cornālis，e，adj.　　冠状的
6. dēbilis，e，adj.　　柔弱的
7. dulcis，e，adj.　　甜的
8. fortis，e，adj.　　强的，浓的
9. glaciālis，e，adj.　　冰的
10. graciālis，e，adj.　　纤细的
11. litorālis，e，adj.　　海边生的
12. medicinālis，e，adj.　　药用的
13. minerālis，e，adj.　　矿物的
14. nōbilis，e，adj.　　高贵的
15. officinālis，e，adj.　　药用的
16. orientiālis，e，adj.　　东方的
17. pekinēnsis，e，adj.　　北京的
18. sinēnsis，e，adj.　　中国的
19. solubīlis，e，adj.　　可溶的
20. stērilis，e，adj.　　无菌的，灭菌的
21. tālis，e，adj.　　同样的
22. uralēnsis，e，adj.　　乌拉尔的
23. volātilis，e，adj.　　挥发的
24. vegetabīlis，e，adj.　　植物的

（三）常见的一尾形容词

1. absōrbens，ēntis，adj.　　吸附的
2. adjūvans，āntis，adj.　　辅佐的
3. bulliens，ēntis，adj.　　煮沸的
4. expectōrans，āntis，adj.　　祛痰的
5. flavēscens，ēntis，adj.　　黄色的
6. frutēscens，entis，adj.　　灌木状的
7. frytēscens，entis，adj.　　具锐锯齿的
8. fumans，āntis，adj.　　发烟的
9. pubēscens，entis，adj.　　被细软毛
10. recens，ēntis，adj.　　新鲜的
11. sedans，āntis，adj.　　镇静的
12. versicōlor，oris，adj.　　多色的

复习思考题

1. 请将下列词汇按照单、复数及各格的变化规律进行变格。

(1) silvester, tris, tre, adj. 野生的, 林生的

(2) medicinalis, e, adj. 药用的

(3) pubescens, entis, adj. 被细软毛

2. 完成下列短语搭配。

(1) 黄芩　　　　　　　　　　　　*Scutellaria*（　　　）Georgi

(2) 辛辣的根　　　　　　　　　　radix（　　　）

(3) 具锐锯齿的叶　　　　　　　　folium（　　　）

(4) 黄色的花　　　　　　　　　　flos（　　　）

(5) 最黄的花　　　　　　　　　　flos（　　　）

(6) 药用植物　　　　　　　　　　planta（　　　）

(7) 浓氨水　　　　　　　　　　　aqua Ammoniae（　　　）

(8) 无菌水　　　　　　　　　　　aqua（　　　）

3. 单选题。

(1) 下列属于一尾形容词的是

　　A. naturalis, e, adj　　　　　　　　　B. Acer, cris, cre, adj

　　C. simplex, icis, adj　　　　　　　　　D. dulcis, e, adj

　　E. officinalis, e, adj.

(2) 药用大黄的植物学名是

　　A. *Rheum officinale* Baill.　　　　　　B. *Rheum officinalis* Baill.

　　C. *Rheum palmatus* L.　　　　　　　D. *Rheum palmatum* L.

　　E. *Rheum tanguticum* Maxim. ex Balf.

(3) 柴胡的植物学名是

　　A. *Bupleurum chinensis* DC.　　　　　B. *Bupleurum chinense* DC.

　　C. Bupleuri Radix　　　　　　　　　D. *Bupleurus chinensis* DC.

　　E. *Bupleuri chinense* DC.

(4) 甘草的植物学名是

　　A. *Glycyrrhiza inflata* Bat.　　　　　　B. *Glycyrrhiza glabra* L.

　　C. *Glycyrrhiza officinale* L.　　　　　D. *Glycyrrhiza uralensis* Fisch.

　　E. *Glycyrrhizae uralensis* Fisch.

(5) 生姜药材的拉丁名是

　　A. Zingiber Radix et Rhizoma　　　　　B. Zingiberis Rhizoma Recens

　　C. Zingiberis Radix et Rhizoma　　　　D. Zingiber Rhizoma Recens

　　E. Zingiberis Rhizomatis Recens

4. 判断题。

(1) sinensis, e, adj. 中国的, 该形容词为二尾形容词。

(2) ruber, bra, brum, adj. 红的, 该形容词的最高级词干为：ruberissim-。

(3) recens, entis, adj. 新鲜的, 该形容词的属格格尾是 -entis。

(4) 冬虫夏草的植物学名 *Cordyceps sinensis*（BerK.）Sacc. 中 sinensis 的含义是中国的。

(5) 最高的植物的拉丁名称为 planta altissima。

（6）形容词的比较级和最高级形式的变格格尾是相同的。

5．填空题。

（1）第二类形容词的基本特征是单数属格格尾均为 ＿＿＿＿＿＿，单数主格词尾形式多样。第二类形容词词干确定方法是单数主格 ＿＿＿＿＿＿ 形式去掉 -is 得词干。

（2）芳香的药用植物是：planta ＿＿＿＿＿＿＿＿。

（3）白色的花和茎：flos et caulis＿＿＿＿＿＿＿＿＿。

（4）赤芍的药材名称是：＿＿＿＿＿＿＿＿＿＿＿＿＿＿＿＿＿。

（5）苦参的药材名称是：Sophorae＿＿＿＿＿＿＿＿＿＿＿＿。

6．将下列拉丁语译成汉语。

（1）Extractum Glycyrrhizae Liquidum Recens

（2）Mistura Expectorans

（3）Syrupus Simplex

（4）Flos aromaticus

（5）*Perilla frutescens*（L.）Britt.

（6）*Angelica sinensis*（Oliv.）Diels

（7）*Sophora flavescens* Ait.

（8）*Artemisia capillāris* Thunb.

第七节　第四、第五变格法名词，不变格名词及应用

一、第四变格法名词

（一）特征

1．单数属格格尾为 -us。

2．单数主格格尾为 -us 或 -u。

3．性属

（1）单数主格以 -us 结尾的名词一般为阳性，极少数例外。例如：

fructus,us,m. 果实 　　　　　　　　manus,us,f. 手

（2）单数主格以 -u 结尾的名词一般为中性。例如：

cornu,us,n. 角 　　　　　　　　pecu,us,n. 家畜，羊群

（二）词干确定方法

1．单数属格形式去掉格尾 -us 得词干。

2．第四变格法名词一般为规则名词，其单数主格形式去掉 -us 或 -u 也可以得词干。

例 1：acus,us,m.针　单数主格形式 acus 去掉 -us 加 -us 得单数属格形式 acus,再去掉格尾 -us 得词干 ac-。

例 2：genu,us,n.膝盖　单数主格 genu 去掉 -u 加 -us 得单数属格 genus,再去掉格尾 -us 得词干 gen-。

（三）第四变格法名词各格格尾（表 2-35）

表 2-35　第四变格法名词各格格尾

格	单数（sing.）		复数（plur.）	
	m.	n.	m.	n.
主格（nom.）	-us	-u	-us	-ua
属格（gen.）	-us	-us	-uum	-uum
宾格（acc.）	-um	同主格	-us	同主格
夺格（abl.）	-u	-u	-ibus	-ibus

（四）变格示例（表 2-36、表 2-37）

例 1：fructus，us，m. 果实，词干确定：fructus → fructus → fruct-

表 2-36 第四变格法名词变格示例（1）——m.

格	单数（sing.）	复数（plur.）
主格（nom.）	fructus	fruct-us
属格（gen.）	fruct-us	fruct-uum
宾格（acc.）	fruct-um	fruct-us
夺格（abl.）	fruct-u	fruct-ibus

例 2：cornu，us，n. 角，词干确定：cornu → cornus → corn-

表 2-37 第四变格法名词变格示例（2）——n.

格	单数（sing.）	复数（plur.）
主格（nom.）	cornu	corn-ua
属格（gen.）	corn-us	corn-uum
宾格（acc.）	corn-u	corn-ua
夺格（abl.）	corn-u	corn-ibus

（五）应用示例

1. 主格

Cervi **Cornu**　鹿角　　　　　　Aurantǐi **Fructus**　枳壳

2. 属格

Extrāctum Mori **Fructus** Liquǐdum　桑椹流浸膏

Recǐpe Cervi **Cornus** 50g.　取鹿角 50g。

3. 宾格

ad **usum** extērnum　外用　　　　Recǐpe Cervi **Cornu**　取鹿角

4. 夺格

pro **usu** externo　外用　　　　　pro **haustu**　顿服（用）

（六）常见词汇

1. abscēssus，us，m.　脓肿
2. collāpsus，us，m.　虚脱
3. cornu，us，n.　兽角
4. dactus，us，m.　管，导管
5. fructus，us，m.　果实
6. genu，us，n.　膝盖
7. gradus，us，m.　等级
8. haustus，us，m.　顿服剂
9. manus，us，f.　手，上肢
10. pulsus，us，m.　脉搏
11. Quercus，us，f.　栎属
12. spirǐtus，us，m.　酒精，醑剂
13. tribus，us，f.　族
14. usus，us，m.　用途

二、第五变格法名词

（一）特征

1. 单数属格格尾为 -ei。

2. 单数主格格尾为 -es。

3. 性属。第五变格法名词均为阴性,但有个别词例外,即 dies f. m.(天,白日),以及由其构成的合成词为阳性,但当其表达日期、期限时为阴性。例如:

meridies, ei, m.	中午	res, ei, f.	东西
dies, ei, f.	日期,期限	dies, ei, m.	天,白日

(二) 词干确定方法

1. 单数属格去掉格尾 -ei 得词干。

2. 第五变格法名词均为规则名词,也可用单数主格去掉 -es 得词干。例如:

species, ei, f. 种,茶剂,单数主格 species 去掉 -es 加 -ei 得单数属格 speciei,再去掉格尾 -ei 得词干 speci-。

(三) 第五变格法名词各格格尾(表 2-38)

表 2-38　第五变格法名词各格格尾

格	单数(sing.)	复数(plur.)
主格(nom.)	-es	-es
属格(gen.)	-ei	-erum
宾格(acc.)	-em	-es
夺格(abl.)	-e	-ebus

(四) 变格示例(表 2-39)

例:rabies, ei, f. 狂犬病,词干确定:rabies → rabiei → rabi-

表 2-39　第五变格法名词变格示例

格	单数(sing.)	复数(plur.)
主格(nom.)	rabies	rabi-es
属格(gen.)	rabi-ei	rabi-erum
宾格(acc.)	rabi-em	rabi-es
夺格(abl.)	rabi-e	rabi-ebus

(五) 应用示例

1. 主格

Species Ginkgo Folii	银杏叶茶剂
species nova	新种

2. 属格

Vaccinum **Rabiei**	狂犬病疫苗
Unguentum **Scabiei**	疥疮软膏

3. 宾格

ante **meridiem**	上午
post **meridiem**	下午

4. 夺格

ter in **die**	一日三次

(六) 常见词汇

1. carǐes, ei, f.	龋齿	3. glacǐes, ei, f.	冰
2. dies, ei, m. f.	天,日期	4. meridǐes, ei, m.	中午

5. rabĭes, ei, f.　　　　　狂犬病
6. scabĭes, ei, f.　　　　　疥疮
7. res, ei, f.　　　　　事物, 东西

8. specĭes, ei, f.　　　　　种, 茶剂
9. subspecĭes, ei, f.　　　　　亚种

三、不变格名词

（一）特征

1. 大多为外来词（希腊词除外）。

2. 无数、格的变化。

3. 均作中性词（n.），少数词作木本植物属名或种加词使用时按阴性（f.）对待。

4. 不变格名词虽没有书写形式变化，但仍有性属、数和格的语法意义，在与形容词连用时可通过形容词的数和格体现出来。

（二）词典记载形式

①名词单数主格；②不变格名词（indeclinabile）的缩写 indecl.（可省略）；③性属；④译文。例如：

gummi, indecl. n.　　　　　胶
Cacao, indecl. n.（f.）　　　　　可可豆

（三）应用示例

1. 主格

Gummi Arabicum　　　　　阿拉伯胶
Panax ginseng C. A. Mey.　　　　　人参（植物学名）

2. 属格

Ginseng Radix et Rhizoma　　　　　人参（中药材名）
Ginkgo Semen　　　　　白果
Recipe **Gummi** Arabici 10 g.　　　　　取阿拉伯胶 10g。

3. 宾格

Recipe **Gummi** Arabicum.　　　　　取阿拉伯胶。

4. 夺格

Syrupus Schisandrae cum **Ginseng**　　　　　含人参的五味子糖浆

（四）常见词汇

1. agar, indecl. n.　　琼脂
2. alkăli, indecl. n.　　碱
3. Cacao, indecl. n.（f.）　　可可（豆）
4. Catĕchu, indecl. n.（f.）　　儿茶
5. Chuanxiong, indecl. n.　　川芎
6. Fangchi, indecl. n.　　防己
7. Genkwa, indecl. n.　　芫花
8. Ginkgo, indecl. n.（f.）　　银杏属, 银杏
9. Ginseng, indecl. n.　　人参
10. gummi, indecl. n.　　树胶
11. Longan, indecl. n.（f.）　　龙眼

12. Moutan, indecl. n.　　牡丹
13. Mume, indecl. n.（f.）　　乌梅
14. Notogīnseng, indecl. n.　　三七
15. spermacēti, indecl. n.　　鲸蜡
16. Tangshen, indecl. n.　　党参
17. tolu, indecl. n.　　吐鲁香胶
18. Tsao-ko, indecl. n.　　草果
19. Yanhusǔo, indecl. n.　　延胡索
20. Sappan, indecl. n.（f.）　　苏木
21. Wenyūjin, indecl. n.　　温郁金
22. Lablab, indecl. n.　　扁豆

笔记栏

复习思考题

1. 熟记第四、第五变格法名词特征和变格格尾,并将下列名词变格。

(1) oviductus, us, m. 输卵管

(2) genu, us, n. 膝盖

2. 朗读并熟悉以下中药材名和植物学名。

(1) 鸦胆子 Bruceae Fructus［鸦胆子 *Brucea javanica*（L.）Merr.］

(2) 楮实子 Broussonetiae Fructus［构树 *Broussonetia papyrifera*（L.）Vent.］

(3) 紫苏子 Perillae Fructus［紫苏 *Perilla frutescens*（L.）Britt.］

(4) 牛蒡子 Arctii Fructus［牛蒡 *Arctium lappa* L.］

(5) 使君子 Quisqualis Fructus［使君子 *Quisqualis indica* L.］

(6) 蔓荆子 Viticis Fructus［蔓荆 *Vitex trifolia* L.、单叶蔓荆 *Vitex triflolia* L. var. *simplicifolia* Cham.］

(7) 川楝子 Toosendan Fructus［川楝 *Melia toosendan* Sieb. et Zucc.］

(8) 红豆蔻 Galangae Fructus［大高良姜 *Alpinia galanga* Willd.］

(9) 巴豆 Crotonnis Fructus［巴豆 *Croton tiglium* L.］

(10) 荔枝核 Litchi Semen［荔枝 *Litchi chinensis* Sonn.］

(11) 白果 Ginkgo Semen［银杏 *Ginkgo biloba* L.］

(12) 白扁豆 Lablab Semen Album［扁豆 *Dolichos lablab* L.］

(13) 鹿角 Cervi Cornu［马鹿 *Cervus elaphus* Linnaeus. 或梅花鹿 *Cervus Nippon* Temminck］

(14) 连翘 Forsythiae Fructus［连翘 *Forsythia suspense*（Thunb.）Vahl］

(15) 诃子 Chebulae Fructus［诃子 *Terminalia chebula* Retz.］

(16) 补骨脂 Psoraleae Fructus［补骨脂 *Psoralea corylifolia* L.］

(17) 栀子 Gardeniae Fructus［栀子 *Gardenia jasminoides* Ellis］

(18) 槐角 Sophorae Fructus［槐 *Sophora japonica* L.］

(19) 苍耳子 Xanthii Fructus［苍耳 *Xanthium sibiricum* Patr.］

(20) 瓜蒌 Trichosanthis Fructus［栝楼 *Trichosanthes kirilowii* Maxim. 或双边栝楼 *Trichosanthes rosthornii* Harms］

3. 单选题。

(1) cornu 的单数属格形式是

  A. cornuum   B. cornua   C. cornus   D. cornibus   E. cornu

(2) 中药材枸杞子的拉丁名是

  A. Lycii Fructus   B. Lycium Fructus   C. Lycii Semen

  D. Lycium Fructum   E. Lycium Semen

(3) dies 的单数夺格形式是

  A. diea   B. diem   C. die   D. diebus   E. dies

(4) 中药材栀子的拉丁名是

  A. Litchi Semen   B. Gardeniae Fructus   C. Gardenia Fructus

  D. Lycium Fructum   E. Gardeniam Fructus

(5) 中药材白果的拉丁名是

  A. Ginkgo Semen   B. Ginkgois Semen   C. Ginkgoes Semen

  D. Ginkgo Fructum   E. Ginkgo Fructus

4. 判断下列药材名是否正确,如有错误请改正。

(1) 紫苏子 Perilla Fructus

(2) 苍耳子 Xanthium Fructus

(3) 鹿角 Cervus Cornu

(4) 银杏叶 Ginkgo Flos

(5) 牡丹皮 Moutan Cortex

5. 将下列拉丁语译成汉语。

(1) Crotonis Fructus

(2) Galangae Fructus

(3) Quisqualis Fructus

(4) Toosendan Fructus

(5) Lablab Semen Album

(6) Arctii Fructus

(7) Bruceae Fructus

(8) Mume Fructus

(9) Viticis Fructus

(10) Litchi Semen

(11) Ginseng Radix et Rhizoma

(12) Notoginseng Radix et Rhizoma

(13) Tsaoko Fructus

(14) Chuanxiong Rhizoma

6. 将下列中药材名译成拉丁语。

(1) 苍耳子

(2) 补骨脂

(3) 鹿角

(4) 连翘

(5) 槐角

(6) 枳壳

(7) 瓜蒌

(8) 栀子

第八节　希　腊　名　词

　　希腊语是希腊人的民族语言,和拉丁语同属印欧语系,也是印欧语系中最早出现文字记录的语言之一。希腊语历史上曾是地中海东部、中东以及波斯、印度等中亚地区的共同语言,对上述广大地区的语言及西方文化产生过巨大影响。几乎所有欧洲语言中,都有大量的希腊语借词和借助希腊词素创造而后广为通用的国际词。在历史上,希腊文化曾对罗马的科学、文学和艺术产生过巨大的影响,在这个过程中,拉丁语吸收了大量的希腊词汇。在医药学、植物学等领域的名词术语中,均有许多来源于希腊语的名词。

　　在医药拉丁语中,虽然许多希腊语来源的名词的书写形式都已拉丁化了,并按照拉丁语词尾变格,但有少数保留原来词尾的名词仍沿用希腊名词的变格词尾,这部分拉丁语词汇传统上被称为希腊名词。

　　常用的医药学希腊名词分别属于三种变格法类型,分类依据是单数属格格尾分别为 -es、-i 和 -is,词干确定方法分别为单数属格形式去掉 -es、-i、-is 等词尾,记载形式、主属格衔接方法与拉丁语名词基本相同,变格也是用词干加格尾的方式进行。

一、第一变格法希腊名词

1. 特征

(1) 单数属格格尾为 -es。

(2) 单数主格格尾为 -e。

(3) 一般为阴性名词。

2. 第一变格法希腊名词各格格尾(表 2-40)

表2-40 第一变格法希腊名词各格格尾

格	单数（sing.）	复数（plur.）
主格（nom.）	-e	-ae
属格（gen.）	-es	-arum
宾格（acc.）	-en	-as
夺格（abl.）	-e	-is

3. 变格示例（表2-41）

例：aloë,es,f. 芦荟，词干确定：aloë → aloës → alo-

表2-41 第一变格法希腊名词变格示例

格	单数（sing.）	复数（plur.）
主格（nom.）	aloë	alo-ae
属格（gen.）	alo-ës	alo-arum
宾格（acc.）	alo-ën	alo-as
夺格（abl.）	alo-ë	alo-is

4. 常见词汇

（1）Agastāche,es,f.　　霍香属
（2）Aloë,es,f.　　芦荟属
（3）Anemōne,es,f.　　银莲花属
（4）benzoë,es,f.　　安息香
（5）botanĭce,es,f.　　植物学
（6）Cistānche,es,f.　　肉苁蓉属
（7）etiotrōpe,es,f.　　驱虫剂
（8）Euryāle,es,f.　　芡实属，芡

二、第二变格法希腊名词

1. 特征

（1）单数属格格尾为 -i。
（2）单数主格格尾为 -os 或 -on。
（3）单数主格以 -os 结尾的名词大多数为阳性，以 -on 结尾的名词为中性。

2. 第二变格法希腊名词各格格尾（表2-42）

表2-42 第二变格法希腊名词各格格尾

格	单数（sing.）		复数（plur.）	
	m.	n.	m.	n.
主格（nom.）	-os	-on	-i	-a
属格（gen.）	-i	-i	-orum	-orum
宾格（acc.）	-on	同主格	-os	同主格
夺格（abl.）	-o	-o	-is	-is

3. 变格示例（表2-43、表2-44）

例1：Strychnos,i,m. 马钱子属，词干确定：strychnos → strychni → strychn-
例2：Platycōdon,i,n. 桔梗属，词干确定：platycodon → platycodi → platycod-

表2-43　第二变格法希腊名词变格示例（1）

格	单数（sing.）	复数（plur.）
主格（nom.）	strychnos	strychn-i
属格（gen.）	strychn-i	strychn-orum
宾格（acc.）	strychn-on	strychn-os
夺格（abl.）	strychn-o	strychn-is

表2-44　第二变格法希腊名词变格示例（2）

格	单数（sing.）	复数（plur.）
主格（nom.）	platycodon	platycod-a
属格（gen.）	platycod-i	platycod-orum
宾格（acc.）	platycodon	platycoda
夺格（abl.）	platycod-o	platycod-is

4. 常见词汇

(1) carpos, i, m.　　　果实
(2) chondros, i, m.　　软骨
(3) pharmǎcon, i, n.　药物
(4) Phellodēndron, i, n.　黄柏属
(5) Platycōdon, i, n.　桔梗属
(6) Pogostēmon, i, n.　广藿香属
(7) skelĕton, i, n.　骨骼
(8) Strychnos, i, m.　马钱子属

三、第三变格法希腊名词

1. 特征

(1) 单数属格格尾为 -is。
(2) 单数主格格尾为 -(s)is 或 -(m)a。
(3) 单数主格以 -(s)is 结尾的名词为阴性，以 -(m)a 结尾的名词为中性。

2. 第三变格法希腊名词各格格尾（表2-45）

表2-45　第三变格法希腊名词各格格尾

格	单数（sing.）		复数（plur.）	
	f.	n.	f.	n.
主格（nom.）	-(s)is	-(m)a	-es	-a
属格（gen.）	-is	-is	-ium	-um
宾格（acc.）	-im	同主格	-es	同主格
夺格（abl.）	-i	-e	-ibus	-is（-ibus）

注：中性词复数夺格词尾可以用 -is，也可以用 -ibus。

3. 变格示例（表2-46、表2-47）

例1：pertussis, is, f. 百日咳，词干确定：pertussis → pertussis → pertuss-

例2：rhizōma, ǎtis, n. 根茎，词干确定：rhizoma → rhizomatis → rhizomat-

笔记栏

表 2-46　第三变格法希腊名词变格示例(1) ——f.

格	单数(sing.)	复数(plur.)
主格(nom.)	pertussis	pertuss-es
属格(gen.)	pertuss-is	pertuss-ium
宾格(acc.)	pertuss-im	pertuss-es
夺格(abl.)	pertuss-i	pertuss-ibus

表 2-47　第三变格法希腊名词变格示例(2)

格	单数(sing.)	复数(plur.)
主格(nom.)	rhizoma	rhizomat-a
属格(gen.)	rhizomat-is	rhizomat-um
宾格(acc.)	rhizoma	Rhizomat-a
夺格(abl.)	rhizomat-e	rhizomat-is 或 rhizomat-ibus

4. 常见词汇

(1) adenōma, atis, n.　　　腺瘤
(2) Alīsma, atis, n.　　　泽泻属
(3) analўsis, is, f.　　　分析
(4) Arisāēma, atis, n.　　天南星属
(5) basis, is, f.　　　基部
(6) dosis, is, f.　　　剂量
(7) eczēma, atis, n.　　湿疹
(8) nema, atis, n.　　灌肠剂
(9) gargarīsma, atis, n.　含漱剂
(10) gramma, atis, n.　　克
(11) stigma, atis, n.　　柱头

(12) milligrāmma, atis, n.　毫克
(13) myōma, atis, n.　　肌瘤
(14) necrōsis, is, f.　　坏死
(15) narcōsis, is, f.　　麻醉
(16) paralўsis, is, f.　　瘫痪
(17) pertūssis, is, f.　　百日咳
(18) rhizōma, atis, n.　　根茎
(19) tuberculōsis, is, f.　结核病
(20) systēma, atis, n.　　系统
(21) Gynostēmma, atis, n.　绞股蓝属

复习思考题

1. 朗读并熟悉以下中药材名和植物学名。

(1) 丁公藤 Erycibes Caulis〔丁公藤 *Erycibe obtusifolia* Benth.〕

(2) 干漆 Toxicodendri Resina〔漆树 *Toxicodendron verniciflum* (Stokes) F. A. Barkl.〕

(3) 肉苁蓉 Cistanches Herba〔肉苁蓉 *Cistanche deserticola* Y. C. Ma 或管花肉苁蓉 *Cistanche tubulosa* (Schenk) Wight〕

(4) 山麦冬 Liriopes Radix〔湖北麦冬 *Liriope spicata* (Thunb.) Lour. var. *prolifera* Y. T. Ma 或短葶山麦冬 *Liriope muscari* (Decne.) Baily〕

(5) 马钱子 Strychni Semen〔马钱 *Strychnos nux-vomica* L.〕

(6) 芡实 Euryales Semen〔芡 *Euryale ferox* Salisb.〕

2. 单选题。

(1) 中药材天南星的拉丁名是

　　A. Euryales Rhizoma　　　　　B. Arisaema Radix　　　　　C. Arisaema Rhizoma

D. Arisaematis Rhizoma　　　　E. Arisaematum Rhizoma

（2）中药材马钱子的拉丁名是

A. Lycii Fructus　　　　B. Strychni Semen　　　　C. Strychni Fructus

D. Strychnos Semen　　　　E. Strychnon Semen

（3）stigma，atis，n. 柱头的单数宾格是

A. stigma　　　　B. stigmatum　　　　C. stigmatis

D. stigmatibus　　　　E. stigmate

（4）中药材肉苁蓉的拉丁名是

A. Cistanche Herba　　　　B. Cistanchen Herba　　　　C. Cistanches Herba

D. Cistanchas Herba　　　　E. Cistanchae Herba

（5）中药材山麦冬的拉丁名是

A. Liriope Radix　　　　B. Liriopes Ramulus　　　　C. Liriopes Rhizoma

D. Liriopes Herba　　　　E. Liriopes Radix

3. 判断下列名词属于哪一种变格法名词。

（1）Paeonia，ae，f.

（2）Morus，i，f.

（3）Aconitum，i，n.

（4）cancer，cri，m.

（5）semen，inis，n

（6）rhizoma，atis，n.

（7）fructus，us，m.

（8）species，ei，f.

（9）moutan，indecl. n.

（10）Platycodon，i，n.

4. 将下列中药材的拉丁名译成汉语。

（1）Toxicodendri Resina

（2）Arisaematis Rhizoma Preparatum

（3）Erycibes Caulis

（4）Platycodonis Radix

（5）Croci Stigma

（6）Phellodendri Chinensis Cortex

第九节　其 他 词 类

医药拉丁语中,常用名词、形容词,此外,还有动词、副词、前置词、连接词等,本节做一简要介绍。

动词（verbum,缩写为 v.）是表示人的行为和事物状态的变化词类,在句中作谓语。动词形式多样,变化复杂,是最为烦琐的一类变化词类,其变化过程称为变位。动词在医药拉丁语中应用较少,使用形式有限,最常见的是在处方中使用的命令式,描述时也会使用接续式。

一、动词

（一）动词的特征

动词应用时表现多方面的特征,根据是否受不同人称的影响分为限定形式和非限定形式两大类。

动词限定形式就是按人称变位的形式,有以下语法特征和形式:

1. 人称（persona）　有第一人称、第二人称和第三人称 3 种变化。

2. 数（numerus）　有单数和复数 2 种变化。

3. 语态（genus）　有主动态和被动态 2 种变化。

4. 式（modus） 有叙述式、接续式、命令式和不定式 4 种变化。

5. 时态（tempus） 有现在时、过去时、将来时、完成时、过去完成时和将来完成时 6 种变化。

动词非限定形式又称非人称形式，主要有：

6. 不定式（infinitivus） 主动态和被动态各有现在时、过去时和将来时，共 6 种形式。

7. 分词（participium） 主动态有现在时和将来时，被动态有过去时和将来时，共 4 种形式。不及物动词无分词形式。

8. 动名词（gerundium） 是由动词派生出来的名词形式。

9. 动形词（gerundivum） 是由动词派生出来的形容词形式。

10. 目的分词（supinum） 是由动词派生出来的另一种名词形式。

（二）动词的记载

动词在词典中的记载通常有 6 项内容：①第一人称单数主动态叙述式现在时形式；②第一人称单数主动态叙述式过去时词尾；③目的分词词尾；④主动态现在时不定式词尾；⑤动词缩写符号（v.）；⑥译文。例如：

amō, āvi, ātum, āre, v.　　爱

dīco, dīxi, dictum, ĕre, v.　　说

医药拉丁语中根据需要一般只记载①④⑤⑥四项内容。例如：

addo, ĕre, v.　加，添加

facĭo, ĕre, v.　制作

（三）动词的分类

动词依据主动态现在时不定式（简称不定式，下同）词尾，可分为 4 种（变位法）类型，每一个动词只能属于某一种变位法类型，词尾对应如下（表 2-48）：

表 2-48　动词变位法类型

变位法	不定式词尾	例词
第一变位法动词	are	signo, are, v. 标记 do, are, v. 给予
第二变位法动词	ēre	misceo, ēre, v. 混合 valeo, ēre, v. 健康
第三变位法动词	ĕre	somo, ĕre, v. 服用 recipio, ĕre, v. 取
第四变位法动词	ire	deglutio, ire, v. 吞服，吞咽 bullio, ire, v. 沸腾

（四）动词的变位

绝大多数情况下，动词的变位方法为：词干 + 时态后缀 + 人称词尾。其中时态后缀是某一特定时态的语法标志；词干有三种形式，分别在不同状态变位时使用：

1. 现在时词干 第一、二、四变位法动词去掉不定式（记载第④部分）中的 -re 即得；第三变位法动词去掉不定式中的 -ĕre 即得。用于构成现在时、过去时和将来时等形式。

2. 完成时词干 去掉主动态叙述式过去时（记载第②部分）中的 -ĭ 即得。用于构成主动态的完成时、过去完成时和将来完成时等形式。

3. 分词词干 去掉目的分词（记载第③部分）中的 -um 即得。用于构成被动态完成时

分词和目的分词等形式。

（五）动词命令式

1. 动词命令式的定义及应用　动词命令式用于命令或请求对方实现某种行为或状态。无论哪一种变位法动词,均为去掉不定式中的 -re,得第二人称单数主动态命令式现在时形式。医药拉丁语中,通常在医疗和制剂处方中使用动词的这种形式("请你"),表示医师请求或要求药剂师完成某些动作。例如:

Recipe. 请你取。

Signa. 请你标记。

Da Tincturam Belladonnae. 请给予颠茄酊剂。

Recipe Tincturae Belladonnae 1(unum)millilitrum. 请取颠茄酊剂 1ml。

在拉丁语中,计量名词(如:millilitrum 毫升,gramma 克)与物质名词连用时,按规则物质名词须用属格形式说明计量名词,放在动词和计量名词之间。此句中,Tincturae 为属格形式,说明 millilitrum,millilitrum 为 Recipe 要求的直接客体,语法上为单数宾格形式。

2. 第二人称单数主动态命令式现在时的构成

(1)构成:去掉动词不定式中的 -re 即得(表 2-49)。

(2)动词不定式的形成:用词典格式中主动态不定式现在时的词尾(are,ere,ĕre,ire)替换主动态叙述式现在时单数第一人称的词尾"o"(对于第二变位法动词,还要去掉"o"前的元音 ĕ;第三变位法动词"o"前如有元音 i 以及第四变位法动词"o"前的元音 i 也要分别去掉)即得动词不定式形式。

表 2-49 动词第二人称单数命令式构成

变位法	词典记载	不定式	第二人称单数命令式
一	signo,are,v. 标记	signare	signa
二	misceo,ere,v. 混合	miscere	misce
三	solvo,ere,v. 溶解	solvere	solve
	recipio,ere,v. 取	recipere	recipe
四	deglutio,ire,v. 吞服	deglutire	degluti

3. 应用示例

Recipe Misturae Glycyrrhizae 100 ml. 请取甘草合剂 100 毫升。

Da Tincturam Belladonnae. 请给予颠茄酊剂。

Misce,ut fiat mistura. 混合,以便制成合剂。

Divide,ut fiant pilulae. 为了制成丸剂,请分份。

（六）动词接续式

1. 动词接续式的定义及应用　动词接续式表示请求或间接命令以及应该实现的行为,在句中作谓语,主要用于医师在处方中通过药剂人员或请药剂人员间接向用药者提出的药物应当如何处理的要求。常用的形式有:

(1)第三人称单数和第三人称复数主动态接续式现在时形式(其所表示的行为的发出者是句中的主语),表达的意思是:让(或请)某某做某事。例如:

Signet. 让他标明(吧)。

Misceat. 让他混合(吧)。

Solvat Glucosum in Aqua Destillata. 让他把葡萄糖溶解于蒸馏水中(吧)。

Aegrotus **sumat** misturam. 让患者服用合剂(吧)。(单数)

Aegroti **sumant** misturam. 让患者们服用合剂(吧)。(复数)

(2)第三人称单数和第三人称复数被动态接续式现在时形式(其表示的行为所及的客体是句中主语),表达的意思是:某人或物需(或应)被怎样处理。例如:

Mistura **sumatur**. 合剂需被服用。(单数)

Pilulae **sumantur**. 丸剂需被服用。(复数)

Glucosum **solvatur** in Aqua Destillata. 葡萄糖被溶解于蒸馏水中。

2. 第三人称单数和第三人称复数主动态接续式现在时形式的构成(表2-50)

(1)第一变位法动词,去掉词典格式中第一人称单数主动态叙述式现在时形式的人称词尾 -o,加 -et 构成第三人称单数主动态接续式现在时形式,加 -ent 构成第三人称复数形式。

(2)第二、三、四变位法动词,去掉词典格式中第一人称单数主动态叙述式现在时的人称词尾 -o,加 -at 构成第三人称单数主动态接续式现在时形式,加 -ant 构成第三人称复数形式。

表2-50 动词第三人称主动态接续式现在时构成

变位法	词典记载	去掉叙述式词尾 -o	第三人称主动态接续式现在时	
			单数	复数
一	agito,are 振摇	agit-	agit-et	agit-ent
二	misceo,ere 混合	misce-	misce-at	misce-ant
三	sumo,ĕre 采取;服用	sum-	sum-at	sum-ant
四	deglutio,ire 吞服	degluti-	degluti-at	degluti-ant

3. 第三人称单数和第三人称复数被动态接续式现在时形式的构成(表2-51)

(1)第一变位法动词,去掉词典格式中第一人称单数主动态叙述式现在时形式的人称词尾 -o,加 -etur 构成第三人称单数被动态接续式现在时形式,加 -entur 构成第三人称复数形式。

(2)第二、三、四变位法动词,去掉词典格式中第一人称单数主动态叙述式现在时的人称词尾 -o,加 -atur 构成第三人称单数被动态接续式现在时形式,加 -antur 构成第三人称复数形式。

表2-51 动词第三人称被动态接续式现在时构成

变位法	词典记载	去掉叙述式词尾 -o	第三人称被动态接续式现在时	
			单数	复数
一	agito,are 振摇	agit-	agit-etur	agit-entur
二	misceo,ere 混合	misce-	misce-atur	misce-antur
三	sumo,ere 采取;服用	sum-	sum-atur	sum-antur
四	deglutio,ire 吞服	degluti-	degluti-atur	degluti-antur

4. 动词续接式第三人称单数或复数形式应用示例

Aegrotus **sumat** misturam.	让患者吞服合剂吧。（主动态、单数）
Aegroti **sumant** misturam.	让患者们吞服合剂吧。（主动态、复数）
Solvat Glucosum in Aqua Destillata.	让他把葡萄糖溶解于蒸馏水中吧。（主动态、单数）
Mistura **sumatur.**	合剂需被服用。（被动态、单数）
Glucosum **solvatur** in Aqua Destillata.	葡萄糖被溶解于蒸馏水中。（被动态、单数）

［说明］facio, ĕre（做，制作）的第三人称单数被动态接续式现在时形式是 fiatur，第三人称复数形式是 fiantur，意为"被制成"。如被制成之物为单数名词，用 fiatur；如被制成之物为复数名词，则用 fiantur。例如：

Misce, ut fiatur mistura.　混合，以便制成合剂。（被动态、单数）

Divide, ut fiantur pilulae.　为了制成丸剂，请分份。（被动态、复数）

（七）常见动词词汇

1.	addo, ēre, v.	补加，添加	14.	infūndo, ĕre, v.	注入
2.	ago, ĕre, v.	做，驱使	15.	miscĕo, ēre, v.	混合
3.	agĭto, āre, v.	振摇	16.	moveo, divĭdo, ĕre, v.	移动
4.	bullĭo, īre, v.	煮沸	17.	praepăro, āre, v.	配制
5.	capĭo, ĕre, v.	服用，取	18.	recipĭo, ĕre, v.	取
6.	deglutĭo, īre, v.	吞服	19.	repeto, ĕre, v.	反复
7.	dilŭo, ĕre, v.	稀释	20.	sepōno, ĕre, v.	搁置
8.	divĭdo, ĕre, v.	分开	21.	servo, āre, v.	保存
9.	do, dāre, v.	给予	22.	signo, āre, v.	标记
10.	facĭo, ĕre, v.	制作	23.	solvo, ĕre, v.	溶解
11.	filtuo, āre, v.	滤过	24.	sterilĭso, āre, v.	消毒
12.	finio, īre, v.	结束	25.	sumo, ĕre, v.	服用
13.	habeo, ēre, v.	有	26.	verto, ĕre, v.	翻转

二、前置词

（一）前置词概述

前置词（praepositio，缩写为 praep.）又称介词，属于不变化词类，用来表示词与词、词与句之间的关系，不能单独构成句子成分。前置词本身没有性属、数、格的变化，常置于名词或代词前，要求其后面的名词（前置词宾语）变为指定格的形式，构成前置词短语，表示所处、时间、状态、方式、原因、目的、比较对象等，用来说明另一名词作定语，或说明动词作状语。例如：

Aqua **pro** injectiōne	注射用水
ante meridĭem sumatur	上午服用

（二）前置词的词典记载

在词典中前置词记载通常有 4 项内容：①前置词；②前置词的缩写符号 praep.（可省略）；③指定名词的格；④译文。例如：

ante, praep. acc.	在……前
cum, praep. abl.	含有，同，带有
post, praep. acc.	在……后
pro, praep. abl.	为了，代替

（三）前置词的分类

根据前置词后指定名词格的不同，分为 3 类：

1. 指定名词为宾格的前置词

（1）ad, praep. acc.	在，到，为	（7）infra, praep. acc.	在……下
（2）ante, praep. acc.	在……前（先）	（8）ob, praep. acc.	因为
（3）apud, praep. acc.	按照，放	（9）per, praep. acc.	通过，由于
（4）circa, praep. acc.	大约	（10）post, praep. acc.	在……后
（5）extra, praep. acc.	外面	（11）praeter, praep. acc.	除……外
（6）inter, praep. acc.	在……内（间）	（12）prope, praep. acc.	近

2. 指定名词为夺格的前置词

（1）a, praep. abl.	以，从，被	（6）ex, praep. abl.	从，出自
（2）ab, praep. abl.	以，从，被	（7）prae, praep. abl.	前面
（3）cum, praep. abl.	具有，和	（8）pro, praep. abl.	为了，代替
（4）de, praep. abl.	关于	（9）sine, praep. abl.	无，缺乏
（5）e, praep. abl.	从，出自		

3. 指定名词为宾格或夺格的前置词 少数前置词，其后指定名词既可以用宾格，也可以用夺格。

（1）in, praep. acc. （表示动态）在……内

in, praep. abl. （表示静态）在……内

（2）super, praep. acc. 上面

super, praep. abl. 在……上

（四）前置词的应用

前置词在医药学应用中一般放在名词前构成前置短语，修饰名词作定语或说明动词作状语。

1. 指定名词使用宾格前置词的应用示例

Folia **ad** nervos pilosa.	在叶的叶脉被有疏毛。
Caulis **ad** nodos radicantis.	茎在节处生根。
Folia **ad** basim dilatata.	叶在基部扩大。
ante meridiem	上午
inter venas	在叶脉之间

2. 指定名词使用夺格前置词的应用示例

ab auctoribus	根据作者
Fructus globosi **cum** pedunculis longis.	果实圆球形，具有长梗。
e basi **ad** apicem	从基部到顶端
pro usu interno	内服
Mustura Allii Sativi **Pro** Infantibus	小儿大蒜合剂
sine opio	不含阿片
sine typo	没有模式

3. 指定名词为宾格或夺格前置词的应用示例

in aquam	向水里（宾格、动态）
in aqua	在水里（夺格、静态）

三、副词

（一）副词概述

副词（adverbium，缩写为 adv.），属于不变化词类，可用来修饰动词、形容词以及其他副词作状语。副词大多由形容词或名词、数词、代词等转化而成，一般置于所修饰词的后面。例如：

Signa **cito** ！　　　迅速标明！

Misce **bene** ！　　　均匀混合！

（二）副词的词典记载

词典中副词记载较为简洁，有 3 项内容：①副词；②副词的缩略符号 adv.（可省略）；③译文。例如：

statim，adv.　立即　　　　　　　　cito，adv.　快，迅速地

（三）副词的分类

1. 根据副词的来源和结构分类

（1）第一、第二变格法形容词词干加后缀 -e，有时加 -o。如 longe，adv. 很远地（源于 longus，adj. 远的）；cito，adv. 迅速地（源于 citus，a，um，adj. 快的）。

（2）第三变格法形容词词干加后缀 -iter；如果词干以 -nt 结尾，则加后缀 -er。如 acriter，adv. 尖锐地（源于 acer，acris，acre，adj. 尖锐的）；sapienter，adv. 明智地（源于 sapiens，entis，adj. 明智的）。

（3）某些名词、代词和形容词的夺格作副词用，词尾为 -o。如 vulgo，adv. 一般；primo，adv. 第一。

（4）某些代词和形容词的单数中性宾格（词尾为 um）也可作副词用。如 multum，adv. 很多；paulum，adv. 少。

（5）表示空间范围的副词常以 -tus 结尾，少数词以 -tim 结尾，如 partim，adv. 部分。

2. 根据副词的意义和作用分类

（1）时间副词，如 statim，adv. 立刻。

（2）地点副词，如 hic，adv. 这里。

（3）原因副词，如 ideo，adv. 因为。

（4）行为方法及程度副词，如 bene，adv. 好。

（5）疑问副词，如 ubi，adv. 何处。

（6）计量副词，如 bis，adv. 二次；satis，adv. 足够地；quantum，adv. 若干、多少。

quantum 与 satis 均为表量副词，这两个词常和名词连用，并要求连用的名词变属格形式。如 aquae quantum 若干水；aquae quantum satis 适量水；Recipe aquae quantum satis. 请你取适量水（aquae quantum satis 以词组形式作为 Recipe 的客体）。

（四）应用示例

1. 说明动词，如 da **cito** 速给。

2. 说明形容词，如 flos **pure** albus 纯白色花。

3. 说明另一副词，如 Planta **primum** dense pilosa. 植株起初被有稠密的长柔毛。

四、连接词

（一）连接词概述

连接词（conjunctio，缩写为 conj.），属于不变化词类，是用来连接词、短语或句子，以表示

它们之间的关系的词,对被连接的词不起语法上的支配作用,但一般要求连接部分语法地位对等,在句子中可表示"和""或""但""以"等意义。例如:

folium **et** ramulus 叶和嫩枝 Morphinum **et** Atropinum 吗啡和阿托品

（二）连接词的词典记载

连接词在词典记载中有 3 项内容:①连接词;②连接词的缩略符号 conj.(可省略);③译文。例如:

et,conj. 和,与,及 seu,conj. 或,即

ut,conj. 为了,以便,用以

（三）连接词的分类

1. 根据连接词的连接作用分类

(1)并列连词:用来连接独立的词、短语或句子,连接的部分语法地位一致。如 et,ac 和,与,及;vel,-ve 或;seu,sive 即,就是,或。

(2)从属连词:主要用来连接主句或从句,如 ut 为了,以便。

2. 按照使用方法分类

(1)单独使用的连接词:大多数连接词为此类。如 et,cum,ac,atque,vel 等。

(2)成对使用的连接词:如 ac...et...,vel...vel,et...et 等。

（四）应用示例

Rhei Radix **et** Rhizoma 大黄(的根及根茎)

Flos rubri **vel** purpureo-rubri 花红色或紫红色

Alcohol **sive** Spiritus vini 乙醇即酒精

Misce **ut** fiant pilulae 混合制成丸剂

albus **ac** niger;niger **et** albus 白与黑;黑与白

Eropa media **et** australi **et** in Asia boreali. 在欧洲中部和南部及亚洲北部(成对使用)。

复习思考题

1. 熟悉处方常用动词及格式,前置词,副词和连词的分类及用法。

2. 朗诵以下常用词汇。

前置词(praep.)

(1) ad,praep.	在,到,为	(6) cum,praep.	具有,和
(2) ante,praep.	在……前(先)	(7) in,praep.	在……内
(3) a,ab,praep.	以,从,被	(8) pro,praep.	为了,代替
(4) e,ex,praep.	从,出自	(9) sine,praep.	无,缺乏
(5) contra,praep.	反对,抗,治		

副词(adv.)

(10) and,adv.	各	(14) non,adv.	不
(11) bene,adv.	好	(15) quarter,adv.	四次
(12) bis,adv.	二次	(16) statim,adv.	立刻
(13) cito,adv.	快,迅速	(17) ter,adv.	三次

连接词(conj.)

(18) et 或 -gue,conj.	和,与,同	(20) seu,sive,conj.	即,或
(19) si,conj.	若是,如果	(21) vel,conj.	或

3. 朗读并熟悉以下中药材名和植物学名。

笔记栏

（1）山慈菇 Cremastrae Pseudobulbus；Pleiones Pseudobulbus［杜鹃兰 *Cremastra appendiculata*（D. Don）Makino、独蒜兰 *Pleione bulbocodioides*（Franch.）Rolfe 或云南独蒜兰 *Pleione yunnanensis* Rolfe］

（2）小通草 Stachyuri Medulla；Helwingiae Medulla［中国旌节花 *Stachyurus chinensis* Franch. 或青荚叶 *Helwingia japonica*（Thunb.）Dietr.］

（3）老鹳草 Erodii Herba；Geranii Herba［牻牛儿苗 *Erodium stephanianum* Willd.、老鹳草 *Geranium wilfordii* Maxim.、野老鹳草 *Geranium carolinianum* L.］

（4）葶苈子 Descurainiae Semen；Lepidii Semen［播娘蒿 *Descurainia sophia*（L.）Webb. ex Prantl. 或独行菜 *Lepidium apetalum* Willd.］

（5）昆布 Laminariae Thallus；Eckloniae Thallus［海带 *Laminaria japonica* Aresch. 或昆布 *Ecklonia kurome* Okam.］

（6）菊苣 Cichorii Herba；Cichorii Radix［毛菊苣 *Cichorium glandulosum* Boiss. et Huet 或菊苣 *Cichorium intybus* L.］

（7）茜草 Rubiae Radix et Rhizoma［茜草 *Rubia cordifolia* L.］

（8）大黄 Rhei Radix et Rhizoma［掌叶大黄 *Rheum palmatum* L.、唐古特大黄 *Rheum tanguticum* Maxim. ex Balf. 或药用大黄 *Rheum officinale* Baill.］

（9）甘草 Glycyrrhizae Radix et Rhizoma［甘草 *Glycyrrhiza uralensis* Fisch.、胀果甘草 *Glycyrrhiza inflata* Bat. 或光果甘草 *Glycyrrhiza glabra* L.］

（10）芦荟 Aloë［库拉索芦荟 *Aloe barbadensis* Miller、好望角芦荟 *Aloe ferox* Miller 或其他同属近缘植物］

（11）茯苓 Poria［茯苓 *Poria cocos*（Schw.）Wolf］

（12）灵芝 Ganoderma［赤芝 *Ganoderma lucidum*（Leyss. ex Fr.）Karst. 或紫芝 *Ganoderma sinense* Zhao，Xu et Zhang］

4. 翻译下列中药材名为汉语或拉丁语。

（1）Arisaema cum Bile

（2）Pinelliae Rhizoma Praeparatum cum Zingibere et Alumine

（3）Acanthopanacis Senticosi Radix et Rhizoma seu Caulis

（4）Uncariae Ramulus cum Uncis

（5）Bambusae Caulis in Taenias

（6）Asari Radix et Rhizoma

（7）Recipe Misturae Glycyrrhizae 100 ml.

（8）大黄（药材名）

（9）茜草（药材名）

（10）炙甘草（药材名）

笔记栏

学习小结

1. 学习内容

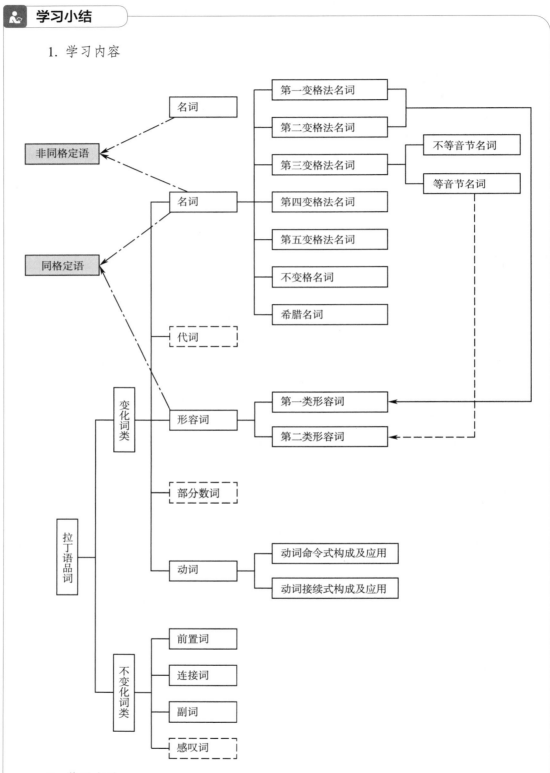

2. 学习方法

(1) 要想牢固掌握名词和形容词的变格方法及应用,首先要对比理解二者的基本特征。

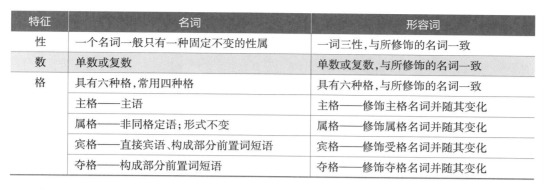

特征	名词	形容词
性	一个名词一般只有一种固定不变的性属	一词三性，与所修饰的名词一致
数	单数或复数	单数或复数，与所修饰的名词一致
格	具有六种格，常用四种格	具有六种格，与所修饰的名词一致
	主格——主语	主格——修饰主格名词并随其变化
	属格——非同格定语；形式不变	属格——修饰属格名词并随其变化
	宾格——直接宾语、构成部分前置词短语	宾格——修饰受格名词并随其变化
	夺格——构成部分前置词短语	夺格——修饰夺格名词并随其变化

（2）熟练掌握名词和形容词的变格词尾及变格方法，是学习二者语法的重中之重。注意相关词类的对称（对应）关系。

词类	第一变格法	第二变格法		第三变格法		第四变格法		第五变格法
	f.	m.	n.	m. f.	n.	m.	n.	f.
名词	单复数各格词尾							
形容词	f.	m.	n.	三尾型				
				二尾型				
				一尾型				
				m. f.	n.			
	第一类形容词			第二类形容词		——		

（3）熟悉医药学中常见名词、形容词等词汇并正确应用是学习语法的目的。

词类	常见词汇
第一变格法名词	动植物属名、药物剂型、中药材药用部位
第二变格法名词	动植物属名、药物剂型、中药材药用部位、生物碱、抗生素、化学元素（离子名词）
第三变格法名词	动植物属名、药物剂型、中药材药用部位、酸盐名、氧化物名、氢氧化物名、偏碱性有机药物盐名
第一类形容词	动植物学名种加词、酸根离子、中药材特征
第二类形容词	动植物学名种加词、化学试剂特征、中药材特征
动词	处方上项、下项、标记
前置词、连接词、副词	处方用语、中药材名、动植物学名及描述

（4）熟悉处方常用动词的主动态命令式现在时单数第二人称书写格式及意义。例如：recipe 请取；signa 标明；misce 混合；da 给予；divide 分开。

（5）熟悉不变化词类常见词汇及相关处方用语。

前置词：ante 之前；post 之后；pro 为了；contra 抗；cum 带；ad 至；等等。

连接词：et 和；vel 或；seu 或；等等。

副词：statim 立即；cito 马上；bis 二次；ter 三次；quarter 四次；等等。

（石晋丽 刘阿萍 方清影）

第三章

生物与药物命名

学习目标

本章重点掌握生物科名、学名的国际命名法,中药材拉丁名的命名法及常用药用生物科名、学名和中药材拉丁名;熟悉中药制剂的命名规则及常用中药制剂拉丁名;了解化学元素命名、化合物命名、生物制品等药品的命名等,为以后学习药用植物学、中药鉴定学和生药学等课程奠定基础。

第一节　生物的命名

一、生物命名概述

自然界生物种类繁多,分布广泛,被科学记述的约有 150 万种左右。人们在长期的社会实践中不断地对它们进行识别、命名,并将其分门别类地加以应用和研究,由此产生了生物分类等级。生物分类等级表示每一种生物的系统地位和归属,表示生物间形态结构的类似程度、亲缘关系的远近。生物界的分类等级自上而下依次是界(regnum)、门(在植物学中用diviso,动物学中用 phylum)、纲(classis)、目(ordo)、科(familia)、属(genus)、种(species)。其中比较常用的分类单位是科、属、种。将起源关联、共性较多的种归为遗传组成上相关的属,同样,再把起源关联、共性较多的属归成范围更大的科,以此类推。在各级单位之间,有时因范围过大,不能完全包括其特征或系统关系,而有必要再增设一级时,可在各级前添加前缀"亚"(sub-)以示区分,如亚界(subregnum)、亚门(subdivisio,subphylum)、亚纲(subclassis)、亚目(subordo)、亚科(subfamilia)、亚属(subgenus)等。种以下分类单位有亚种(subspecies)、变种(varietas)及变型(forma)等。生物分类等级的拉、英文对照见表 3-1。

表 3-1　生物分类等级的拉丁、英文对照

中文	拉丁文	英文
界	Regnun	Kingdom
门	Diviso(phylum)	Division
纲	Classis	Class
目	Ordo	Order
科	Familia	Family
属	Genus	Genus
种	Species	Species

生物分类的各级单位通常用拉丁词来表示,其词尾有很强的规律性。在各分类单位中,"门"的拉丁名词尾一般加 -phyta;"纲"的拉丁名词尾加 -opsida 或 -eae;"目"的拉丁名词尾加 -ales;"科"的拉丁名词尾加 -aceae 或 -idae。

生物分类的各级单位中,最基本的单位是种。种是指具有一定自然分布区和一定的生理、形态特征,并具有稳定性质的个体类群,种是生物进化和自然选择的产物。生物学家在很早以前就对创立世界通用的生物命名法问题进行探索,提出了很多命名法,但由于不太科学,没有被广泛采用。直到 1753 年,瑞典著名的植物学家林奈(Carolus Linnaeus,1707—1778)在《植物种志》这本书中正式提出科学的生物命名法——双名法,这个问题才得以解决。

在生物命名上,国际动物学会和国际植物学会等有关学会和组织明确规定了动、植物的国际统一的科学名称——学名(nomen scientificum)。学名是用拉丁语来命名的。如果采用其他文字时,则必须使其拉丁化,即用拉丁字母拼写和结尾,能够当作一个拉丁词看待。由于生物学的发展,有的也可附入其他文字的拼音形式,如:川芎的种加词就是川芎的汉语拼音 chuanxiong;川党参的种加词就是党参的汉语拼音 tangshen。将生物名以拉丁语命名的学名作为国际通用名称,每一种植物或动物都有一个严谨而简明、统一的科学名称,可避免同名异物和同物异名的混乱现象,有利于科学技术的交流。

二、生物科名的命名

(一)植物的科名

科是由相近的属聚合而成。植物科的拉丁名称是由一个形容词以复数主格形式修饰名词 plantae(植物)构成的同格定语词组,但通常省略 plantae,而将同格定语视作名词作为科名使用。大多数植物科名是由该科中的一个模式属名(人们选定的最早知道的或最具有典型特征的属)的词干加词尾 -aceae 而构成,科名一般首字母大写。例如:

麻黄科 Ephedraceae 是由该科麻黄属 Ephedra 的词干 Ephedr- 加上词尾 -aceae。

木兰科 Magnoliaceae 是由木兰属 Magnolia 的词干 Magnoli- 加上词尾 -aceae。

百合科 Liliaceae 是由百合属 Lilium 的词干 Lili- 加上词尾 -aceae。

但被子植物中有少数科名,不是以 -aceae 结尾,这些科名拉丁语在《国际植物命名法则》公布之前已有,由于长期使用而已被全世界植物学家、植物学工作者所默许,成为保留科名。按照《国际植物命名法规》的规定与规范名可以互用(表 3-2)。

表 3-2　具有习惯名称的 8 个植物科名

科名	习惯名	规范科名	模式属名	
菊科	Compositae	Asteraceae	紫菀属	Aster
十字花科	Cruciferae	Brassicaceae	芸薹属	Brassica
禾本科	Gramineae	Poaceae	早熟禾属	Poa
藤黄科	Guttiferae	Clusiaceae	克鲁希亚属	Clusia
豆科	Leguminosae	Fabaceae	蚕豆属	Faba=Vicia
唇形科	Labiatae	Lamiaceae	野芝麻属	Lamium
棕榈科	Palmae	Arecaceae	槟榔属	Areca
伞形科	Umbelliferae	Apiaceae	芹属	Apium

（二）动物的科名

动物科名的命名和植物的科名一样，也是一个作名词用的复数主格形容词，由该科内某一属（模式属）名的词干添加词尾 -idae 而构成。例如：

Bufonidae 蟾蜍科，来自蟾蜍属 Bufo。

Cervidae 鹿科，来自鹿属 Cervus。

三、生物学名的命名

（一）植物的学名

根据《国际藻类、菌物和植物命名法规》（International Code of Nomenclature for Algae, Fungi, and Plants）的规定，植物的学名采用瑞典植物学家林奈所倡用的双名法（nomenclature binominalis）。每个物种的学名都由两个拉丁单词和命名人名组成，第一个词为属名，第二个词是种加词。属名用名词单数主格置于前，首字母大写。种加词用形容词（同格定语）、名词主格（同位定语）或名词属格（非同格定语）置于属名后，首字母小写。最后附上命名者姓名缩写，首字母均大写。属名和种加词一般用斜体印刷，命名者姓名缩写一般用正体印刷。

知识链接

国际植物学大会

国际植物学大会（International Botanical Congress, IBC）是由国际植物学会和菌物学会联合会授权举办的植物科学大会，是国际植物科学界最高水平的学术会议，被誉为植物学界的"奥林匹克"，涵盖了植物科学领域所有分支学科。国际植物学大会每 6 年举办一次，全面展示植物科学领域研究成果，是植物科学研究领域多学科交流与合作的重要平台。

第 19 届国际植物学大会由中国植物学会和深圳市政府于 2017 年 7 月 23—29 日在中国深圳联合举办，共有 6 953 人参会注册，分别来自 109 个国家和地区，注册人数创历届之最。本届大会以大会决议形式发布"深圳宣言"，表达中国对植物相关的社会、经济等重大问题的关切，体现中国担当。设立"深圳国际植物科学奖"，对全球范围内遴选出的为植物科学做出重大贡献的科学家进行奖励。

知识链接

国际植物命名法规简介

《国际植物命名法规》（International Code of Botanical Nomenclature）是 1867 年 8 月在法国巴黎举行的第一次国际植物学会议中，由国际著名植物分类学家德堪多的儿子（Alphonso Louis Pierre de Candolle, A. DC）受会议的委托，负责起草的植物命名法规（Lois de la Nomenclature Botanique），经参酌英国和美国学者的意见后，决议出版上述法规，称为巴黎法规或巴黎规则。该法规共分 7 节 68 条，是最早的植物命名法规。1910 年在比利时的布鲁塞尔召开的第三次国际植物学会议，奠定了现行通用的国际植物命名法规的基础。以后在每 5 年召开的每一届国际植物学会议均加以修改补充，2012 年改为《国际藻类、菌物和植物命名法规》（International Code of Nomenclature for Algae,

Fungi, and Plants)。《国际植物命名法规》由历届国际植物学大会的命名法分会会议修订,迄今已出版了 15 个不同的版本,即维也纳规则[Vienna,1905(相关国际植物学大会的举办地点和时间,下同)],布鲁塞尔法规(Brussels,1910),剑桥法规(Cambridge,1930),斯德哥尔摩法规(Stockholm,1950),蒙特利尔法规(Montreal,1959),爱丁堡法规(Edinburgh,1964),西雅图法规(Seattle,1969),列宁格勒法规(Leningrad,1975),悉尼法规(Sydney,1981),柏林法规(Berlin,1987),东京法规(Tokyo,1993),圣路易斯法规(St.Louis,1999),维也纳法规(Vienna,2005),墨尔本法规(Melbourne,2012),深圳法规(深圳,2017)。根据国际植物命名法规的规定以最新版的法规取代以前的各版法规。

其基本格式是:

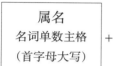

属名 名词单数主格 (首字母大写)	+	种加词 形容词或名词(主格或属格) (首字母小写)	+	命名人名 缩写词 (首字母大写)

例如:*Morus*(名词单数主格)*alba*(形容词)L.   桑

      Fritillaria(名词单数主格)*thunbergii*(名词单数属格)Miq.   浙贝母

      Allium(名词单数主格)*cepa*(名词单数主格)L.   洋葱

1. 植物属名的构成　植物属名是植物学名的主体,它表示该植物的隶属关系,"属名"用一个单数主格名词置于前,不能由两个独立的单词所组成,如需要两个单词表达时,它们必须复合为一个词或用连字符号连接起来,否则无效。属名来源广泛,形式多样,主要有:

(1)来源于其他语言

例如:Litchi　　　　　荔枝属(来源于汉语)

      Ginkgo　　　　　银杏属(来自日本名)

(2)来源于人名:以人名作为属名,则不论男女,一律采用阴性形式,以表纪念。

例如:Magnolia　　　　木兰属(纪念法国植物学家 Pierre Magnol)

(3)来源于植物形态特征

例如:Sagittaria　　　　慈菇属(指叶箭头形)

      Platycodon　　　　桔梗属(指花冠宽钟形)

(4)来自植物的性味功能

例如:Glycyrrhiza　　　　甘草属(来自希腊语 glykys + rhiza,意为"甜根",指该属植物的根具有甜味)

      Sanguisorba　　　　地榆属(来自拉丁语 sanguis 血 + sorba 吸收,意指该属某些植物具有止血的功效)

(5)来源于地名

例如:Armeniaca　　　　杏属(亚洲西部国家亚美尼亚)

      Arabis　　　　　　南芥属(指模式种的产地在阿拉伯)

(6)来源于神话中的神名和人名

例如:Atropa　　　　　颠茄属(希腊神话中三个命运女神之一 Atropos)

      Adonis　　　　　　侧金盏花属(神话人名 Adonis)

(7)来源于生境

例如:Hylomecon　　　　荷青花属(生于林中的罂粟)

Dendrobium   石斛属（来自希腊语 dendron 树木和 bion 生活）

（8）来源于其他属名经颠倒字母而构成的名称

例如：Saruma   马蹄香属（是将细辛属 Asarum 的首字母调到词末而成）

　　　Leymus   赖草属（由披碱草属 Elymus 前面两个字母颠倒而来）

（9）来源于其他属名借助于某些前缀或后缀而构成的名称

例如：Trapella   茶菱属（由 Trapa 菱属 +-ella 构成，指果具刺状附属物）

　　　Paramanglietia   拟木莲属（由 para 在旁 +Manglietia 木莲属）

2. 植物种加词的构成　种加词又称种区别词，起着标志某一植物"种"的作用。从词类别上来说，种加词可以是形容词，也可以是名词；种加词的来源较为广泛，甚至可以任意组成。

（1）种加词为形容词：必须在语法关系上与属名保持性、数、格的完全一致。

例如：*Cuscuta japonica* Choisy   大菟丝子

　　　Chloranthus japonicus Sieb.   银线草

　　　Hypericum japonicum Thunb.   地耳草

形容词作种加词的来源有：

1）来源于人名：为纪念植物学家或植物学有关人员，将其人名形容词化，作为种加词，其构成方法是，在原人名后加 -(i)ana（阴性），-(i)anus（阳性），-(i)anum（中性）。

例如：*Scutellaria rehderiana*（来自人名 Alfred Rehder）Diels   甘肃黄芩

　　　Zathoxylum bungeanum（来自人名 Alexander Von Bunge）Maxim.   花椒

2）来源于植物形态特征

例如：*Ginkgo biloba*（叶为两裂的）L.   银杏

　　　Rheum palmatum（叶为掌状的）L.   掌叶大黄

3）来源于生态特性

例如：*Glehnia littoralis*（沿海生的）F. Schm. et Miq.   珊瑚菜

　　　Achillea alpina（高山的）L.   蓍

4）来源于用途

例如：*Carthamus tinctorius*（染料用的）L.   红花

　　　Magnolia officinalis（药用的）Rehd. et Wils.   厚朴

5）来源于产地

例如：*Uncaria sinensis*（中国的）（Oliv.）Havil.   华钩藤

　　　Scrophularia ningpoensis（宁波的）Hemsl.   玄参

6）来源于俗名

例如：*Zea mays*（南美玉米俗名）L.   玉米

（2）种加词为名词：可以采用名词的主格或属格形式，在语法上不要求与属名一致，而按同位定语和非同格定语的语法要求。

1）名词属格作种加词：多数取自人名或地名，少数取自其他词义的名词（通常为复数）。

例如：*Arisaema peninsulae* Nakai   朝鲜天南星

　　　（peninsulae 为 peninsula，ae，f. 半岛的属格形式）

　　　Fritillaria thunbergii Miq.   浙贝母

　　　（thunbergii 为 Carl Peter Thunberg 的属格形式）

2）名词主格作种加词

例如：*Allium cepa* L.   洋葱

（Allium 为中性名词,cepa 为阴性名词）

Punica granatum L.　　　　　　　　　　安石榴

（Punica 为阴性名词,granatum 为中性名词）

3）连字符号连接起来的词所构成的种加词:是一种特殊的种加词,它们常常是由两个形容词构成、一个名词和一个形容词构成或由两个名词构成。

例如:*Aconitum albo-violaceum* Kom.　　　　两色乌头

　　　Pedicularis sceptrum-carolinum L.　　　黄旗马先蒿

　　　Capsella bursa-pastoris（L.）Medic.　　荠菜

3. 植物的命名人名　在种加词后是为该植物命名的人名。根据植物命名法规则,命名人名除极为简短的外,均应采用缩写形式。有关命名人的几点规则如下:

（1）命名者的姓氏,一定要用拉丁字母拼缀,该国文字使用拉丁字母的(如英、美及大部分欧洲国家等),其姓氏保留原来的拼缀法。不采用拉丁字母作为本国文字的国家(如俄罗斯、日本),其姓氏应转换为拉丁字母拼缀。

我国人名姓氏的拉丁字母拼缀,今后要按汉语拼音方案拼写。过去,一些生物名称之后所标举的我国命名者的姓氏,已按威氏、邮政式或其他外来拼缀法拼写的,并为使用者所引用的,今后仍要沿用,就不必再按汉语拼音方案更换。

（2）命名者的姓氏如果较长,可缩写。一般有下列方式:

1）词首连有两个以上辅音时,可将辅音字母保留,其余的字母省略。例如:

例如:Blume——Bl.

　　　Brown——Br.

　　　Skvertsov——Skv.

2）二音节者,一般缩写到第二个元音字母之前。

例如:Thunberg——Thunb.

　　　Hemsley——Hemsl.

3）三音节者,一般缩写到第三个元音字母之前。

例如:Maximowicz——Maxim.

　　　Hebenstreit——Hebenstr.

为了避免以同样音节开头的姓氏间引起混乱,在按照上述方法缩写姓氏的同时,还应加上该姓氏中末尾一字母。

例如:Michaux——Michx. 则可与 Micheli 相区别。

4）著名作者的习惯缩写法应当保留。

例如:Linnaeus——Linn. 或 L.

5）为避免同姓造成混乱,常将名的缩写置于姓的前面,一般只写开头的第一个字母。

例如:Robert Brown——R. Br.

　　　Nicholas Edward Brown——N. E. Br.

6）命名人如为双姓,两个姓都须缩写。

例如:Handel-Mazzetti——Hand.-Mazz.

有的命名者有两个姓名,常将两个姓氏缩写后用连字符号 "-" 相接。

例如:Buch.-Ham.（Francis Buchanan, or Lord Hamilton）

另外,有的外国植物学家在姓氏前标有教名(即受洗礼时所命之名)或表示爵位的词首。

例如:Allen Rolfe, Allen 和 Rolfe 分别代表教名和姓氏。

　　　De Candolle, De 即为表示爵位的词首。

7) 中国命名者的姓氏多为单音节词,比较简短,一般不缩写。

例如:Ching(秦仁昌教授);Hu(胡先骕教授);Hsiao(肖培根教授);Cheo(周太炎教授)

我国命名者的名一般也只写开头的第一个字母,姓氏在后,名在前。

例如:W. T. Wang(王文采教授)

8) 当某一植物的学名由两位著者共同发表,则这两位著者姓名都要引证,用拉丁语连接词 et(和)连接。

例如:厚朴 *Magnolia officinalis* Rehd. et Wils.(雷德和威尔逊)

由两个以上命名人共同完成时,则在第一命名人名后加上 et al.。

例如:龟裂链霉菌 *Streptomyces rimosus* Sobin et al.

父亲和子女均为作者时,在姓氏后加上 "f." 或 "fil."(filius,i,m. 儿子;filia,ae,f. 女儿),分别代表儿子和女儿。

例如:林奈的儿子可写成 L. f.;虎克的儿子可写为 Hook. f.;方文培的儿子方明渊可写成 Fang f.;刘慎愕的女儿刘瑛心可写为 Liou fil. 等。

紫菀 *Aster tataricus* L. f.

另外,在苏格兰姓氏之前带有 Mac、MC 则表示为某某人之子;在爱尔兰姓氏之前带有 O,则表示某某人之孙或后裔。

例如:MacCook(麦克库克)为库克的儿子

O'Connor(奥库纳)库克之孙奥库纳为库纳之孙或后裔

(3) 倘若某一植物名称由一位著者提供了具有特征描述、符合国际命名法规的各项要求,但并不是在自己的著作,而是在其他人的著作中公诸于世,在这种情况下,原命名者的姓氏应标举出来。但在引证时,最好再后附发表该名称的论文作者姓氏,两者之间插以拉丁语前置词 in(在……之中)或 apud(在……之中,缩写成 ap.)如要缩减这样的引证时,曾提供了特征描述或特征集要的那位著者是最重要的,不要省略。

例如:*Adenophora hunanenis* Nannf. in Hand.-Zucc.

某一植物名称虽为某一研究者所创建,但这位研究者本人并未合格发表它,可能这一名称只写在标本标签上,或写在手稿中,或手稿虽已发表,但没有满足合格发表的各项规定。这样的名称按理在命名法中是没有地位的,但后来的特征描记者,出于某种原因(常常是道义上的)在发表该名称时,仍把原提出该名称的作者作为该名称的命名者。在这种情况下,引证时一定要在原提出该名称的作者之后标举合格发表该名称的作者姓氏,两者之间以拉丁语前置词 ex(从,自)连接。要缩短引证,正式描记者的姓氏应予保留。

例如:*Ephedra intermedia* Schenk ex C. A. Mey. 中麻黄,该植物虽经 Schenk 提出,但 C. A. Mey. 做了合格发表。

思政元素

吴征镒植物学奖

2016 年 7 月,在中国著名植物学家、中国科学院院士吴征镒先生百年诞辰之际,全球首个植物学奖"吴征镒植物学奖"在中国云南昆明设立,该奖每两年评选一次,旨在奖励在植物学领域取得突出成就和重要创新成果的科技工作者。吴征镒院士从事植物科学研究七十余载,被誉为中国植物的"活词典",2007 年获得国家最高科学技术奖,在植物分类研究中,发现并发表了 1 300 个以上的新分类群,改变了中国植物主要由外国学者命名的历史,在国际新分类群研究领域中产生了重要的影响。

思政映射点：通过了解吴征镒院士的事迹，弘扬吴征镒院士严谨治学、无私奉献和执着追求的科学精神，引导学生思考"吴征镒植物学奖"背后的文化、历史和哲学内涵，有助于培养学生的民族自豪感和专业认同感，激发他们对中医药文化的热爱与研究兴趣，同时也培养学生为人类健康事业做出贡献的精神。

（4）新组合名：我们常常看到，一个学名有两个命名人，而且其中一个人名用括号括起来，括号外还有一个命名人名。这种情况有两种可能：

1）新组合（combinatio nova 缩写为 comb. nov.）：属下分类群，由这一属（种）转移到另一属（种）时，分类等级不变，而它原来的加词（正确的）在新的位置仍可应用，这样组成的新名称叫新组合，原来的名称叫基源异名。将原加词的命名人名写在括号内，转移的人名写在括号外。

例如：*Pulsatilla chinensis*（Bge.）Regel 白头翁。Bunge 于 1833 年将白头翁放在银莲花属（Anemone），定为：*Anemone chinensis* Bge.（1833）。后来经 Regel 研究，认为 Bunge 将白头翁放在银莲花属不合适，Regel 于 1861 年将白头翁由银莲花属转移到白头翁属（Pulsatilla），仍保留原来的种加词 chinensis，重新组合而成 *Pulsatilla chinensis*（Bge.）Regel（1861）。原来的名称 *Anemone chinensis* Bunge（1833）称基源异名。

2）改级新组合（status novous 缩写为 stat. nov.）：改变科级以下分类群的等级，仍保留原来的名称或加词的词干称为改级新组合。

例如：*Gagea lutea*（L.）Ker-Gawl. var. *nakaiana*（Kitag.）Sun 朝鲜顶冰花。Kitagawa 于 1939 年将朝鲜顶冰花定为种级，*Gagea nakaiana* Kitag.（1939）。后经研究认为，它应是欧洲顶冰花的变种，故将其降为变种级，则作改级新组合为：*Gagea lutea*（L.）Ker-Gawl. var. *nakaiana*（Kitag.）Sun（1992）。原来的 *Gagea nakaiana* Kitag.（1939）为基源异名。

4. 植物种以下的分类等级名称　种是生物分类的基本单位，种下等级在动物中只有亚种；在植物中有亚种（subspecies，缩写为 subsp. 或 ssp.）、变种（varietas，缩写为 var.）、变型（forma，缩写为 f.）。种下等级加词和种加词相同，若为形容词时，在语法上要和属名保持一致，例如：*Viola philippica* Cav. ssp. *munda* W. Beck.（紫花地丁），种加词和亚种加词的首字母小写。亚种、变种、变型植物名的基本格式如下：

（1）亚种名的基本格式

原种学名 + ssp.+ 亚种加词 + 亚种命名人名

例如：*Pyrola rotundifolia* L. ssp. *chinensis* H. Andces　　　　圆叶鹿蹄草

（2）变种名的基本格式

原种学名 +var.+ 变种加词 + 变种命名人名

例如：*Lilium brownii* F. E. Brown var. *viridulum* Backer　　　　百合

（3）变型名的基本格式

原种学名 + f.+ 变型加词 + 变型命名人名

例如：*Angelica pubescens* Maxim. f. *biserrata* Shan et Yuan　　　重齿毛当归

（二）动物的学名

动物学名的构成与植物学名相似，也采用林奈首创的双名法，即由属名 + 种加词 + 命名人名缩写构成。属名用名词单数主格置于前，首字母大写。种加词置于属名后，首字母小写。最后附上命名人姓名缩写，首字母均大写。属名和种加词一般用斜体印刷，命名人姓名缩写一般用正体印刷。

其基本格式是：

属名 名词单数主格 （首字母大写）	+	种加词 形容词或名词（主格或属格） （首字母小写）	+	命名人名 缩写词 （首字母大写）

例如：*Moschus berezovskii* Flerow　　　　　　林麝

　　　Saiga tatarica L.　　　　　　　　　　赛加羚羊

　　　Cervus nippon Temminch　　　　　　　梅花鹿

　　　Buthus martensii Karsch　　　　　　　东亚钳蝎

但动物学名的构成与植物学名也有区别：

1. 改变属名后重新组合的动物学名，只保留原命名人名，并放在括号内，而重新组合人名不写。

例如：*Syngnathoides biaculeatus*（Bloch）　　拟海龙

　　　Zaocys dhumnades（Cantor）　　　　乌梢蛇

2. 动物在种以下只有亚种一个等级，在种加词后直接加亚种加词，且省略亚种缩写符号 ssp.，即动物三名法。

例如：*Bos taurus domesticus* Gmelin　　　　　牛

　　　Rana temporaria chensinensis David　　中国林蛙

3. 在以往的文献中，动物的学名有将亚属名外加圆括号置于属名和种加词之间的，但现在动物的学名一般可不写亚属名。

例如：*Chinemys*（Geoclemys）*reevesii*（Gray）　乌龟

　　　Potamon（Potamon）*yunnanensis*　　　云南溪蟹

4. 种加词和属名拼缀相同，为重词名（tautonym），这样的名称只能用于动物和细菌名称，在植物名称中决不允许使用。

例如：*Meretrix meretrix* L.　　　　　　　　文蛤

　　　Bufo bufo gargarizans Cantor　　　　中华大蟾蜍

四、常用药用植物科名

石松科 Lycopodiāceae　　　　　　　　　石竹科 Caryophyllāceae

卷柏科 Selaginellāceae　　　　　　　　　毛茛科 Ranunculāceae

海金沙科 Lygodiāceae　　　　　　　　　芍药科 Paeoniāceae

鳞毛蕨科 Dryopteridāceae　　　　　　　小檗科 Berberidāceae

水龙骨科 Polypodiāceae　　　　　　　　防己科 Menispermāceae

银杏科 Ginkgoāceae　　　　　　　　　　木兰科 Magnoliāceae

松科 Pināceae　　　　　　　　　　　　　樟科 Laurāceae

红豆杉科 Taxāceae　　　　　　　　　　罂粟科 Papaverāceae

麻黄科 Ephedrāceae　　　　　　　　　　十字花科 Cruciferae

胡椒科 Piperāceae　　　　　　　　　　　景天科 Crassulāceae

桑科 Morāceae　　　　　　　　　　　　杜仲科 Eucommiāceae

马兜铃科 Aristolochiāceae　　　　　　　蔷薇科 Rosāceae

蓼科 Polygonāceae　　　　　　　　　　豆科 Leguminōsae

苋科 Amaranthāceae　　　　　　　　　芸香科 Rutāceae

楝科 Meliāceae

远志科 Polygalāceae

大戟科 Euphorbiāceae

卫矛科 Celastrāceae

无患子科 Sapindāceae

鼠李科 Rhamnāceae

五加科 Araliāceae

伞形科 Umbellifērae

山茱萸科 Cornāceae

紫金牛科 Myrsināceae

木犀科 Oleāceae

马钱科 Loganiāceae

龙胆科 Gentianāceae

夹竹桃科 Apocynāceae

萝藦科 Asclepiadāceae

旋花科 Convolvulāceae

紫草科 Boragināceae

唇形科 Labiātae

茄科 Solanāceae

玄参科 Scrophulariāceae

列当科 Orobanchāceae

茜草科 Rubiāceae

忍冬科 Caprifoliāceae

败酱科 Valerianāceae

葫芦科 Cucurbitāceae

桔梗科 Campanulāceae

菊科 Compōsitae

香蒲科 Typhāceae

泽泻科 Alismatāceae

禾本科 Gramīneae

棕榈科 Palmae

天南星科 Arāceae

百部科 Stemonāceae

百合科 Liliāceae

薯蓣科 Dioscoreāceae

鸢尾科 Iridāceae

姜科 Zingiberāceae

兰科 Orchidāceae

五、常用药用植、动物学名

(一) 药用植物学名（《中华人民共和国药典》2020 年版一部）

Abelmoschus manihot（L.）Medic. 　黄蜀葵

Abrus cantoniensis Hance 　广州相思子

Abutilon theophrasti Medic. 　苘麻

Acacia catechu（L. f.）Willd. 　儿茶

Acanthopanax gracilistylus W. W. Smith 　细柱五加

Acanthopanax senticosus（Rupr. et Maxim.）Harms 　刺五加

Achillea millefolium L. 　蓍

Achyranthes bidentata Bl. 　牛膝

Aconitum carmichaelii Debx. 　乌头

Aconitum kusnezoffii Reichb. 　北乌头

Acorus tatarinowii Schott 　石菖蒲

Adenophora stricta Miq. 　沙参

Adenophora tetraphylla（Thunb.）Fisch. 　轮叶沙参

Ajuga decumbens Thunb. 　筋骨草

Albizia julibrissin Durazz. 　合欢

Alisma orientale（Sam.）Juzep. 　东方泽泻

Allium sativum L. 　大蒜

Aloë barbadensis Miller 　库拉索芦荟

Alpinia katsumadai Hayata 　草豆蔻

Alpinia oxyphylla Miq. 　益智

笔记栏

Amomum compactum Soland ex Maton	爪哇白豆蔻
Amomum kravanh Pierre ex Gagnep.	白豆蔻
Amomum longiligulare T. L. Wu	海南砂
Amomum tsao-ko Crevost et Lemaire	草果
Amomum villosum Lour.	阳春砂
Amomum villosum Lour. var. *xanthioides* T. L. Wu et Senjen	绿壳砂
Andrographis paniculata（Burm. f.）Nees	穿心莲
Anemarrhena asphodeloides Bge.	知母
Angelica dahurica（Fisch. ex Hoffm.）Benth. et Hook. f.	白芷
Angelica sinensis（Oliv.）Diels	当归
Arctium lappa L.	牛蒡
Areca catechu L.	槟榔
Arisaema amurense Maxim.	东北天南星
Arisaema erubescens（Wall.）Schott	天南星
Arisaema heterophyllum BI.	异叶天南星
Aristolochia debilis Sieb. et Zucc.	马兜铃
Arnebia euchroma（Royle）Johnst.	新疆紫草
Arnebia guttata Bge.	内蒙紫草
Artemisia annua L.	黄花蒿
Artemisia argyi Lévl. et Vant.	艾
Artemisia capillaris Thunb.	茵陈蒿
Artemisia scoparia Waldst. et Kit.	滨蒿
Asarum heterotropoides Fr. Schmidt var. *mandshuricum*（Maxim.）Kitag.	北细辛
Asarum sieboldii Miq.	华细辛
Asarum sieboldii Miq. var. *seoulense* Nakai	汉城细辛
Asparagus cochinchinensis（Lour.）Merr.	天门冬
Aster tataricus L. f.	紫菀
Astragalus membranaceus（Fisch.）Bge.	膜荚黄芪
Astragalus membranaceus（Fisch.）Bge. var. *mongholicus*（Bge.）Hsiao	蒙古黄芪
Atractylodes chinensis（DC.）Koidz.	北苍术
Atractylodes lancea（Thunb.）DC.	茅苍术
Atractylodes macrocephala Koidz.	白术
Aucklandia lappa Decne.	木香
Belamcanda chinensis（L.）DC.	射干
Berberis poiretii Schneid.	细叶小檗
Berberis wilsoniae Hemsl.	金花小檗
Bletilla striata（Thunb.）Reichb. f.	白及
Boswellia carterii Birdw	乳香树
Brucea javanica（L.）Merr.	鸦胆子
Buddleja officinalis Maxim.	密蒙花
Bupleurum chinense DC.	柴胡
Bupleurum scorzonerifolium Willd.	狭叶柴胡

Caesalpinia sappan L.	苏木
Callicarpa kwangtungensis Chun	广东紫珠
Callicarpa macrophylla Vahl	大叶紫珠
Capsicum annuum L.	辣椒
Carpesium abrotanoides L.	天名精
Carthamus tinctorius L.	红花
Cassia acutifolia Delile	尖叶番泻
Cassia angustifolia Vahl	狭叶番泻
Cassia obtusifolia L.	决明
Cassia tora L.	小决明
Chaenomeles speciosa（Sweet）Nakai	贴梗海棠
Changium smyrnioides Wolff	明党参
Chelidonium majus L.	白屈菜
Chrysanthemum indicum L.	野菊
Chrysanthemum morifolium Ramat.	菊
Cibotium barometz（L.）J. Sm.	金毛狗脊
Cimicifuga dahurica（Turcz.）Maxim.	兴安升麻
Cimicifuga foetida L.	升麻
Cimicifuga heracleifolia Kom.	大三叶升麻
Cinnamomum cassia Presl	肉桂
Cistanche deserticola Y. C. Ma	肉苁蓉
Citrus aurantium L.	酸橙
Citrus medica L. var. *sarcodactylis* Swingle	佛手
Citrus reticulata Blanco	橘
Clematis armandii Franch.	小木通
Clematis chinensis Osbeck	威灵仙
Clematis hexapetala Pall.	棉团铁线莲
Clematis manshurica Rupr.	东北铁线莲
Clematis montana Buch.-Ham. ex DC.	绣球藤
Cnidium monnieri（L.）Cuss.	蛇床
Codonopsis pilosula（Franch.）Nannf.	党参
Codonopsis pilosula Nannf. var. *modesta*（Nannf.）L. T. Shen	素花党参
Codonopsis tangshen Oliv.	川党参
Coix lacryma-jobi L.	薏苡
Coix lacryma-jobi L. var. *ma-yuen*（Roman.）Stapf	薏米
Commiphora myrrha Engl.	地丁树
Conyza blinii Lévl.	苦蒿
Coptis chinensis Franch.	黄连
Coptis deltoidea C. Y. Cheng et Hsiao	三角叶黄连
Coptis teeta Wall.	云连
Cordyceps sinensis（BerK.）Sacc.	冬虫夏草菌
Cornus officinalis Sieb. et Zucc.	山茱萸

Corydalis yanhusuo W. T. Wang	延胡索
Crataegus pinnatifida Bge.	山楂
Crataegus pinnatifida Bge. var. *major* N. E. Br.	山里红
Crocus sativus L.	番红花
Croton tiglium L.	巴豆
Curcuma kwangsiensis S. G. Lee et C. F. Liang	广西莪术
Curcuma longa L.	姜黄
Curcuma phaeocaulis Val.	蓬莪术
Curcuma wenyujin Y. H. Chen et C. Ling	温郁金
Cuscuta chinensis Lam.	菟丝子
Cyathula officinalis Kuan	川牛膝
Cynanchum atratum Bge.	白薇
Cynanchum paniculatum（Bge.）Kitag.	徐长卿
Daphne genkwa Sieb. et Zucc.	芫花
Datura metel L.	白花曼陀罗
Daucus carota L.	野胡萝卜
Dendrobium nobile Lindl.	金钗石斛
Dendrobium officinale Kimura et Migo	铁皮石斛
Desmodium styracifolium（Osb.）Merr.	广金钱草
Dichroa febrifuga Lour.	常山
Dictamnus dasycarpus Turcz.	白鲜
Dimocarpus longan Lour.	龙眼
Dioscorea opposita Thunb.	薯蓣
Dioscorea panthaica Prain et Burk	黄山药
Dipsacus asper Wall. ex Henry	川续断
Dryopteris crassirhizoma Nakai	粗茎鳞毛蕨
Ecklonia kurome Okam.	昆布
Entada phaseoloides（Linn.）Merr.	榼藤子
Ephedra equisetina Bge.	木贼麻黄
Ephedra intermedia Schrenk et C. A. Mey.	中麻黄
Ephedra sinica Stapf	草麻黄
Epimedium brevicornu Maxim.	淫羊藿
Equisetum hyemale L.	木贼
Eriobotrya japonica（Thunb.）Lindl.	枇杷
Eriocaulon buergerianum Koern.	谷精草
Eucommia ulmoides Oliv.	杜仲
Eugenia caryophyllata Thunb.	丁香
Eupatorium fortunei Turcz.	佩兰
Eupatorium lindleyanum DC.	轮叶泽兰
Euphorbia fischeriana Steud.	狼毒大戟
Euphorbia hirta L.	飞扬草
Euphorbia kansui T. N. Liou ex T. P. Wang	甘遂

Euphorbia pekinensis Rupr.	大戟
Ferula sinkiangensis K. M. Shen	新疆阿魏
Foeniculum vulgare Mill.	茴香
Forsythia suspensa（Thunb.）Vahl	连翘
Fritillaria cirrhosa D. Don	川贝母
Fritillaria delavayi Franch.	梭砂贝母
Fritillaria hupehensis Hsiao et K. C. Hsia	湖北贝母
Fritillaria pallidiflora Schrenk	伊犁贝母
Fritillaria thunbergii Miq.	浙贝母
Fritillaria unibracteata Hsiao et K. C. Hsia	暗紫贝母
Ganoderma lucidum（Leyss. ex Fr.）Karst.	赤芝
Ganoderma sinense Zhao, Xu et Zhang	紫芝
Gardenia jasminoides Ellis	栀子
Gastrodia elata Bl.	天麻
Gentiana crassicaulis Duthie ex Burk.	粗茎秦艽
Gentiana dahurica Fisch.	小秦艽
Gentiana macrophylla Pall.	秦艽
Gentiana rigescens Franch.	坚龙胆
Gentiana scabra Bge.	龙胆
Gentiana straminea Maxim.	麻花秦艽
Ginkgo biloba L.	银杏
Gleditsia sinensis Lam.	皂荚
Glycine max（L.）Merr.	大豆
Glycyrrhiza glabra L.	光果甘草
Glycyrrhiza inflata Bat.	胀果甘草
Glycyrrhiza uralensis Fisch.	甘草
Gossampinus malabarica（DC.）Merr.	木棉
Hordeum vulgare L.	大麦
Houttuynia cordata Thunb.	蕺菜
Hyoscyamus niger L.	莨菪
Ilex chinensis Sims.	冬青
Ilex rotunda Thunb	铁冬青
Illicium verum Hook. f.	八角茴香
Inula japonica Thunb.	旋覆花
Isatis indigotica Fort.	菘蓝
Juglans regia L.	胡桃
Kochia scoparia（L.）Schrad.	地肤
Lagotis brevituba Maxim.	短筒兔耳草
Laminaria japonica Aresch.	海带
Leonurus japonicus Houtt.	益母草
Lepidium apetalum Willd.	独行菜
Ligusticum chuanxiong Hort.	川芎

Ligusticum sinense Oliv.	藁本
Ligustrum lucidum Ait.	女贞
Lilium brownii F. E. Brown var. *viridulum* Baker	百合
Lindera aggregata（Sims）Kosterm.	乌药
Liriope spicata（Thunb）Lour. var. *prolifera* Y. T. Ma	湖北麦冬
Lobelia chinensis Lour.	半边莲
Lonicera japonica Thunb.	忍冬
Lophatherum gracile Brongn.	淡竹叶
Lycium barbarum L.	宁夏枸杞
Lycium chinense Mill.	枸杞
Lygodium japonicum（Thunb.）Sw.	海金沙
Lysimachia christinae Hance	过路黄
Lysionotus pauciflorus Maxim.	吊石苣苔
Magnolia biondii Pamp.	望春花
Magnolia denudata Desr.	玉兰
Magnolia officinalis Rehd. et Wils.	厚朴
Magnolia officinalis Rehd. et Wils. var. *biloba* Rehd et Wils.	凹叶厚朴
Marsdenia tenacissima（Roxb.）Wight et Arn.	通关藤
Melia toosendan Sieb. et Zucc	川楝
Mentha haplocalyx Briq.	薄荷
Morinda officinalis How	巴戟天
Morus alba L.	桑
Myristica fragrans Houtt.	肉豆蔻
Nelumbo nucifera Gaertn.	莲
Notopterygium incisum Ting ex H. T. Chang	羌活
Omphalia lapidescens Schroet.	雷丸
Ophiopogon japonicus（L. f.）Ker-Gawl.	麦冬
Paeonia lactiflora Pall.	芍药
Paeonia suffruticosa Andr.	牡丹
Paeonia veitchii Lynch	川赤芍
Panax ginseng C. A. Mey.	人参
Panax notoginseng（Burk.）F. H. Chen	三七
Panax quinquefolium L.	西洋参
Perilla frutescens（L.）Britt.	紫苏
Periploca sepium Bunge	杠柳
Peucedanum decursivum（Miq.）Maxim.	紫花前胡
Peucedanum praeruptorum Dunn	白花前胡
Phellodendron amurense Rupr.	黄檗
Phellodendron chinense Schneid.	黄皮树
Phytolacca acinosa Roxb.	商陆
Picrorhiza scrophulariiflora Pennell	胡黄连
Pinellia ternata（Thunb.）Breit.	半夏

Pinus massoniana Lamb.	马尾松
Plantago asiatica L.	车前
Platycladus orientalis（L.）Franco	侧柏
Platycodon grandiflorum（Jacq.）A. DC.	桔梗
Pogostemon cablin（Blanco）Benth.	广藿香
Polygala japonica Houtt	瓜子金
Polygala tenuifolia Willd.	远志
Polygonatum cyrtonema Hua	多花黄精
Polygonatum odoratum（Mill.）Druce	玉竹
Polygonatum sibiricum Red.	黄精
Polygonum aviculare L.	萹蓄
Polygonum bistorta L.	拳参
Polygonum cuspidatum Sieb. et Zucc.	虎杖
Polygonum multiflorum Thunb.	何首乌
Polygonum perfoliatum L.	杠板归
Polyporus umbellatus（Pers.）Fries	猪苓
Poria cocos（Schw.）Wolf	茯苓
Potentilla discolor Bge.	翻白草
Prunella vulgaris L.	夏枯草
Prunus armeniaca L.	杏
Prunus armeniaca L. var. *ansu* Maxim.	山杏
Prunus japonica Thunb.	郁李
Prunus mandshurica（Maxim.）Koehne	东北杏
Prunus mume（Sieb.）Sieb. et Zucc.	梅
Prunus persica（L.）Batsch	桃
Psammosilene tunicoides W. C. Wu et C. Y. Wu	金铁锁
Psoralea corylifolia L.	补骨脂
Pulsatilla chinensis（Bge.）Regel	白头翁
Pyrrosia lingua（Thunb.）Farwell	石韦
Quisqualis indica L.	使君子
Rehmannia glutinosa Libosch.	地黄
Rheum officinale Baill.	药用大黄
Rheum palmatum L.	掌叶大黄
Rheum tanguticum Maxim. ex Balf.	唐古特大黄
Rosa laevigata Michx.	金樱子
Rubia cordifolia L.	茜草
Salvia miltiorrhiza Bge.	丹参
Sanguisorba officinalis L	地榆
Saposhnikovia divaricata（Turcz.）Schischk.	防风
Sarcandra glabra（Thunb.）Nakai	草珊瑚
Sargentodoxa cuneata（Oliv.）Rehd. et Wils.	大血藤
Schisandra chinensis（Turcz.）Baill.	五味子

笔记栏

Schisandra sphenanthera Rehd. et Wils.	华中五味子
Schizonepeta tenuifolia Briq.	荆芥
Scrophularia ningpoensis Hemsl.	玄参
Scutellaria baicalensis Georgi	黄芩
Scutellaria barbata D. Don	半枝莲
Senecio scandens Buch.-Ham.	千里光
Sinapis alba L.	白芥
Siphonostegia chinensis Benth.	阴行草
Siraitiae grosvenorii（Swingle）C. Jeffrey ex A. M. Lu et Z. Y. Zhang	罗汉果
Smilax glabra Roxb.	光叶菝葜
Solidago decurrens Lour.	一枝黄花
Sophora flavescens Ait.	苦参
Sophora japonica L.	槐
Sophora tonkinensis Gagnep.	越南槐
Stellaria dichotoma L. var. *lanceolata* Bge.	银柴胡
Stemona sessilifolia（Miq.）Miq.	直立百部
Stephania tetrandra S. Moore	粉防己
Sterculia lychnophora Hance	胖大海
Strychnos nux-vomica L.	马钱
Swertia pseudochinensis Hara	瘤毛獐牙菜
Taraxacum mongolicum Hand.-Mazz.	蒲公英
Taxillus chinensis（DC.）Danser	桑寄生
Terminalia chebula Retz.	诃子
Tetrapanax papyrifer（Hook.）K. Koch	通脱木
Thlaspi arvense L.	菥蓂
Trichosanthes kirilowii Maxim.	栝楼
Trichosanthes rosthornii Harms	双边栝楼
Turpinia arguta Seem.	山香圆
Tussilago farfara L.	款冬
Typha angustifolia L.	水烛香蒲
Typha orientalis Presl	东方香蒲
Valeriana jatamansi Jones.	蜘蛛香
Verbena officinalis L.	马鞭草
Viola yedoensis Makino	紫花地丁
Viscum coloratum（Komar.）Nakai	槲寄生
Vitex trifolia L.	蔓荆
Vladimiria souliei（Franch.）Ling	川木香
Xanthium sibiricum Patr.	苍耳
Zanthoxylum nitidum（Roxb.）DC.	两面针
Zingiber officinale Rosc.	姜
Ziziphus jujuba Mill.	枣
Ziziphus jujuba Mill. var. *spinosa*（Bunge）Hu ex H. F. Chou	酸枣

（二）药用动物学名（《中华人民共和国药典》2020 年版一部）

Agkistrodon acutus（Guenther）	五步蛇
Apis cerana Fabricius	中华蜜蜂
Bombyx mori Linnaeus	家蚕
Bos taurus domesticus Gmelin	牛
Bufo bufo gargarizans Cantor	中华大蟾蜍
Bufo melanostictus Schneider	黑眶蟾蜍
Bungarus multicinctus Blyth	银环蛇
Buthus martensii Karsch	东亚钳蝎
Cervus elaphus Linnaeus	马鹿
Cervus nippon Temminck	梅花鹿
Chinemys reevesii（Gray）	乌龟
Equus asinus L.	驴
Eupolyphaga sinensis Walker	地鳖
Gekko gecko Linnaeus	蛤蚧
Haliotis diversicolor Reeve	杂色鲍
Hippocampus kelloggi Jordan et Snyder	线纹海马
Hirudo nipponica Whitman	水蛭
Moschus berezovskii Flerov	林麝
Moschus sifanicus Przewalski	马麝
Mylabris cichorii Linnaeus	黄黑小斑蝥
Mylabris phalerata Pallas	南方大斑蝥
Ostrea gigas Thunberg	长牡蛎
Ostrea rivularis Gould	近江牡蛎
Pheretima aspergillum（E. Perrier）	参环毛蚓
Pteria martensii（Dunker）	马氏珍珠贝
Rana temporaria chensinensis David	中国林蛙
Saiga tatarica Linnaeus	赛加羚羊
Scolopendra subspinipes mutilans L. Koch	少棘巨蜈蚣
Sepia esculenta Hoyle	金乌贼
Steleophaga plancyi（Boleny）	冀地鳖
Tenodera sinensis Saussure	大刀螂
Trionyx sinensis Wiegmann	鳖
Whitmania acranulata Whitman	柳叶蚂蟥
Whitmania pigra Whitman	蚂蟥
Zaocys dhumnades（Cantor）	乌梢蛇

复习思考题

1. 单选题。

（1）蓼科的拉丁名为

    A. Solanaceae   B. Rosaceae   C. Polygonaceae

    D. Magnoliaceae   E. Polygalaceae

(2) Compositae 的中文含义是

    A. 唇形科　　　　　　　B. 菊科　　　　　　　　C. 豆科

    D. 伞形科　　　　　　　E. 十字花科

(3) 植物的科名结尾和动物的科名结尾依次是

    A. -idea,-aceae　　　　B. -idae,-aceae　　　C. -aceae,-idea

    D. -aceae,-idea　　　　E. -aceae,-aceae

(4) 石斛属的拉丁名为

    A. Atropa　　　　　　　B. Paeonia　　　　　C. Dendrobium

    D. Aristolochia　　　　E. Ephedra

(5) *Rheum palmatum* L. 应为什么,其种加词表示什么

    A. 掌叶大黄,用途　　　B. 掌叶大黄,形态特征　　C. 罂粟,用途

    D. 罂粟,形态特征　　　E. 掌叶大黄,产地

2. 填空题。

(1) 动植物学名的组成为_____ + _____ + _____,各部分语法上的要求分别是
_____、_____、_____,其各部分首字母大小写的要求分别是_____、_____、
_____,各部分印刷时字体的要求分别是_____、_____、_____。

(2) 植物种下分类等级及其缩写形式是_____、_____、_____。

3. 判断下列表述是否正确,正确的写对,错误的写错,并改正。

(1) 种加词只能用形容词,作属名的定语。

(2) 植物学名后带有 ssp.,表明该种为变种。

(3) 变型名的基本格式为:原种学名 + f. + 变型加词 + 变型命名人名。

(4) 毛茛科的科名为 Paeoniaceae。

(5) 植物当归拉丁学名为 *Angelica sinensis* (Oliv.) Diels。

(6) 植物人参拉丁学名为 *Panax notoginseng* C. A. Mey.。

4. 写出下列药用植物、动物的学名。

(1) 五味子　　　　　　　　　　　　(6) 冬虫夏草

(2) 天麻　　　　　　　　　　　　　(7) 忍冬

(3) 蛤蚧　　　　　　　　　　　　　(8) 甘草

(4) 当归　　　　　　　　　　　　　(9) 全蝎

(5) 党参　　　　　　　　　　　　　(10) 益母草

5. 简答题。

(1) 根据植物命名法,说明学名 *Asarum heterotropoides* Fr. Schmidt *var. mandshuricum* (Maxim.)
Kitag. 中画线部分的语法构成。

(2) 写出下列药用植物的中文名和对应药材的中文名。

1) *Ginkgo biloba* L.

2) *Pinellia ternata* (Thunb.) Breit.

3) *Lilium brownii* F. E. Brown var. *viridulum* Baker

4) *Coptis chinensis* Franch.

5) *Isatis indigotica* Fort.

6) *Prunus armeniaca* L.

7) *Glycyrrhiza uralensis* Fisch.

8) *Mentha haplocalyx* Briq.

笔记栏

9）*Forsythia suspensa*（Thunb.）Vahl

10）*Coix lacryma-jobi* L.

第二节 中药的命名

一、中药材拉丁名的命名法

中药是在中医药理论指导下用以防病治病的药物，包括植物药、动物药、矿物药三大类，其中植物药占绝大多数，这些药物经过简单的产地加工后，称为药材或中药材。为使中药材名称统一规范，应采用拉丁语命名。《中华人民共和国药典》（一部）在每一种中药材的中文名和汉语拼音名后，均标注拉丁名。为加强国际交流与世界大多数国家的生药命名，如为与《英国药典》及《欧洲药典》）接轨，《中华人民共和国药典》（一部）从 2010 年版起采用药用动、植物学名写在前，药用部位名写在后的命名法来命名中药材拉丁名，并对原有的中药材拉丁名进行了规范和修订。而在 2010 年以前的教材中记载中药材的拉丁语名称格式为：药用部位以名词主格形式置于前，中药材来源的动、植物名词以属格形式置于后。

（一）中药材的命名

植物类和动物类药材的拉丁名命名方法基本相同，其拉丁名称主要包括药用部位名和药用植、动物名两部分。其中药用部位名用名词单数主格形式置于后，药用动、植物名用名词单数属格形式置于前。其基本格式为：

药用动、植物名 名词单数属格	+	药用部位名 名词单数主格

有时因特殊需要，可在药用部位名后加形容词或前置词短语，表示该药材的某种特征、性质或来源。中药材拉丁名中的名词和形容词词首字母均大写，连词和前置词首字母一般小写。

例如：Ephedrae Herba　　　　　麻黄

　　　Paeoniae Radix Alba　　　白芍

　　　Cervi Cornu Pantotrichum　鹿茸

1. 药用部位名

（1）一般根据中药材的药用部位，选择适宜的拉丁名词，用名词主格放在药材来源植、动物名后面，首字母大写（常用中药材药用部位名见本节）。

（2）一种药材包含两个不同药用部位时，可将主要的或多数地区习用的药用部位列在前面，次要的药用部位列在其后，二者用"et"相连接。例如：

Rhei Radix et Rhizoma　　　　大黄

（3）同一植（动）物来源的不同药用部位，分别做不同中药使用时，应分别命名。

例如：Isatidis Folium　　　　　大青叶（菘蓝的叶）

　　　Isatidis Radix　　　　　　板蓝根（菘蓝的根）

2. 药用植、动物名　用来源药用植（动）物名称的属格形式，修饰药用部位名词，放在药用部位名之前，为非同格定语。由于药用植（动）物来源复杂，因而有多种形式。

（1）仅用动、植物的属名＋药用部位名：此法主要用于以下几种情况。

1）单种属或该属中仅有一种植、动物供药用。

例如：Ginkgo Semen　　　　　　　　　　　白果

　　　Eucommiae Cortex　　　　　　　　　杜仲

　　　Galli Gigerii Endothelium Corneum　　鸡内金

2）同属的数种植、动物的同一部位作同一种药材。

例如：Ephedrae Herba　　　　　　　　　　麻黄

　　　Coptidis Rhizoma　　　　　　　　　黄连

　　　Haliotidis Concha　　　　　　　　　石决明

3）同属中有数种药材，其中一种首先采用此种方法命名。

例如：Polygonati Rhizoma　　　　　　　　黄精

　　　Atractylodis Rhizoma　　　　　　　苍术

　　　Equi Calculus　　　　　　　　　　马宝

（2）采用动、植物的属名和种加词＋药用部位名：此法主要用于以下几种情况。

1）同属中有几个种来源，分别作不同药材使用。

例如：Angelicae Sinensis Radix　　　　　当归

　　　Angelicae Pubescentis Radix　　　　独活

　　　Angelicae Dahuricae Radix　　　　　白芷

2）同属的数种药材中，已有一种采用属名作为药材拉丁名，其余者用此法命名。

例如：Polygonati Odorati Rhizoma　　　　　玉竹

　　　Atractylodis Macrocephalae Rhizoma　白术

（3）仅用动、植物种加词＋药用部位名。此法常用于来源不易混淆的药材，多为习惯用法。

例如：Persicae Semen　　　　　　　　　桃仁

　　　Belladonnae Herba　　　　　　　　颠茄草

　　　Ginseng Radix et Rhizoma　　　　　人参

　　　Notoginseng Radix et Rhizoma　　　三七

　　　Mume Fructus　　　　　　　　　乌梅

（4）采用植物的属名和变种加词＋药用部位名。

例如：Citri Sarcodactrylis Fructus　　　　佛手

（5）动物药材的命名中常采用的属名（名词主格）与其药用部位的特征或性质（形容词主格或属格）来命名。

例如：Bungarus Parvus　　　　　　　　　金钱白花蛇

（6）采用植物属名（或植物学名）＋药用部位名＋形容词命名。用形容词来表示药材特征，将该形容词放在最后，与所修饰的药用部位名词在性、数、格上保持一致。

例如：Zingiberis Rhizoma Recens　　　　　生姜

　　　Paeoniae Radix Rubra　　　　　　　赤芍

（7）用药用部位（名词主格）和表示其药用性质或特征的形容词来命名，形容词与所修饰的名词在性、数、格上保持一致。

例如：Crinis Carbonisatus　　　　　　　血余炭

（8）中药拉丁命名中常用前置词 cum、in 等或连词 et、seu 等，以对药材的性状特征、加工方法及药用部位进行说明，前置词后面的名词需要进行相应的变格。

例如：Bambosae Caulis in Taenias（条带，复数，宾格）　　竹茹

　　　Uncariae Ramulus cum Uncis（钩，复数，夺格）　　钩藤

　　　Rhei Radix et Rhizoma　　　　　　　　　　　　大黄

（9）只用拉丁属名或种加词，不加药用部位的命名。此种方法多见于藻类、菌类、动物类药材及少数植物类药材，属习惯用法。

例如：Sargassum　　　　　　海藻

　　　Cordyceps　　　　　　冬虫夏草

　　　Poria　　　　　　　　茯苓

　　　Moschus　　　　　　　麝香

　　　Aloë　　　　　　　　芦荟

　　　Catechu　　　　　　　儿茶

（10）其他来源。中药材拉丁名的来源还有很多种，有的用俗名和药用部位组成中药拉丁名如 Moutan Cortex 牡丹皮；有的用动物本身拉丁名作为药材拉丁名，如 Mel 蜂蜜、Scorpio 全蝎等。若某种中药材的来源与国外的来源不同，不必采用国际形式，例如我国阿魏的植物来源与国外不同，其拉丁名为 Ferulae Resina，而国际上阿魏的俗名为 Asafetida。

3. 矿物类药材的命名

（1）用矿物所含主要化学成分的拉丁名或化学成分拉丁名加形容词。

例如：Natrii Sulfas　　　　　　　　　　　芒硝

　　　Natrii Sulfas Exsiccatus（干燥的）　玄明粉

（2）用矿物的固有拉丁名，有时加形容词。

例如：Alumen　　　　　　　　　　　　　白矾

　　　Calamina　　　　　　　　　　　　炉甘石

　　　Pyritum　　　　　　　　　　　　自然铜

　　　Gypsum Fiburosum（纤维性的）　　生石膏

　　　Gypsum Ustum（煅制的）　　　　　煅石膏

（二）中药饮片及其炮制品命名

中药饮片及其炮制品系指中药材经过净制、切制或炮制后的加工品，其名称应与中药材名称相对应。常在原中药材名后加形容词 Praeparatus，a，um（制备的），并用前置词 cum 说明炮制时所用辅料，特殊炮制饮片可以加其他形容词或短语修饰。

例如：

Rehmanniae Radix Praeparata　　　　　　　　　　　　　　　　熟地黄

Arisaematis Rhizoma Praeparatum　　　　　　　　　　　　　　制天南星

Arisaema cum Bile（胆汁）　　　　　　　　　　　　　　　　　胆南星

Pinelliae Rhizoma Praeparatum　　　　　　　　　　　　　　　法半夏

Pinelliae Rhizoma Praeparatum cum Alumine（明矾）　　　　　　清半夏

Pinelliae Rhizoma Praeparatum cum Zingibere（姜汁）et Alumine　姜半夏

Aconiti Radix Cocta（煮熟的）　　　　　　　　　　　　　　　制川乌

Schizonepetae Herba Carbonisata（炭化的）　　　　　　　　　　荆芥炭

二、中药制剂的命名规则

中药制剂是将各类中药材、中药饮片或中药提取物采用一定的制备工艺，制成一定剂型的药品，其名称通常是由剂型名和原料药物名共同构成。其中，剂型名用单数或复数的名词

主格置于前面,原料药物名用名词属格置于后面,如还需用形容词修饰剂型名,则置于最后,和剂型名的性、数、格一致,制剂名中的名词、形容词的词首字母均要大写。其基本格式为:

$$\boxed{\begin{array}{c}\text{剂型名}\\\text{名词主格}\end{array}} \quad + \quad \boxed{\begin{array}{c}\text{原料药物名}\\\text{名词属格}\end{array}}$$

(一) 标明原料药物的制剂名称

中药制剂的原料药物多来自于药用植物和动物类,其名称的采用与中药材拉丁名中的药用植物、动物名称基本一致。有以下类型:

1. 用动、植物的属名作原料药物名

例如:Tinctura Polygalae　　　　　　　　　远志酊

　　　Extractum Glycyrrhizae　　　　　　　甘草浸膏

　　　Mistura Gentinae et Rhei　　　　　　大黄龙胆合剂

2. 用动、植物的种加词作原料药物名

例如:Aqua Armeniacae Fortis　　　　　　　浓杏仁水

　　　Mistura Camphorae Aromatica　　　　芳香樟脑合剂

3. 用动、植物的属名和种加词作原料药物名

例如:Tabellae Salviae Miltiorrhizae Compositae　复方丹参片

　　　Oleum Ocimi Gratissimi　　　　　　　丁香罗勒油

　　　Extractum Acantopanacis Senticosi　　刺五加浸膏

4. 用中药材名作原料药物名

例如:Aqua Lonicerae Flori　　　　　　　　金银花露

　　　Injectio Isatidis Radicis　　　　　　　板蓝根注射液

5. 如有说明中药制剂状态、特征的形容词,置最后,与剂型名词的性、数、格相同

例如:Extractum Leonuri Liquidum　　　　　益母草流浸膏

　　　Extractum Scutellariae Siccum　　　　黄芩提取物

　　　Pulvis Bubali Cornus Concentratus　　水牛角浓缩粉

6. 由两种以上药物作原料药时,用连接词或前置词

例如:Injectio Glucosi et Natrii Chloridi　　葡萄糖氯化钠注射液

　　　Tabellae Glycyrrhizae Compositae cum Opio　复方甘草片(含鸦片)

(二) 不标明原料药物的制剂名称

一些制剂命名时,在剂型名称之后,不标明原料药物名称,而是用形容词、前置词短语、疾病名称的属格形式作定语,表明该制剂的功效、用途、性质、使用对象及适应证等。

例如:Lotio Adstringens　　　　　收敛洗剂(Adstringens,adj. 收敛的)

　　　Pulvis Miliariae　　　　　　痱子粉(Miliaria,ae,f. 痱子)

　　　Pulvis pro Clavo　　　　　　鸡眼散(Clavus,i,m. 鸡眼)

　　　Pulvis pro Infantibus　　　　婴儿散(Infans,antis,m. f. 婴儿)

(三) 矿物类中药制剂命名

由剂型名 + 矿物药名构成,前者用名词主格,后者用名词属格。

例如:Pulvis Talci　　　　　　滑石粉

　　　Lotio Sulfuris　　　　　硫黄洗剂

　　　Pulvis Gypsi Fibrosi　　石膏粉

（四）成方制剂和单味制剂的命名

目前我国中药制剂的拉丁命名尚无统一的法规,一般来说,对单味原料药的制剂和味数少而主药突出的一些制剂可按以上方法形成拉丁名称,而多数成方制剂由于原料药味数多,无法用原料药物学名来命名,故仅用中文名和汉语拼音名。

《中华人民共和国药典》2020 年版一部中除中药材和饮片名有拉丁名称外,植物油脂和提取物采用了英文名,中药成方制剂和单味制剂只用了中文名和汉语拼音名。

例如: 川芎茶调丸　　　　　　Chuanxiong Chatiao Wan

　　　止嗽定喘口服液　　　　Zhisou Dingchuan Koufuye

　　　牛黄千金散　　　　　　Niuhuang Qianjin San

　　　丹参片　　　　　　　　Danshen Pian

三、常用剂型拉丁名

Aqua,ae,f.	水剂	Liquor,ōris,m.	溶液
Aërosōlum,i,n.	气雾剂	Lotĭo,ōnis,f.	洗剂
Auristīlla,ae,f.	滴耳剂	Mistūra,ae,f.	合剂
Capsūla,ae,f.	胶囊剂	Mucilāgo,ĭnis,f.	胶浆剂
Collodĭum,i,n.	火棉剂	Naristīlla,ae,f.	滴鼻剂
Cremor,oris,m.	霜剂	Nebŭla,ae,f.	喷雾剂
Decōctum,i,n.	煎剂	Oleŭm,i,n.	油剂
Elixir,iris,n.	酏剂	Oculēntum,i,n.	眼膏
Emplāstrum,i,n.	硬膏剂	Pasta,ae,f.	糊剂
Extrāctum,i,n.	浸膏剂	Pilŭla,ae,f.	丸剂
Emulsĭo,onis,f.	乳剂	Pulvis,eris,m.	散剂
Enĕma,ătis,n.	灌肠剂	Pigmēntum,i,n.	涂剂
Filmum,i,n.	膜剂	Syrŭpus,i,m.	糖浆剂
Gargarīsma,atis,n.	含漱剂	Spirĭtus,i,m.	醑剂
Gutta,ae,f.	滴剂	Suppositorĭum,i,n.	栓剂
Granŭla,ae,f.	冲剂,颗粒剂	Specĭes,ei,f.	茶剂
Glycerīnum,i,n.	甘油剂	Tabēlla,ae,f.	片剂
Injectĭo,onis,f.	注射剂	Tinctūra,ae,f.	酊剂
Linimēntum,i,n.	搽剂	Unguēntum,i,n.	软膏剂

四、常用药用部位拉丁名

arīllus,i,m.	假种皮	cornu,us,n.	角
bulbus,i,m.	鳞茎	cortex,icis,m.	树皮、皮
cacūmen,inis,n.	枝梢	exocarpĭum,i,n.	外果皮
calcŭlus,i,m.	结石	flos,floris,m.	花
calyx,icis,m.	宿萼	foliŏlum,i,n.	幼叶、小叶
carāpax,acis,m.	背甲	folĭum,i,n.	叶
caulis,is,m.	茎(包括藤茎)	fructus,us,m.	果实
colla,ae,f.	鳔胶、胶剂	galla,ae,f.	虫瘿
concha,ae,f.	甲壳	herba,ae,f.	全草

lignum, i, n.	木材或心材	ramǔlus, i, m.	茎枝、嫩枝
medūlla, ae, f.	髓	receptacǔlum, i, n.	花托
nodus, i, m.	节	resīna, ae, f.	树脂
nux, nucis, f.	果核	retinērvus, i, m.	维管束
olěum, i, n.	油	rhizōma, atis, n.	根茎
os, ossis, n.	骨	semen, ǐnis, n.	种子
ovidūctus, i, m.	输卵管	spica, ae, f.	花穗
pericarpǐum, i, n.	果皮	spina, ae, f.	棘刺
periostrǎcum, i, n.	皮壳	spora, ae, f.	孢子
petiǒlus, i, m.	叶柄	squāma, ae, f.	鳞甲
plumǔla, ae, f.	胚芽	stamen, inis, n.	雄蕊
pollen, inis, f.	花粉	stigma, atis, n.	柱头
pseudobūlbus, i, m.	假鳞茎	thallus, i, m.	叶状体
radix, icis, f.	根（包括块根）		

五、常用中药材拉丁名（《中华人民共和国药典》2020 年版一部）

1. 植物类中药材

（1）根和根茎类

Achyranthis Bidentatae Radix	牛膝
Aconiti Lateralis Radix Praeparata	附子
Aconiti Kusnezoffii Radix	草乌
Aconiti Radix	川乌
Acori Tatarinowii Rhizoma	石菖蒲
Adenophorae Radix	南沙参
Alismatis Rhizoma	泽泻
Allii Sativi Bulbus	大蒜
Anemarrhenae Rhizoma	知母
Angelicae Dahuricae Radix	白芷
Angelieae Pubescentis Radix	独活
Angelicae Sinensis Radix	当归
Arisaema cum Bile	胆南星
Arisaematis Rhizoma Praeparatum	制天南星
Arisaematis Rhizoma	天南星
Asari Radix et Rhizoma	细辛
Asparagi Radix	天冬
Asteris Radix et Rhizoma	紫菀
Astragali Radix	黄芪
Atractylodis Macrocephalae Rhizoma	白术
Atractylodis Rhizoma	苍术
Aucklandiae Radix	木香
Belamcandae Rhizoma	射干
Berberidis Radix	三颗针

Bistortae Rhizoma	拳参
Bupleuri Radix	柴胡
Chuanxiong Rhizoma	川芎
Cimicifugae Rhizoma	升麻
Codonopsis Radix	党参
Coptidis Rhizoma	黄连
Corydalis Rhizoma	延胡索（元胡）
Curcumae Radix	郁金
Curcumae Rhizoma	莪术
Cyathulae Radix	川牛膝
Cynanchi Paniculati Radix et Rhizoma	徐长卿
Cynanchi Stauntonii Rhizoma et Radix	白前
Cyperi Rhizoma	香附
Dioscorea Panthaicae Rhizoma	黄山药
Dioscoreae Rhizoma	山药
Dipsaci Radix	续断
Dryopteridis Crassirhizomatis Rhizoma	绵马贯众
Ephedrae Radix et Rhizoma	麻黄根
Euphorbiae Ebracteolatae Radix	狼毒
Fritillariae Cirrhosae Bulbus	川贝母
Fritillariae Hupehensis Bulbus	湖北贝母
Fritillariae Pallidiflorae Bulbus	伊贝母
Fritillariae Thunbergii Bulbus	浙贝母
Fritillariae Ussuriensis Bulbus	平贝母
Gastrodiae Rhizoma	天麻
Gentianae Macrophyllae Radix	秦艽
Ginseng Radix et Rhizoma	人参
Glehniae Radix	北沙参
Glycyrrhizae Radix et Rhizoma	甘草
Isatidis Radix	板蓝根
Kansui Radix	甘遂
Lilii Bulbus	百合
Liriopes Radix	山麦冬
Morindae Officinalis Radix	巴戟天
Notoginseng Radix et Rhizoma	三七
Notopterygii Rhizoma et Radix	羌活
Ophiopogonis Radix	麦冬
Osmundae Rhizoma	紫萁贯众
Paeoniae Radix Alba	白芍
Paeoniae Radix Rubra	赤芍
Panacis Quinquefolii Radix	西洋参
Peucedani Decursivi Radix	紫花前胡

Phytolaccae Radix	商陆
Pinelliae Rhizoma Praeparatum cum Alumine	清半夏
Pinelliae Rhizoma Praeparatum cum Zingibere et Alumine	姜半夏
Pinelliae Rhizoma	半夏
Platycodonis Radix	桔梗
Polygalae Radix	远志
Polygonati Rhizoma	黄精
Polygoni Cuspidati Rhizoma et Radix	虎杖
Polygoni Multiflori Radix	何首乌
Pseudostellariae Radix	太子参
Puerariae Lobatae Radix	葛根
Rehmanniae Radix Praeparata	熟地黄
Rehmanniae Radix	地黄
Rhei Radix et Rhizoma	大黄
Salviae Miltiorrhizae Radix et Rhizoma	丹参
Saposhnikoviae Radix	防风
Scrophulariae Radix	玄参
Scutellariae Radix	黄芩
Smilacis Glabrae Rhizoma	土茯苓
Stemonae Radix	百部
Stephaniae Tetrandrae Radix	防己
Valerianae Jatamansi Rhizoma et Radix	蜘蛛香

（2）茎木类

Aquilariae Lignum Resinatum	沉香
Bambusae Caulis in Taenias	竹茹
Cinnamomi Ramulus	桂枝
Clematidis Armandii Caulis	川木通
Dalbergiae Odoriferae Lignum	降香
Dendrobii Caulis	石斛
Dendrobii Officinalis Caulis	铁皮石斛
Kadsurae Caulis	滇鸡血藤
Lonicerae Japonicae Caulis	忍冬藤
Marsdeniae Tenacissimae Caulis	通关藤
Persicae Ramulus	桃枝
Pini Lignum Nodi	油松节
Piperis Kadsurae Caulis	海风藤
Santali Albi Lignum	檀香
Sappan Lignum	苏木
Sargentodoxae Caulis	大血藤
Spatholobi Caulis	鸡血藤
Stauntoniae Caulis et Folium	野木瓜
Tetrapanacis Medulla	通草

Uncariae Ramulus cum Uncis 钩藤

（3）皮类

Acanthopanacis Cortex 五加皮

Albiziae Cortex 合欢皮

Cinnamomi Cortex 肉桂

Dictamni Cortex 白鲜皮

Eucommiae Cortex 杜仲

Fraxini Cortex 秦皮

Ilicis Rotundae Cortex 救必应

Lycii Cortex 地骨皮

Magnoliae Officinalis Cortex 厚朴

Mori Cortex 桑白皮

Moutan Cortex 牡丹皮

Periplocae Cortex 香加皮

Phellodendri Amurensis Cortex 关黄柏

Phellodendri Chinensis Cortex 黄柏

（4）叶类

Artemisiae Argyi Folium 艾叶

Callicarpae Caulis et Folium 广东紫珠

Callicarpae Formosanae Folium 紫珠叶

Eriobotryae Folium 枇杷叶

Ginkgo Folium 银杏叶

Ilicis Chinensis Folium 四季青

Ilicis Cornutae Folium 枸骨叶

Isatidis Folium 大青叶

Perillae Folium 紫苏叶

Platycladi Cacumen 侧柏叶

Pyrrosiae Folium 石韦

Sennae Folium 番泻叶

（5）花类

Abelmoschi Corolla 黄蜀葵花

Buddlejae Flos 密蒙花

Carthami Flos 红花

Caryophylli Flos 丁香

Chrysanthemi Flos 菊花

Chrysanthemi Indici Flos 野菊花

Croci Stigma 西红花

Daturae Flos 洋金花

Farfarae Flos 款冬花

Genkwa Flos 芫花

Gossampini Flos 木棉花

Inulae Flos 旋覆花

笔记栏

Lonicerae Japonicae Flos	金银花
Magnoliae Flos	辛夷
Pini Pollen	松花粉
Sophorae Flos	槐花
Typhae Pollen	蒲黄

（6）果实及种子类

Alpiniae Katsumadai Semen	草豆蔻
Alpiniae Oxyphyllae Fructus	益智
Amomi Fructus	砂仁
Amomi Fructus Rotundus	豆蔻
Anisi Stellati Fructus	八角茴香
Arctii Fructus	牛蒡子
Arecae Semen	槟榔
Armeniacae Semen Amarum	苦杏仁
Aurantii Fructus	枳壳
Aurantii Fructus Immaturus	枳实
Capsici Fructus	辣椒
Carotae Fructus	南鹤虱
Carpesii Fructus	鹤虱
Chaenomelis Fructus	木瓜
Chebulae Fructus Immaturus	西青果
Citri Reticulatae Pericarpium Viride	青皮
Citri Reticulatae Pericarpium	陈皮
Citri Sarcodactylis Fructus	佛手
Cnidii Fructus	蛇床子
Coicis Semen	薏苡仁
Corni Fructus	山茱萸
Crataegi Fructus	山楂
Crotonis Fructus	巴豆
Descurainiae Semen；Lepidii Semen	葶苈子
Entadae Semen	榼藤子
Foeniculi Fructus	小茴香
Forsythiae Fructus	连翘
Gardeniae Fructus	栀子
Gleditsiae sinensis Fructus	大皂角
Hordei Fructus Germinatus	麦芽
Kochiae Fructus	地肤子
Lepidii Semen	北葶苈子
Ligustri Lucidi Fructus	女贞子
Longan Arillus	龙眼肉
Lycii Fructus	枸杞子
Mume Fructus	乌梅

Myristicae Semen	肉豆蔻
Perillae Fructus	紫苏子
Persicae Semen	桃仁
Plantaginis Semen	车前子
Platycladi Semen	柏子仁
Pruni Semen	郁李仁
Psoraleae Fructus	补骨脂
Quisqualis Fructus	使君子
Rosae Laevigatae Fructus	金樱子
Schisandrae Chinensis Fructus	五味子
Schisandrae Sphenantherae Fructus	南五味子
Sojae Semen Nigrum	黑豆
Strychni Semen	马钱子
Toosendan Fructus	川楝子
Trichosanthis Fructus	瓜蒌
Trichosanthis Semen	瓜蒌子
Tsaoko Fructus	草果
Vaccariae Semen	王不留行
Ziziphi Spinosae Semen	酸枣仁

（7）全草类

Achilleae Herba	蓍草
Agrimoniae Herba	仙鹤草
Ajugae Herba	筋骨草
Andrographis Herba	穿心莲
Artemisiae Annuae Herba	青蒿
Artemisiae Scopariae Herba	茵陈
Chelidonii Herba	白屈菜
Cistanches Herba	肉苁蓉
Cynomorii Herba	锁阳
Ephedrae Herba	麻黄
Epimedii Folium	淫羊藿
Eupatorii Herba	佩兰
Euphorbiae Hirtae Herba	飞扬草
Gei Herba	蓝布正
Hedyotidis Diffusae Herba	白花蛇舌草
Houttuyniae Herba	鱼腥草
Laggerae Herba	臭灵丹草
Lagotidis Herba	洪连
Leonuri Herba	益母草
Lobeliae Chinensis Herba	半边莲
Lycopi Herba	泽兰
Lysimachiae Herba	金钱草

Lysionoti Herba	石吊兰
Menthae Haplocalycis Herba	薄荷
Moslae Herba	香薷
Plantaginis Herba	车前草
Pogostemonis Herba	广藿香
Polygalae Japonicae Herba	瓜子金
Polygoni Perfoliati Herba	杠板归
Potentillae Discoloris Herba	翻白草
Prunellae Spica	夏枯草
Rabdosiae Rubescentis Herba	冬凌草
Schizonepetae Herba	荆芥
Scutellariae Barbatae Herba	半枝莲
Senecionis Scandentis Hebra	千里光
Siphonostegiae Herba	北刘寄奴
Solidaginis Herba	一枝黄花
Swertiae Herba	当药
Taraxaci Herba	蒲公英
Taxilli Herba	桑寄生
Thlaspi Herba	菥蓂
Verbenae Herba	马鞭草
Violae Herba	紫花地丁
Visci Herba	槲寄生

（8）树脂类

Myrrha	没药
Olibanum	乳香
Draconis Sanguis	血竭

（9）其他类

Aloe	芦荟
Borneolum Syntheticum	冰片
Catechu	儿茶
Galla Chinensis	五倍子
Indigo Naturalis	青黛
l-Borneolum	艾片（左旋龙脑）
Lygodii Spora	海金沙

2. 藻、菌类中药材

Cordyceps	冬虫夏草
Laminariae Thallus；Eckloniae Thallus	昆布
Ganoderma	灵芝
Omphalia	雷丸
Polyporus	猪苓
Poria	茯苓

3. 动物类中药材

Agkistrodon	蕲蛇
Asini Corii Colla	阿胶
Bombyx Batryticatus	僵蚕
Bovis Calculus	牛黄
Bufonis Venenum	蟾酥
Bungarus Parvus	金钱白花蛇
Testudinis Carapax et Plastrum	龟甲
Cervi Cornu	鹿角
Cervi Cornu Degelatinatum	鹿角霜
Cervi Cornu Pantotrichum	鹿茸
Eupolyphaga Steleophaga	土鳖虫
Galli Gigerii Endothelium Corneum	鸡内金
Gecko	蛤蚧
Haliotidis Concha	石决明
Hirudo	水蛭
Mantidis Oötheca	桑螵蛸
Margarita	珍珠
Mel	蜂蜜
Moschus	麝香
Mylabris	斑蝥
Ostreae Concha	牡蛎
Pheretima	地龙
Ranae Oviductus	哈蟆油
Saigae Tataricae Cornu	羚羊角
Scolopendra	蜈蚣
Scorpio	全蝎
Sepiae Endoconcha	海螵蛸
Trionycis Carapax	鳖甲
Zaocys	乌梢蛇

4. 矿物类中药材

Alumen	白矾
Calamina	炉甘石
Cinnabaris	朱砂
Gypsum Fibrosum	石膏
Natrii Sulfas	芒硝
Natrii Sulfas Exsiccatus	玄明粉
Talcum	滑石

复习思考题

1. 单选题。

(1) 白芍（药材）的拉丁名为

A. Paeoniae Radix Rubra　　　　　　B. Paeoniae Radix Alba

C. Paeonia Radix Rubra　　　　　　　D. Paeonia Radix Alba

E. Paeoniae Radix Albae

(2) Cervi Cornu Pantotrichum 的药材中文名为

A. 鹿茸　　　　　　　B. 鹿角　　　　　　　C. 羚羊角

D. 鹿角霜　　　　　　E. 水牛角

(3) 苦杏仁的拉丁名为

A. Armeniaca Semen Amarum　　　　　B. Armeniacae Semen Amarum

C. Armeniacae Semen Amarae　　　　　D. Armeniacum Semen Amarum

E. Armeniacae Semen Amarus

(4) 复方龙胆酊的拉丁名为

A. Tinctura Gentiana Composita　　　　B. Tinctura Gentiana Compositus

C. Tinctura Gentianae Compositae　　　D. Tinctura Gentiana Compositae

E. Tinctura Gentianae Composita

(5) Atractylodis Macrocephalae Rhizoma 的药材中文名为

A. 苍术　　　　　　　B. 白术　　　　　　　C. 五加

D. 刺五加　　　　　　E. 玉竹

(6) 婴儿散的拉丁名为

A. Pulvis pro Clavo　　　　　　　　　B. Pulvis Miliarae

C. Pulvis pro Infantibus　　　　　　　D. Pulvis Bubali Cornus

E. Pulvis Coryzae

(7) 益母草流浸膏的拉丁名为

A. Extructum Leonurus Liquidum　　　　B. Extructum Leonuri Liquidum

C. Extructum Lonicerae Liquidum　　　　D. Extructum Lonicera Liquidum

E. Extructum Lonicerae Liquidae

(8) 刺五加片的拉丁名为

A. Tabellae Acanthopanax Senticosi　　　B. Tabellae Salvia Miltiorrhizae

C. Tabellae Acanthopanacis Senticosi　　D. Tabellae Salviae Miltiorrhizae

E. Tabellae Acanthopanacis Senticosus

(9) 叶的拉丁名为

A. Flos　　　　　　　B. Fructus　　　　　　C. Fortis

D. Folium　　　　　　E. Floris

(10) 麝香的拉丁名为

A. Poria　　　　　　　B. Moschus　　　　　　C. Cordyceps

D. Catechu　　　　　　E. Ganoderma

2. 填空题。

(1) 中药材乌梅的拉丁名为＿＿＿＿＿＿＿＿＿＿＿＿＿＿＿＿＿＿＿＿＿＿＿＿＿。

(2) 中药材阿胶的拉丁名为＿＿＿＿＿＿＿＿＿＿＿＿＿＿＿＿＿＿＿＿＿＿＿＿＿。

(3) 中药材玄明粉的拉丁名为＿＿＿＿＿＿＿＿＿＿＿＿＿＿＿＿＿＿＿＿＿＿＿＿。

(4) 中药材冬虫夏草的拉丁名为＿＿＿＿＿＿＿＿＿＿＿＿＿＿＿＿＿＿＿＿＿＿＿。

(5) 中药材党参的拉丁名为＿＿＿＿＿＿＿＿＿＿＿＿＿＿＿＿＿＿＿＿＿＿＿＿＿。

(6) 中药材三七的拉丁名为＿＿＿＿＿＿＿＿＿＿＿＿＿＿＿＿＿＿＿＿＿＿＿＿＿。

(7)中药材枳实的拉丁名为_____。

(8)中药材大黄的拉丁名为_____。

(9)中药材法半夏的拉丁名为_____。

(10)中药材钩藤的拉丁名为_____。

3. 判断下列表述是否正确,正确的写对,错误的写错,并改正。

(1)麻黄的拉丁名为 Herba Ephedrae。

(2)同属中有几个种来源,分别作不同药材使用时,药材的拉丁名为"植物属名 + 药用部位名"。

(3)杜仲的拉丁名为 Eucommiae Cortex。

(4)藻类、菌类、动物类药材及少数植物类药材通常只用拉丁属名,不加药用部位的命名。

(5)中药饮片及其炮制品的拉丁名通常在原中药材名前加形容词 Praeparatus,a,um(制备的),用前置词 cum 说明炮制时所用辅料。

(6)浓杏仁水的拉丁名为 Aqua Fortis Armeniacae。

第三节　其他药物的命名

一、酸类药物的命名

酸类药物命名由 acidum(酸)和表示酸类的形容词所组成,表示酸的名词 acidum 用单数主格置于前,表示酸的种类的形容词置于后,并按语法规则与 acidum 在性、数、格上保持一致。基本格式是:

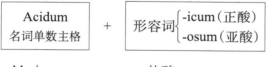

例如:Acidum Hydrochloricum　　　　　盐酸

　　　Acidum Salicylicum　　　　　　　水杨酸

　　　Acidum Boricum　　　　　　　　　硼酸

　　　Acidum Aceticum　　　　　　　　醋酸

　　　Acidum Sulfuricum　　　　　　　硫酸

　　　Acidum Sulfurosum　　　　　　　亚硫酸

说明酸的浓度、纯度及性状的形容词置于最后,与 acidum 在性、数、格上保持一致。

例如:Acidum Hydrochloricum Dilutum　　稀盐酸

　　　Acidum Aceticum Glaciale　　　　冰醋酸

二、氧化物、氢氧化物、卤化物和酸盐类药物的命名

氧化物、氢氧化物、卤化物和酸盐类药物的拉丁名称均是由表示正根的金属离子、生物碱、抗生素等和表示负根的阴性元素某化物、某酸盐等两个名词构成的。正根部分用名词单数属格置于前,作负根部分的定语,负根部分用名词单数主格置于后。基本格式是:

笔记栏

正根（金属离子、生物碱、抗菌素等） 名词单数属格	+	负根（～化物、～酸盐） 名词单数主格

1. 氧化物、氢氧化物及卤化物类药物的命名　金属（阳离子）以名词单数属格形式置于前，氧、氢氧根、卤族元素以名词单数主格置于后。如形有容词来说明药物的特征，将形容词置于最后，与表示化合物的名词同性、同数、同格。

例如：Natrii Chloridum 　　　　　　　氯化钠（钠的氯化物）

Aluminii Hydroxydum　　　　　　氢氧化铝（铝的氢氧化物）

Magnesii Oxydum Leve　　　　　　轻质氧化镁

2. 酸盐类药物的命名　金属离子、生物碱、抗生素等以名词单数属格形式置于前，酸盐类名称以名词单数主格形式置于后。

例如：Codeini Phosphas　　　　　　　磷酸可待因

Morphini Hydrochloridum　　　　盐酸吗啡

Tetracyclini Hydrochloridum　　　盐酸四环素

Calcii Gluconas　　　　　　　　葡萄糖酸钙

Natrii Salicylas　　　　　　　　水杨酸钠

Natrii Nitris　　　　　　　　　亚硝酸钠

📖 知识链接

酸盐类、卤化物、氧化物、氢氧化物等药物的"德式命名法"

文中所述氧化物、氢氧化物、卤化物和酸盐类药物的命名法基本上属英、美等国使用的"英式命名法"。在国际上还有另一种为德、俄等国使用的"德式命名法"，德式命名法对酸盐类、卤化物、氧化物、氢氧化物等药物命名的原则是：正根用名词主格形式置于前，负根用形容词置于后，与名词主格形式保持性、数、格一致。例如：Natrium Salicylicum 水杨酸钠、Morphinum Hydrochloricum 盐酸吗啡、Natrium Chloratum 氯化钠。

三、某些偏酸性有机药物的命名

某些偏酸性有机药物如巴比妥类、磺胺类及少数抗生素类等，由于它们呈酸性或弱酸性，能与碱金属钾或钠生成水溶性的钾盐或钠盐。这类药物的命名规则是：偏酸性有机药物名称用名词单数主格置于前，碱金属离子用形容词置于后，作定语，并和偏酸性有机药物名称保持性、数、格一致。药名中的名词和形容词的首字母均大写。其基本格式为：

偏酸性有机药物名 名词单数主格	+	碱金属离子 形容词 Natricum、Kalicum

例如：Phenobarbitalum Natricum　　　苯巴比妥钠

Phenytoinum Natricum　　　　　苯妥英钠

Sulfadiazinum Natricum　　　　　磺胺嘧啶钠

Benzylpenicillinum Kalicum　　　青霉素钾

Ampicillinum Natricum　　　　　氨苄西林钠

四、油类药物的命名

油类药物包括：①植物材料经水蒸气蒸馏得到的挥发油,如满山红油、莪术油等；②植物材料经压榨(榨取)并精制得到的脂肪油,如麻油、蓖麻油等。

1. 基本组成　由表示油的名词 oleum 用单数主格置于前,原料药物名称(动、植物学名)用名词单数属格置于后所组成。其格式为：

Oleum 名词单数主格	+	原料药物名称 名词单数属格

例如：Oleum Cinnamomi 　　　　　　肉桂油
　　　Oleum Rhododendri Daurici 　满山红油
　　　Oleum Curcumae 　　　　　　莪术油
　　　Oleum Sesami 　　　　　　　麻油

2. 加入形容词　如果需要表示油类药物的浓度等特征时,可在油类名称之后加形容词说明,并与 Oleum 的性、数、格保持一致。

例如：Oleum Jecoris Piscis Concentratum 　浓鱼肝油

五、生物制品的命名

生物制品指用微生物学、免疫学与生物化学的理论和方法制成的菌苗、疫苗、类毒素和抗毒素等制品。生物制品的命名是由类别名和病名两部分组成的。类别名用名词单数主格,置于前,病名用名词单数属格或形容词,置于后。若为形容词,应与类别名在性、数、格上保持一致。如要表示生物制品的性状、特征,还可以将形容词置于最后,与类别名同性、同数、同格。其基本格式为：

类别名 名词单数主格	+	病名 名词单数属格或形容词

例如：Vaccinum Pertussis 　　　　　　　百日咳疫苗
　　　Antitoxinum Tetanicum 　　　　　破伤风抗毒素
　　　Vaccinum Morbillorum Vivum 　　麻疹灭活疫苗
　　　Vaccinum Rabiei Cryodesiccatum 　冻干狂犬病疫苗

六、常用化学元素及符号的命名

国际上对化学元素的名称统一采用拉丁语命名,除极少数元素,例如,磷 phosphorus,i,m. 属于第二变格法阳性名词,硫 sulfur,uris,n. 属于第三变格法中性名词外,其他化学元素均属于第二变格法中性名词。

化学元素的符号一般是根据化学元素名称来拟定,即取其拉丁名称的第一字母大写体或与第一字母连接邻近的另一字母小写体共同组成。例如：

氢的元素符号"H"取自拉丁名称 Hydrogenium 的第一字母而成。

碘的元素符号"I"取自拉丁名称 Iodum 第一字母而成。

铝的元素符号"Al"取其拉丁名称 Aluminium 的第一和第二字母而成。

锌的元素符号"Zn"取其拉丁名称"Zincum"的第一和第三字母而成。

常用的化学元素名称及化学元素符号见表3-3。

表3-3 常见化学元素名称及化学元素符号拉丁名称

拉丁名称	符号	中文名	拉丁名称	符号	中文名
Aluminium	Al	铝	Hydrogenium	H	氢
Argentum	Ag	银	Iodum	I	碘
Arsenicum	As	砷	Kalium	K	钾
Barium	Ba	钡	Lithium	Li	锂
Bismuthum	Bi	铋	Magnesium	Mg	镁
Borum	B	硼	Manganum	Mn	锰
Bromum	Br	溴	Natrium	Na	钠
Calcium	Ca	钙	Nitrogenium	N	氮
Carboneum	C	碳	Oxygenium	O	氧
Chlorum	Cl	氯	Plumbum	Pb	铅
Chromium	Cr	铬	Phosphorus	P	磷
Cobaltum	Co	钴	Silicium	Si	硅
Cuprum	Cu	铜	Stibium	Sb	锑
Ferrum	Fe	铁	Sulfur	S	硫
Fluorum	F	氟	Zincum	Zn	锌
Hydtargyrum	Hg	汞			

七、常用药名词汇

（一）无机类

Aluminii Hydroxydum	氢氧化铝
Ammonii Chloridum	氯化铵
Barii Sulfas	硫酸钡
Bismuthi Subcarbonas	次碳酸铋
Calcii Chloridum	氯化钙
Ferrosi Sulfas	硫酸亚铁
Kalii Chloridum	氯化钾
Kalii Permanganas	高锰酸钾
Magnesii Sulfas	硫酸镁
Natrii Bicarbonas	碳酸氢钠
Natrii Chloridum	氯化钠
Natrii Hydroxydum	氢氧化钠
Natrii Nitris	亚硝酸钠
Zinci Oxydum	氧化锌

（二）有机类

Acidum Stearicum	硬脂酸
Acidum Undecylenicum	十一烯酸

Berberini Hydrochloridum	盐酸小檗碱
Calcii Gluconas	葡萄糖酸钙
Calcii Lactas	乳酸钙
Chlorhexidini Acetas	醋酸氯己定
Chlorpromazini Hydrochloridum	盐酸氯丙嗪
Codeini Phosphas	磷酸可待因
Cortisoni Acetas	醋酸可的松
Diphenhydramini Hydrochloridum	盐酸苯海拉明
Ephedrini Hydrochloridum	盐酸麻黄碱
Ferri Ammonii Citras	枸橼酸铁铵
Gentamycini Sulfas	硫酸庆大霉素
Kalii Citras	枸橼酸钾
Levamisoli Hydrochloridum	盐酸左旋咪唑
Morphini Hydrochloridum	盐酸吗啡
Natrii Citras	枸橼酸钠
Pilocarpini Nitras	硝酸毛果芸香碱
Noradrenalini Bitartras	重酒石酸去甲肾上腺素
Prednisoni Acetas	醋酸泼尼松
Procaini Hydrochloridum	盐酸普鲁卡因
Streptomycini Sulfas	硫酸链霉素
Propranololi Hydrochloridum	盐酸普萘洛尔
Tetracyclini Hydrochloridum	盐酸四环素
Zinci Undecylenas	十一烯酸锌
Gentamycini Sulfas	硫酸庆大霉素

（三）生物制品类

Antitoxinum Tetanicum	破伤风抗毒素
Vaccinum Calmette-Guerini Cryodesiccatum	冻干卡介苗
Vaccinum Cholerae Adsorbatum	吸附霍乱菌苗
Vaccinum Leptospirae	钩端螺旋体菌苗
Vaccinum Pertussis	百日咳菌苗
Vaccinum Rabiei	狂犬病疫苗
Vaccinum Typho-paratyphosum	伤寒、副伤寒甲乙菌苗
Toxoidum Diphthericum	白喉类毒素

复习思考题

1. 填空题。

（1）酸类药物命名的基本格式是＿＿＿＿＿＿＿＿＋＿＿＿＿＿＿＿＿。

（2）盐类药物命名的基本格式是＿＿＿＿＿＿＿＿＋＿＿＿＿＿＿＿＿。

（3）偏酸性有机药物命名的基本格式是＿＿＿＿＿＿＿＿＋＿＿＿＿＿＿＿＿。

（4）油类药物命名的基本格式是＿＿＿＿＿＿＿＿＋＿＿＿＿＿＿＿＿。

（5）生物制品命名的基本格式是＿＿＿＿＿＿＿＿＋＿＿＿＿＿＿＿＿。

2. 单选题。

(1) 疫苗的拉丁文为

    A. vivus   B. vaccinum   C. vitaminum

    D. virus   E. verbum

(2) 氢氧化钠的拉丁名为

    A. Natrii Hydroxydum   B. Natrii Oxydum

    C. Natrium Hydroxydum   D. Natrium Oxydum

    E. Natrium Hydroxydi

(3) 氧化铝的拉丁名为

    A. Aluminii Hydroxydum   B. Aluminii Oxydum

    C. Aluminium Hydroxydum   D. Aluminium Oxydum

    E. Aluminii Oxydi

(4) 浓硫酸的拉丁名为

    A. Acidum Sulfuricum Forte   B. Acidum Sulfas Forte

    C. Acidum Sulfurosum Forte   D. Acidum Sulfuricum Fortis

    E. Acidum Sulfurici Forte

(5) 水杨酸钠的拉丁名为

    A. Natrium Salicylas   B. Natrii Salicylicus

    C. Natrium Salicylatis   D. Natricum Salicylas

    E. Natrii Salicylas

(6) 稀盐酸的拉丁名为

    A. Acidum Hydrochloridi Dilutum

    B. Acidum Hydrochloricum Diluti

    C. Acidum Hydrochloricum Dilutum

    D. Acidum Hydrochloricus Dilutum

    E. Acidi Hydrochloricum Dilutum

3. 判断下列表述是否正确,正确的写对,错误的写错,并改正。

(1) 氢氧化铝的拉丁名为 Hydroxydum Aluminii。

(2) 磷酸可待因的拉丁名为 Codeini Phosphas。

(3) 苯巴比妥钠的拉丁名为 Phenytoinum Natricum。

(4) 莪术油的拉丁名为 Oleum Curcumae。

(5) 破伤风抗毒素的拉丁名为 Tetanicum Antitoxinum。

(6) 冻干狂犬病疫苗的拉丁名为 Vaccinum Cryodesiccatum Rabiei。

4. 将下列制剂名译成拉丁语。

(1) 葡萄糖酸钙

(2) 青霉素钾

(3) 冰醋酸

(4) 亚硫酸

(5) 盐酸吗啡

(6) 莪术油

学习小结

1. 学习内容

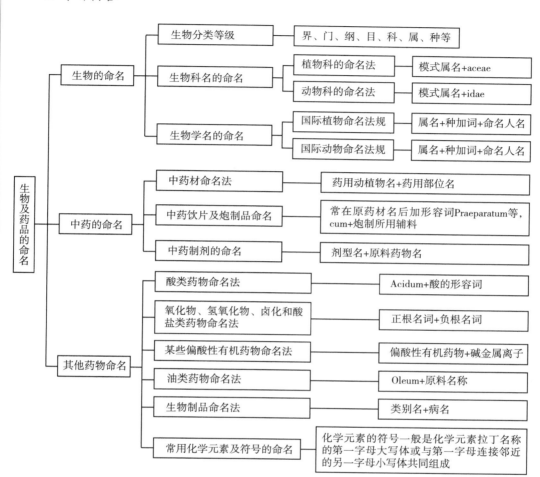

2. **学习方法**　生物与药物命名部分的学习,要在理解的基础上掌握生物及各种药品命名法则的基本格式和语法规定,通过课堂及课外练习加以理解和记忆,对常用药用植物学名及中药材学名要多读多写,重点品种要熟练掌握。

(罗晓铮　李　硕)

PPT 课件

◆◇◆ **第四章** ◆◇◆

处方和处方的管理

◥ **学习目标**

　　本章在熟悉语音、语法、命名等知识的基础上,掌握处方的概念、基本结构、拉丁单词的缩写规则和常用处方缩写词,熟悉医药处方的种类、规则和方法。

第一节　处方与缩写词

一、处方的概念及意义

(一) 处方的概念

　　处方是指由注册的执业医师和执业助理医师在诊疗活动中为患者开具的,由药师审核、调配、核对,并作为患者用药凭证的医疗文书。处方是医生对患者用药的书面文件,是药剂人员调配药品的依据,具有法律、技术和经济意义。

(二) 处方的意义

　　处方是重要的医疗文件。处方书写是否正确与合理,直接关系到医疗效果和患者健康与生命安全,对医生、患者及药剂人员均具有重要意义。因此医生在开写处方时,必须具有高度的责任感,严肃认真的态度,力求准确,避免差错,确保医疗质量。药剂人员接到处方后,应根据医生开写的处方,准确、及时地调配和发给药剂。为避免差错,应对处方进行审核,注意审核药物名称、剂量和给药方法以及有无配伍禁忌等。如果发现问题,应立即与医生联系,以保证患者用药安全有效。

　　处方还具有法律、技术和经济上的意义。当开写处方、调配处方或执行处方出现差错或造成医疗事故、产生医疗纠纷时,处方可作为法律凭证,追究责任。处方的技术意义,在于它写明了药物名称、剂量、制成何种剂型、标记、用量等,从而保证了药物制剂的规格含量和安全有效。处方的经济意义,可按照处方来检查和统计各类药品的消耗量,以此作为消耗、预算和采购的依据。

二、缩写词

(一) 缩写词的概念与意义

　　在书写拉丁文单词或词组时,按照统一的缩写原则和方法省略一些字母,只写出词的某一部分,称为缩写。缩写的拉丁文单词或词组称为缩写词。

　　缩写词的意义在于简化烦琐的书写过程,有利于提高工作效率。

（二）缩写原则

1. 缩写词应简单、明了。要避免因缩写不当而造成的相互混淆、辨认不清等现象,以免引起误解导致医疗差错或医疗事故。

例如:

Liquor Kalii Chloratis　　　　氯酸钾溶液

Liquor Kalii Chloridi　　　　氯化钾溶液

若都缩写为 Liq. Kal. Chlor. 容易引起混淆,应分别缩写为:

Liq. Kal. Chlorat.　　　　氯酸钾溶液

Liq. Kal. Chlorid.　　　　氯化钾溶液

2. 缩写词应通用、合理。要按照统一的缩写原则和方法进行缩写,不得任意编造缩写词。缩写词应有书可查,学者公认。

3. 缩写词通常应以辅音为结尾并加缩写符号“.”表示。若由复合词组成药名,缩写时,字母之间不加缩写符号。例如:

单词或词组	缩写词	汉语
Recipe	Rp.	取
Sulfadiazinum	SD	磺胺嘧啶
Capsula	Caps.	胶囊
ter in die	t. i. d.	每日三次
per os	p. o.	口服

4. 麻醉药、剧毒药、精神药名不得使用缩写词。

（三）缩写方法

常用的缩写词根据单词或词组的种类不同,可采取不同的缩写方法。通常分为四种缩写方法:

1. 保留第一个音节　把单词的第一个音节连同其后面的辅音字母都保留下来,适用于剂型名词和化学元素名词的缩写。例如:

Tinctura—Tinct.　酊剂　　　　Mistura—Mist.　合剂

Calcium—Calc.　钙　　　　　　Kalium—Kal.　钾

2. 保留词干　去掉词尾,保留词干。缩写词必须以辅音字母结尾。这种缩写方法可以不考虑变格,适用于药名,而且抗生素名词去掉词尾就是英语单词。例如:

Penicillinum—Penicillin.　　　青霉素

Morphinum—Morphin.　　　　吗啡

Terramycinum—Terramycin.　　土霉素

Natrii Bicarbonas—Natr. Bicarbon.　碳酸氢钠

3. 保留首字母　缩写时,将其中主要单词的第一个字母保留下来。适用于某些国际、法定通用的复方制剂中各药名和处方用语的缩写。例如:

（1）复方制剂的缩写

Aspirinum Phenacetinum Caffeinum—A. P. C.　　　复方阿司匹林

（2）处方用语缩写

injectio intradermica—i. d.　皮内注射

post cibos—p. c.　　　　饭后

si opus sit—s. o. s.　　　需要时

笔记栏

4. 保留数个字母　缩写时,保留词中关键部分的字母,用大写字母表示,字母之间不加缩写符号。适用于某些由较多字母构成的复合词或计量单位的缩写。例如:

Trimethoprinum—TMP	甲氧苄氨嘧啶
Gentamycinum—GM	庆大霉素
millilitrum—ml	毫升
Caffeinum et Natrii Benzoas—CNB	苯甲酸钠咖啡因

(四) 常用缩写词

1. 处方常用缩写词如下:

缩写词	拉丁文原形	中文
alt. h.	alternis horis	隔 1 小时
q. h.	quaque hora	每小时
q. 6 h.	quaque 6 hora	每 6 小时
q. d.	quaque die	每日、每日一次
s. i. d.	semel in die	每日一次
b. i. d.	bis in die	每日二次
t. i. d.	ter in die	每日三次
q. i. d.	quater in die	每日四次
q. 2 d.	quaque 2 die	每二日一次
q. d. alt.	quaque die alterna	每隔日一次
q. m.	quaque mane	每晨
q. n.	quaque nocte	每晚
h. s.	hora somni	睡前
a. c.	ante cibos	饭前
p. c.	post cibos	饭后
a. m.	ante meridiem	上午、午前
p. m.	post meridiem	下午、午后
p. r. n.	pro re nata	必要时(可重复数次)
s. o. s.	si opus sit	需要时(用一次)
a. j.	ante jentaculum	空腹时、早饭前
i. d.	injectio intradermica	皮内注射
i. h.	injectio hypodermica	皮下注射
i. m.	injectio intramuscularis	肌内注射
i. v.	injectio intravenosa	静脉注射
i. v. gtt.	injectio intravenosa guttatim	静脉滴注
p. o.	per os	口服
ad us. int.	ad usum internum	内服
ad us. ext.	ad usum externum	外用
l. a.	lege artis	按常规
m. d. (m. s.)	more dicto (more solito)	遵照医嘱,标记口授
pr. dos.	pro dosi	一次量、顿服
prim. vic. No. 2	prima vice Numero 2	首次服用 2 个
p. a. a.	parti affectae applicandus	用于患处

pr. ocul.	pro oculis	眼用
pr. aur.	pro auribus	耳用
pr. nar.	pro naribus	鼻用
pr. narcos. loc.	pro narcosi locali	局部麻醉用
pr. inf.	pro infantibus	婴儿用
pr. rect.（p. r.）	pro recto（per rectum）	灌肠用、灌肠
pr. urethr.	pro urethra	尿道用
pr. vagin.	pro vagina	阴道用
pr. jug.	pro jugulo	咽喉用
p. t. c.	post testum cutis	皮试后
t. c. s.	testum cutis sensitivum	敏感性皮肤试验
applic.	applicetur	敷用
consp.	consperge	撒布
claus. loc.	clausura locali	局部封闭
a. u. a.	ante usum agitetur	用前振摇
stat. !	statim !	立即！
cito !	cito !	急速地！
lent.	lente	慢慢地
g.（gm.）	gramma	克
kg.	kilogramma	千克
L.	litrum	升
mcg.	microgramma	微克
mg.	milligramma	毫克
ml.	millilitrum	毫升
i. u.	internationalis unitas	国际单位
u.	unitas	单位
Rp.	Recipe	取
aa.	ana	各、各等份
ad.	ad	加至
q. s.	quantum satis	适量
Aq. dest.	Aqua destillata	蒸馏水
No.	Numero	数目
D. t. d.	Da tales doses	给予同量
Div. in par. aeq.	Divide in partes aequales	分为等份
M. f. Pulv.	Misce，fiat Pulvis	混合制成散剂
Steril.	Sterilisetur	灭菌
Solv.	Solve	溶解
Filtr.	Filtra（filtretur）	滤过
Sig.（S.）	Signa	标记（标记）
D. S.	Da Signa	给予标记（标记）
M. D. S.	Misce Da Signa	混合、给予、标记

2. 剂型名词缩写词如下：

缩写词	拉丁文原形	中文
Aeros.	Aerosolum	气雾剂
Amp.	Ampulla	安瓿
Aq.	Aqua	水剂
Auristill.	Auristilla	滴耳剂
Caps.	Capsulae	胶囊剂
Collyr.	Collyrium	洗眼剂
Crem.	Cremor	乳膏剂、霜剂
Dec.	Decoctum	煎剂
Empl.	Emplastrum	硬膏剂
Emul.	Emulsio	乳剂
Enem.	Enema	灌肠剂
Extr.	Extractum	浸膏剂
Garg.	Gargarisma	含漱剂
Gel.	Gelatum	凝胶剂
Glycer.	Glycerinum	甘油剂
Gran.	Granula	冲剂、颗粒剂
Gutt.（Gtt.）	Guttae	滴剂
Inf.	Infusum	浸剂
Inhal.	Inhalatio	吸入剂
Inj.	Injectio	注射剂
Liq.	Liquor	溶液剂
Lot.	Lotio	洗剂
Mist.	Mistura	合剂
Naristill.	Naristilla	滴鼻剂
Neb.	Nebula	喷雾剂
Ocul.	Oculentum	眼膏剂
Ocust.	Ocustilla	滴眼剂、眼药水
Ol.	Oleum	油剂
Past.	Pasta	糊剂
Pell.	Pellicula	膜剂
Pil.	Pilulae	丸剂
Pulv.	Pulvis	粉剂
Sol.	Solutio	溶液剂
Spirit.	Spiritus	醑剂
Supp.	Suppositorium	栓剂
Susp.	Suspensio	混悬剂
Syr.	Syrupus	糖浆剂
Tab.	Tabellae	片剂
Tinct.	Tinctura	酊剂
Ung.	Unguentum	软膏剂

3. 常用形容词缩写词如下：

缩写词	拉丁文原形	中文
alb.	albus, a, um	白色的
Com.（Co.）	compositus, a, um	复方的
dil.	dilutus, a, um	稀的
dulc.	dulcis, e	甜的
fort.	fortis, e	强的、浓的
lev.	levis, e	轻的
medic.	medicinalis, e	药用的
mit.	mitis, e	弱的
moll.	mollis, e	轻的
nig.	niger, gra, grum	黑色的
sat.	saturatus, a, um	饱和的
sic.	siccus, a, um	干燥的
solub.	solubilis, e	可溶解的

三、处方的格式

世界各国都有传统的或由政府有关部门规定的处方格式。大多数国家均采用拉丁文书写处方，我国也用拉丁文开写处方。应用拉丁文开写处方可使处方国际化、标准化、统一化，也有利于贯彻保护性医疗制度。我国的处方格式是根据原卫生部统一规定而制定的。

《处方管理办法》规定，处方格式由三部分组成，即前记、正文和后记。

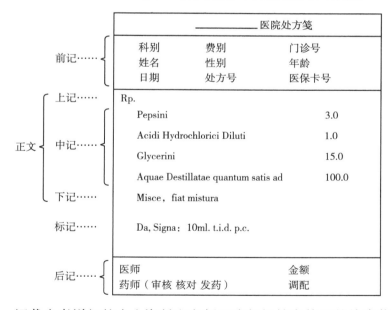

1. 前记　记载患者详细的个人资料和方便医疗部门档案管理的检索信息，包括医疗机构名称、费别、患者姓名、性别、年龄、门诊或住院病历号、科别或病区和床位号、临床诊断、开具日期等内容。可添列特殊要求的项目。各医疗单位一般自主制定处方笺并预先印刷。

麻醉药品和第一类精神药品处方还应当包括患者身份证明编号、代办人姓名、身份证明编号。

2. 正文

（1）上记：只有一个拉丁文缩写词 Rp. 或者 R.（Recipe，请取，动词的第二人称现在时命令式），是医师对药剂师发出命令或请求。

（2）中记：是处方的主体。记载药物名称、剂型、规格、数量。按规定应将药物名称写在数量的前面，用属格形式，作为计量词的非同格定语词组；计量词（包括计量名词和数词）写在后面，作为 Rp. 的直接宾语；其他词类除前置词和连接词外首字母均要求大写。如果在一个处方中，开写出几种药物相互配伍应用，要求配制成某种剂型时，应按照主药、佐药、矫味药、赋形药的顺序分行依次书写药物。

例如：

Rp.

Misturae Glycyrrhizae Com.　　　100 millilitra

名词属格作定语，修饰计量词；计量词的宾格形式作 Rp. 的直接宾语。

译文：取复方甘草合剂 100 毫升

（3）下记：记载药物的调配方法以及要求的份数，无必要时可以省缺。通常用动词命令式动词、接续式和缩写词来表示。例如：

D. t. d.　　No. 10　　给予同等剂量 10 份

Misce，fiat lotio　　混合，制成洗剂

（4）标记：是医生对患者用药的说明，通常在动词单数第二人称现在时命令式 Signa（标记）或缩写词形式 Sig. 或 S. 后面依次记载每次剂量、用药频次、用药时间、用药方法和注意事项等。例如：

Signa：10ml.　t. i. d.　p. c.　p. o.　　标记：每日三次，每次 10 毫升，口服。

3. 后记（医生等签字）　医师签名或者加盖专用签章，药品金额以及审核、调配，核对、发药药师签名或者加盖专用签章。

四、处方的种类

在医药领域应用的处方种类繁多，分类的角度和方法也不同。

1. 按处方的性质和应用范围分类

（1）法定处方：法定处方是国家药典、部颁标准或局颁标准（原卫生部或国家食品药品监督管理局）收载或规定的处方，具有法律效力，适用于一定规模的生产和调配，药品生产单位应严格按照处方内容生产符合规定的药剂，不能随便改变处方内容。

（2）协定处方：协定处方是由医师和药剂人员根据医疗实际的需要而协商制定的处方，适用于医疗单位内部批量配制或做成预制剂，一般限在本单位使用。也可由几个医院联合协商制定，在几个医院内部使用。

（3）医疗处方：医疗处方是医师根据患者治疗需要而开写的处方，又称医师处方，是临床医疗实践中被广泛应用的处方类型。

2. 按处方的完整性分类

（1）完整处方：完整处方是一个结构完整的处方。现多用于药物制剂的配方。由前记、上记、中记、下记、标记和后记 6 部分组成。

（2）简化处方：为节省时间，提高工作效率，本着从简而不失其科学性的原则，常将处方结构加以简化。简化处方缺少下记。

复习思考题

1. 简答题。

(1) 简述处方的概念及意义是什么?

(2) 简述缩写词的缩写原则有哪些?

2. 填空题。

(1) 处方的格式由_____、_____和_____三部分组成。

(2) 处方中的正文部分内容包括_____、_____、_____和_____四部分。

(3) 处方按照性质,可以分为_____、_____和_____。

(4) 处方按照完整性,可以分为_____和_____。

(5) 处方是指由注册的_____和_____在诊疗活动中为患者开具的,由_____审核、调配、核对,并作为_____用药凭证的医疗文书。

3. 单选题。

(1) 处方的组成部分有几个

    A. 3   B. 4   C. 5

    D. 6   E. 7

(2) 处方的内容包括

    A. 前记、正文、后记   B. 前记、正文、下记   C. 上记、正文、后记

    D. 上记、正文、下记   E. 上记、中记、下记

(3) 处方是由谁在诊疗活动中为患者开具的医疗文书

    A. 医院管理人员   B. 调剂师   C. 注册的医师

    D. 未注册的医师   E. 药师

(4) 下列缩写词表示"皮内注射"正确的是

    A. i. d.   B. i. h.   C. i. v.

    D. i. m.   E. i. v. gtt.

(5) 下列缩写词表示"每日 2 次"正确的是

    A. s. i. d.   B. b. i. d.   C. t. i. d

    D. q. i. d.   E. q. d.

(6) 处方中的"后记"中签名或盖章以示对于所开写处方负责的是

    A. 医院管理人员   B. 调剂师   C. 医师和药师

    D. 护士   E. 药师

4. 用缩写词写出下列词或词组并译成汉语。

(1) Recipe   (9) injectio intramuscularis

(2) Misce Da Signa   (10) hora somni

(3) ad usum externum   (11) Aqua Destillata

(4) per os   (12) pro infantibus

(5) quaque 8 hora   (13) post cibos

(6) post testum cutis   (14) quantum satis

(7) statim!   (15) injectio intravenosa guttatim

(8) ter in die

5. 将下列词组先译成拉丁语再写出缩写词。

(1) 混合,制成合剂   (2) 空腹时

(3) 静脉注射

(4) 给予同量

(5) 每日 2 次

(6) 必要时

(7) 外用

(8) 国际单位

(9) 用前振摇

(10) 分为等份

第二节　处方的规则、调剂和管理

为规范处方管理,提高处方质量,促进合理用药,保障医疗安全,根据《中华人民共和国执业医师法》《中华人民共和国药品管理法》《医疗机构管理条例》《麻醉药品和精神药品管理条例》等有关法律、法规,原卫生部(现国家卫生健康委员会)制定并于 2006 年 11 月 27 日发布第 53 号令,公布了《处方管理办法》,并于 2007 年 5 月 1 日起施行。《处方管理办法》适用于与处方开具、调剂、保管相关的医疗机构及其人员。处方标准由原卫生部统一规定,处方格式由省、自治区、直辖市卫生行政部门统一制定,处方由医疗机构按照规定的标准和格式印制。处方药应当凭医师处方销售、调剂和使用。

一、处方的规则

处方书写应当符合下列规则:

1. 医师必须在统一印制的专用处方笺上开写处方。①普通处方的印刷用纸为白色;②急诊处方印刷用纸为淡黄色,右上角标注"急诊";③儿科处方印刷用纸为淡绿色,右上角标注"儿科";④麻醉药品和第一类精神药品处方印刷用纸为淡红色,右上角标注"麻、精一";⑤第二类精神药品处方印刷用纸为白色,右上角标注"精二"。

2. 医师通常手写处方,也可以利用计算机开具普通处方。在用计算机开具、传递普通处方时,应当同时打印出纸质处方,其格式与手写处方一致,打印的纸质处方经签名或者加盖签章后有效。药师核发药品时,应当核对打印的纸质处方,无误后发给药品,并将打印的纸质处方与计算机传递处方同时收存备查。

开写处方应做到格式规范,字迹清晰,内容完整,剂量准确。

(1) 每张处方限于一名患者的用药,要注明患者一般情况、临床诊断等内容并与病历记载相一致。患者年龄必须写实足年龄,婴幼儿写日、月龄,必要时要注明体重。

(2) 处方中的内容应准确,不能随意涂改。若有涂改,医师应在涂改处签名并注明修改日期,以示负责。

(3) 药品名称应当使用规范的中文名称书写,没有中文名称的可以使用规范的英文名称书写;医疗机构或者医师、药师不得自行编制药品缩写名称或者使用代号;书写药品名称、剂量、规格、标记、用量要准确规范,药品标记可用规范的中文、英文、拉丁文或者缩写体书写,但不得使用"遵医嘱""自用"等含糊不清字句。

(4) 为了便于配药和管理,普通药物与麻醉药品、精神药品应分别开写。

西药和中成药可以分别开具处方,也可以开具一张处方。中药饮片应当单独开具处方。若处方中药物较多,则按主药、辅药、矫味剂、赋形药的主次顺序书写。

开具西药、中成药处方,每张处方开写不得超过 5 种药品,每一行只能开写一种药物,并按药物名称、规格、剂量的顺序书写。如用拉丁文书写,用单数属格形式,作剂量名词的定语。其他词类除前置词和连接词外首字母均要求大写。在开写盐类药物时,按临床惯例生物碱盐类、抗生素、激素等可省略酸根名词。

（5）中药饮片处方的书写，一般应当按照"君、臣、佐、使"的顺序排列；调剂、煎煮的特殊要求注明在药品右上方，并加括号，如布包、先煎、后下等；对饮片的产地、炮制有特殊要求的，应当在药品名称之前写明。

（6）药品标记用量应当按照药品说明书规定的常规标记用量使用，若因病情治疗需要等特殊情况需要超剂量使用时，应当注明原因并再次签名，以示负责。否则药剂人员有权拒绝发药。

（7）药品剂量与数量用阿拉伯数字书写。剂量应当标记定剂量单位：重量以克（g.）、毫克（mg.）、微克（μg.）、纳克（ng.）为单位；容量以升（L.）、毫升（ml.）为单位；国际单位（i.u.）、单位（u.）；中药饮片以克（g.）为单位。

按照惯例，如计量名词为克（g.）或毫升（ml.）时，g. 和 ml. 可以省略不写，在小数前要添加 0 并加点号（如 0.1），在整数后面加小数点和一个"0"（如 10.0）。其他计量单位不能省略，必须写明，如 100 毫克（100mg.），1 000 国际单位（1 000i.u.）。

片剂、丸剂、胶囊剂、颗粒剂分别以片、丸、粒、袋为单位；溶液剂以支、瓶为单位；软膏及乳膏剂以支、盒为单位；注射剂以支、瓶为单位，应当注明含量；中药饮片以剂为单位。

处方中药物浓度的表示方法，常用百分浓度或比例浓度表示，应写在药物名称的后面。如 Inj. Glucosi 10%-500.0。

（8）处方开写的药物总量，一般以 3 天为宜，7 天为限，急诊处方一般不得超过 3 日用量；对于某些慢性病、老年病或特殊情况，处方用量可适当延长，但医师应当注明理由。

（9）医师应当按照原卫生部制定的麻醉药品和精神药品临床应用指导原则，开具麻醉药品、第一类精神药品处方。医师取得麻醉药品和第一类精神药品处方权后，方可在本机构开具麻醉药品和第一类精神药品处方，但不得为自己开具该类药品处方。药师取得麻醉药品和第一类精神药品调剂资格后，方可在本机构调剂麻醉药品和第一类精神药品。

门（急）诊癌症疼痛患者和中、重度慢性疼痛患者需长期使用麻醉药品和第一类精神药品的，首诊医师应当亲自诊查患者，建立相应的病历，要求其签署《知情同意书》。

除需长期使用麻醉药品和第一类精神药品的门（急）诊癌症疼痛患者和中、重度慢性疼痛患者外，麻醉药品注射剂仅限于医疗机构内使用。

为门（急）诊患者开具的麻醉药品注射剂，每张处方为一次常用量；控缓释制剂，每张处方不得超过 7 日常用量；其他剂型，每张处方不得超过 3 日常用量。

为住院患者开具的麻醉药品和第一类精神药品处方应当逐日开具，每张处方为 1 日常用量。

（10）处方开具当日有效。特殊情况下需延长有效期的，由开具处方的医师注明有效期限，但有效期最长不得超过 3 天。

（11）急诊处方或遇有紧急情况，可在处方左上角写上 Cito!（急速地）或者 Statim!（立即）字样，药剂人员和护士见到此类处方，应优先配制、发药和注射，不得延误。

（12）开具处方后的空白处画一斜线以示处方完毕。

（13）处方医师等人的签名式样和专用签章应当与院内药学部门留样备查的式样相一致，不得任意改动，否则应当重新登记留样备案。

二、处方的调剂

1. 取得药学专业技术职务（包括主任药师、副主任药师、主管药师、药师、药士）任职资格的人员方可从事处方调剂工作。具有药师以上专业技术职务任职资格的人员负责处方审核、评估、核对、发药以及安全用药指导。药士从事处方调配工作。

2. 药师应当凭医师处方调剂处方药品,非经医师处方不得调剂。

药师调剂处方时必须做到"四查十对":查处方,对科别、姓名、年龄;查药品,对药名、剂型、规格、数量;查配伍禁忌,对药品性状、标记用量;查用药合理性,对临床诊断。

3. 药师应当按照操作规程调剂处方药品。认真审核处方,准确调配药品,正确书写药袋或粘贴标签,注明患者姓名和药品名称、标记、用量、包装;向患者交付药品时,按照药品说明书或者处方标记,进行用药交待与指导,包括每种药品的标记、用量、注意事项等。

(1)应当认真逐项检查处方前记、正文和后记书写是否清晰、完整,并确认处方的合法性。

(2)药师应当对处方用药适宜性进行审核,审核内容包括:①规定必须做皮试的药品,处方医师是否注明过敏试验及结果的判定;②处方用药与临床诊断的相符性;③剂量、标记的正确性;④选用剂型与给药途径的合理性;⑤是否有重复给药现象;⑥是否有潜在临床意义的药物相互作用和配伍禁忌;⑦其他用药不适宜情况。

(3)药师经处方审核后,发现用药不适宜或严重不合理用药或者用药错误时,应当拒绝调剂,及时告知处方医师,请其确认或者重新开具处方,并应当记录,按照有关规定报告。

药师对于不规范处方或者不能判定其合法性的处方,不得调剂。

4. 药师在完成处方调剂后,应当在处方上签名或者加盖专用签章。

三、处方的管理

医疗机构应当加强对本机构处方开具、调剂和保管的管理。应当建立处方点评制度,填写处方评价表,对处方实施动态监测及超常预警,登记并通报不合理处方,对不合理用药及时予以干预。

1. 对出现超常处方3次以上且无正当理由的医师提出警告,限制其处方权;限制处方权后,仍连续2次以上出现超常处方且无正当理由的,取消其处方权。

2. 医师出现下列情形之一的,处方权由其所在医疗机构予以取消:

(1)被责令暂停执业;

(2)考核不合格离岗培训期间;

(3)被注销、吊销执业证书;

(4)不按照规定开具处方,造成严重后果的;

(5)不按照规定使用药品,造成严重后果的;

(6)因开具处方牟取私利。

3. 未取得处方权的人员及被取消处方权的医师不得开具处方。未取得麻醉药品和第一类精神药品处方资格的医师不得开具麻醉药品和第一类精神药品处方。

4. 除治疗需要外,医师不得开具麻醉药品、精神药品、医疗用毒性药品和放射性药品处方。

5. 未取得药学专业技术职务任职资格的人员不得从事处方调剂工作。

6. 药师未按照规定调剂处方药品,情节严重的,由县级以上卫生行政部门责令改正、通报批评,给予警告;并由所在医疗机构或者其上级单位给予纪律处分。

7. 处方由调剂处方药品的医疗机构妥善保存。普通处方、急诊处方、儿科处方保存期限为1年,医疗用毒性药品、第二类精神药品处方保存期限为2年,麻醉药品和第一类精神药品处方保存期限为3年。处方保存期满后,经医疗机构主要负责人批准、登记备案,方可销毁。

四、处方法

(一) 单量法

单量法是按药物单个剂量开写处方的方法。处方中药名后面的剂量为剂型规格或一次量。处方中要写明剂型规格的总数或给药的总次数。此法适用于开写片剂、丸剂、胶囊剂、栓剂、注射剂等药物。如:

1. Rp.

    Caps. Cefalexini   250mg.

    D. t. d.   No. 24

    S.：500mg.   q. i. d.

译文:

取

头孢氨苄胶囊,每粒 250 毫克规格

给予同等剂量 24 粒

标记:每日 4 次,每次 2 粒。

在医疗实践中,此类处方均已日趋简化,以 "×" 写在剂型规格后面,表示 da tales doses numero 给予同等剂量的意思。上面的处方可写为:

    Rp.

    Caps. Cephalexini   250mg. × 24

    S.：500mg.   q. i. d.

2. Rp.

    Inj. Kanamycini   0.5 × 6

    S.：0.5g.   b. i. d.   i. m.

译文:

取

卡那霉素注射液,每支含 0.5 克卡那霉素,给予同等剂量 6 支

标记:每日 2 次,每次一支,肌内注射。

3. Rp.

    Tab. Aminophyllini   0.2 × 9

    Sig.：0.2g.   t. i. d.   p. c.

译文:

取

氨茶碱片,每片含氨茶碱 0.2 克,给予同等剂量 9 片

标记:每日 3 次,每次 1 片,饭后服用。

(二) 总量法

总量法是按药物总的剂量开写处方的方法。处方中药名后面的剂量为药物的总量,而在标记项中写明一次用药量。此法适用于开写合剂、溶液剂、酊剂、糖浆剂、洗剂、擦剂、软膏剂等药物。

1. Rp.

    Syr. Codeini Phosphatis   30.0 × 2

    D. S.：5ml.   t. i. d.   p. o.

译文：

取

磷酸可待因糖浆,每瓶 30 毫升规格,给予同等剂量 2 瓶

给予,标记：每日 3 次,每次 5 毫升,口服。

2. Rp.

    Mist. Acidi Hydrochlorici Diluti   100.0

    D. S. : 10ml.   t. i. d.   p. c.

译文：

取

稀盐酸合剂,每瓶 100 毫升规格

给予,标记：每日 3 次,每次 10 毫升,饭后服用。

3. Rp.

    Naristill. Ephedrini   1%-10.0

    S. : gtt. 2 p. r. n.

译文：

取

1% 麻黄素滴鼻剂 10 毫升

标记：必要时滴 2 滴。

4. Rp.

    Inj. Erythromycini   0.3mg. × 4

    Inj. Glucosi 10%   500.0 × 3

    M. D. S. : i. v. gtt.   q. d.

译文：

取

每支含有 0.3 毫克的红霉素注射液 4 支

500 毫升 10% 规格葡萄糖注射液 3 支

混合,给予,标记：每日 1 次,静脉滴注。

五、处方翻译练习

1. Rp.

    Tabellae Acidi Folici   5mg.

    Da tales doses numero 30

    S. : 5mg.   t. i. d.   p. o.

译文：

取

叶酸片,每片 5 毫克规格

给予同等剂量 30 片

标记：每日 3 次,一次 1 片,口服。

2. Rp.

    Tab. Terramycini   0.25 × 24

    S. : 0.5g.   q. 6 h.   p. o.

译文：

取

土霉素片,每片 0.25 克规格,给予同等剂量 24 片

标记：每 6 小时 1 次,每次 2 片,口服。

3. Rp.

　　Inj. Atropini　　0.5mg. × 6

　　S.：0.5mg.　b. i. d.　i. m.

译文：

取

阿托品注射液,每支 0.5 毫克规格,给予同等剂量 6 支

标记：每日 2 次,每次 1 支,肌内注射。

4. Rp.

　　Ung. Zinci Oxydi　　30.0

　　S.：ad us. ext.

译文：

取

氧化锌软膏 30 克

标记：外用。

5. Rp.

　　Capsularum Cefradini　　0.25mg. × 12

　　S.：0.5mg.　t. i. d.　p. o.

译文：

取

头孢拉定胶囊,每粒 0.25 毫克规格,给予同等剂量 12 粒

标记：每日 3 次,每次 2 粒,口服。

6. Rp.

　　Benzylpenicillini Kalii pro Injectione　　　　250mg.

　　Aquae pro Injectione Sterlis　　　　　　　　2.0 ⎬ × 6

　　S.：250mg./2ml.　b. i. d.　i. m.　p. t. c.

译文：

取

每支含有 250 毫克注射用青霉素钾

2 毫升灭菌注射用水的注射液,各 6 支

标记：每日 2 次,每次各 1 支,肌内注射,皮试后。

7. Rp.

　　Tab. Reserpini　　0.25mg. × 20

　　S.：0.25mg.　t. i. d.

译文：

取

每片含 0.25 毫克的利血平片 20 片

标记：每日 3 次,每次 1 片。

8. Rp.

    Tinct. Belladonnae   5.0

    Tinct. Camphorae Com.   20.0

    Tinct. Aurantii   1.0

    Syr. Simplicis   20.0

    Aq. Dest. q. s. ad   100.0

    M. f. Mist.

    D. S.:10ml.   t. i. d.

译文：

取

颠茄酊 5 毫升

复方樟脑酊 20 毫升

橙皮酊 1 毫升

单糖浆 20 毫升

蒸馏水适量加至 100 毫升

混合,制成合剂

给予,标记:每日 3 次,每次 10 毫升。

9. Rp.

    Mist. Glycyrrhizae Com.   100.0

    S.:10ml.   t. i. d.   p. o.

译文：

取

复方甘草合剂 100 毫升

标记:每日 3 次,每次 10 毫升,口服。

六、常用处方词汇

1. ammonĭa, ae, f.   氨

2. aminophyllīnum, i, n.   氨茶碱

3. aurantĭum, i, n.   橘,橙

4. cefradinīnum, i, n.   头孢拉定

5. cefalexīnum, i, n.   头孢氨苄

6. chloramphenicōlum, i, n.   氯霉素

7. dilūtus, a, um   稀释的

8. erythromycīnum, i, n.   红霉素

9. gentamycīnum, i, n.   庆大霉素

10. kalĭcus, a, um   钾的

11. kanamycīnum, i, n.   卡那霉素

12. penicillīnum, i, n.   青霉素

13. phosphas, ātis, n.   磷酸盐

14. reserpīnum, i, n.   利血平

15. salicylĭcus, a, um.   水杨酸的

16. streptomycīnum, i, n.   链霉素

17. sulfadiazīnum, i, n.   磺胺嘧啶

18. terramycīnum, i, n.   土霉素

19. vaselīnum, i, n.   凡士林

20. zincum, i, n.   锌

复习思考题

1. 简答题。

(1)处方规则主要包括哪些内容?

(2)处方开写有哪些方法?

2. 填空题。

(1)普通处方的用纸颜色为_____,急诊处方的用纸颜色为_____,儿科处方的用纸颜色为_____。

(2)开具西药、中成药处方,每张处方开写不得超过_____种药物,书写顺序是_____、_____、_____。

(3)处方开写的药物总量,一般以____日为宜,____日为限,急诊处方一般不得超过____日。

(4)处方书写时,剂量单位为_____、_____时可以省略不写。

(5)为门(急)诊患者开具的麻醉药品注射剂,每张处方为_____次常用量;控缓释制剂,每张处方不得超过_____日常用量;其他剂型,每张处方不得超过_____日常用量。

(6)处方开写方法包括_____和_____。

3. 单选题。

(1)处方按性质分,可分为

　　A. 法定处方、协定处方、医疗处方　　B. 完整处方、简单处方、医疗处方

　　C. 法定处方、协定处方、完整处方　　D. 法定处方、医疗处方、完整处方

　　E. 完整处方、简单处方、法定处方

(2)下列关于处方书写描述不正确的是

　　A. 每张处方限于一名患者用药

　　B. 西药和中成药可以分别开具处方,也可以开具一张处方

　　C. 处方开写的药物总量,一般以 3 日为宜,7 日为限

　　D. 患者年龄可以填写虚岁

　　E. 药品剂量与数量用阿拉伯数字书写

(3)药师调剂处方时必须做到"四查十对","四查"指的是

　　A. 查处方、查药品、查配伍禁忌、查临床诊断

　　B. 查处方、查药品、查用法用量、查临床诊断

　　C. 查处方、查药品、查配伍禁忌、查用药合理性

　　D. 查处方、查药品、查配伍禁忌、查用法用量

　　E. 查处方、查药品、查用法用量、查用药合理性

(4)下列缩写词表示"肌内注射"正确的是

　　A. i. d.　　　　　　　　B. i. h.　　　　　　　　C. i. v.

　　D. i. m.　　　　　　　E. i. v. gtt.

(5)下列缩写词表示"每日 3 次"正确的是

　　A. s. i. d.　　　　　　B. b. i. d.　　　　　　C. t. i. d

　　D. q. i. d.　　　　　　E. q. d.

(6)下列可用单量法开写处方的药物剂型是

　　A. 溶液剂、合剂、胶囊剂　　　　B. 片剂、合剂、胶囊剂

　　C. 片剂、注射剂、胶囊剂　　　　D. 糖浆剂、片剂、胶囊剂

　　E. 糖浆剂、注射剂、胶囊剂

(7)下列可用总量法的药物剂型是

　　A. 酊剂、合剂、注射剂　　　　　B. 丸剂、合剂、胶囊剂

　　C. 酊剂、软膏剂、溶液剂　　　　D. 酊剂、片剂、糖浆剂

　　E. 糖浆剂、注射剂、合剂

4. 译读下列处方并分析处方的结构。

(1) Rp.

    Codeini Phosphatis   0.15

    Ammonii Chloridi   5.0

    Syrupi Citri   20.0

    Aquae Destillatae q. s. ad   100.0

    Misce, fiat Mistura

    Da, Signa: 10ml. t. i. d. a. c.

(2) Rp.

    Tinct. Belladonn.   5.0

    Tinct. Camphor. Com.   20.0

    Syr. Simplic.   0.0

    Aq. Dest. q. s. ad   100.0

    M. f. Mist.

    S.: 10ml. t. i. d. p. c.

(3) Rp.

    Tabellae Aspirini   0.3 × 18

    S.: 0.6g. t. i. d. p. c.

(4) Rp.

    Tab. Aspirin.   0.3 × 18

    S.: 2# t. i. d. p. c.

5. 将下列处方译成汉语。

(1) Rp.

    Calcii Carbonatis

    Magnesii Oxydi aa.   3.0

    Extracti Belladonnae   0.1

    Div. in par. aeq. No. 10

    D. S.: No. 1 t. i. d. p. c.

(2) Rp.

    Acidi Salicylici   6.0

    Acidi Benzoici   12.0

    Adipis Lanae   30.0

    Vaselini   52.0

    M. f. Unguentum

    S.: ad us. ext.

(3) Rp.

    Inj. Hydrocortisoni   200.0

    Inj. Glucosi   10%-500.0

    M. D. S.: i. v. gtt.

(4) Rp.

    Ocust. Chloramphenicoli 0.25%-8.0

    S.: pr. ocul.

(5) Rp.

    Tab. DHCT 25mg.   × 12

    S.: 2# b. i. d. p. o.

(6) Rp.

    Inj. Adrenalini   0.1%-1.0 × 2

    S.: 1ml. i. m.

(7) Rp.

    Mist. Glycyrrhizae Com.   100.0

    S.: 10ml. t. i. d. a. c.

(8) Rp.

    Tabellaum Acidi Folici 5mg. × 12

    S.: 5mg. q. i. d. p. o.

(9) Rp.

    Inj. Morphini Hydrochloridi   1.0

    D. S.: 1ml. pro dos. i. h. stat.!

6. 用拉丁语开写下列处方。

(1) 取:复方阿司匹林 0.5 克规格,给予相同剂量 9 份。标记:每日 3 次,每次 1 片,饭后服。

(2) 取:阿托品注射液 0.5 毫克。标记:1 次量,立即皮下注射。

(3)取:青霉素注射液 80 万单位 6 支,链霉素注射液 0.5 克 6 支。标记:每日 2 次,每次 80 万单位青霉素注射液 /0.5 克链霉素注射液各 1 支,皮试后肌内注射。

(4)取:复方甘草糖浆 100 毫升。标记:每日 3 次,每次 10 毫升,口服。

(5)取:颠茄酊 5 毫升,复方樟脑酊 20 毫升,橙皮酊 1 毫升,蒸馏水加适量至 100 毫升,混合制成合剂。给予,标记:每次 10 毫升,每日 3 次。

(6)取:稀盐酸 6 毫升,橙皮酊 6 毫升,蒸馏水适量加至 100 毫升,混合制成合剂。给予,标记:每日 3 次,每次 10 毫升,饭后服用。

学习小结

1. 学习内容

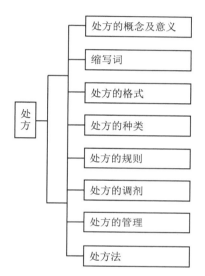

2. 学习方法 根据处方的规则要求和开写方法,结合前面学到的药物命名规则知识,正确开写医药处方,应注意参照例子多写、多译、多练。

(张水利 林 晓 刘湘丹)

第五章

拉丁语文献阅读

学习目标

本章在熟悉拉丁语语音、语法和基本词汇的基础上,学会用拉丁语进行植物的特征简介和特征描述、《中国植物志》植物拉丁名文献引证以及拉丁语文献的阅读方法。

第一节 拉丁语文献介绍

在当今浩瀚的医药知识学习和研究中,我们首先要了解相关国际上有关医药、生物及植物命名法规等资料,以便与时俱进,学习、遵守和执行相关法规。其次,当我们发现一个新的物种时,必须要用拉丁语或英语来描述其形态特征,进行有效合格发表。再者,有时需要查阅相关医药、植、动物资料的原始文献,而它们也大多是用拉丁语写成的。此外,根据不同相关学科知识的需求,有时需要我们阅读相关拉丁语的文章。因此,拉丁语文献阅读和写作的能力是高层次医药工作者的必备技能之一。

植物学界公认双名法是由瑞典博物学家卡尔·冯·林奈(瑞典语:Carl von Linné;拉丁文:Linnaeus Carolus,1707—1778)所创立。《国际植物命名法规》(International Code of Botanical Nomenclature,ICBN)是专门处理化石或非化石植物[包括高等植物、藻类、真菌、黏菌、地衣、光合原生生物及与其在分类上近缘的非光合类群]命名的法规,由国际植物学会(International Botanical Congress,IBC)制定。

当我们发现一个新的物种(亚种、变种、变型)时须用拉丁语对其进行特征描述(description)和撰写特征简介或特征集要(diagnosis)。植物特征描述是指用拉丁语对植物的形态特征进行比较全面的描述,包括习性、根、茎、叶、花、果、种子和花期;在进行植物特征描述时,名词使用主格或夺格,表示植物体的形态特征是什么样子,或具有什么特征,各器官名词在句中作主语,通常名词放在前面,形容词放在后面,副词放在形容词前面,当需要使用介词时,注意有些介词要求其后面的名词使用特定的格。植物特征简介是指出植物的区别或识别关键特征,并要求用名词的夺格进行叙述,表示具有什么样特征,或以什么样的特征来识别该植物,例如"本种的区别在于……""……容易区别""……与之不同""得以……与之分开"等。植物特征描述的内容比较丰富,而特征简介比较简短,主要突出该植物与近缘类群的区别或识别关键特征。2011年第18届国际植物学大会通过了一系列关于国际命名法规的修正案,确定了新类群的发表可使用拉丁语或英语进行特征描述,但特征简介原则上还必须使用拉丁语撰写。

在医药研究中,我们有时需要查阅相关拉丁语文献,它们主要来自相关专业期刊和各种植物志,尤其《中国植物志》及其英文版 "Flora of China"（可参考使用网络版中国植物志 http://www.iplant.cn/frps 和 http://www.cn-flora.ac.cn/),这需要我们看得懂、会阅读、能引用。植物拉丁名文献引证是指植物志的编者对该植物拉丁名出现的文献,从最初的发表名称到后来引证出一系列的异名文献开展的研究,是该种研究历史及研究资料的线索,是引证者对该种植物研究成果的总结。根据文献引证,我们可以追根溯源,了解该种植物发表的时间、命名人、期刊,了解发表过程出现的一系列异名,了解该种植物的研究历史。

在拉丁语的学习过程中,不同的学科、不同的专业有着不同的知识需求,有时需要我们阅读相关拉丁语的文章,以满足不同学科、不同专业的需求。

第二节 拉丁语文献选读

一、植物特征简介

(一) 大萼堇菜(新拟)(堇菜科)

Viola grandisepala W. Beeker

Ex affinitate *V. smithianae* W. Beeker et specierum affinium sepalis late ovatis conspicuis distinguenda.（W. Beeker, 1928）

参考译文:从其近亲种 *V. smithianae* W. Beeker 和相近的种类,以明显的宽卵形的萼片得以区别。

注释:①affinium sepalis 使用的是复数夺格形式;②distinguens 为动词形容词,变格为 distinguenda 修饰 specierum;③本例中 *smithianae* 为种加词 *smithiana* 变形为与格,因为植物特征简介中的植物学名要求将属名和种加词变格为夺格或与格形式,本例中属名为缩写不体现。

(二) 翅茎马兜铃(马兜铃科)

Aristolochia caulialata C. Y. Wu

Species *A. petelotii* O. C. Schmidt similis, sed foliis cordato-rotundatis subglabris, basi truncatis, perianthio 8cm longo, limbo perianthii dense verrucoso, fauce flavo, atropurpureo-maculato, gynandrio c. 6mm longo basi stipitato differt.

［摘自:植物分类学报, 1989, 27(4): 293-297］

参考译文:本种和滇南马兜铃 *A. petelotii* O. C. Schmidt 相似,但叶心圆形,近无毛,基部平截,花被长约 8cm,花冠檐部密布疣状突起,喉部黄色,具深紫色斑点,合蕊柱较大,长约 6mm,基部具柄而不同。

注释:①rotundatus、truncatus、maculatus 是由相应动词的分词转化来的形容词,也叫形动词。②本例中植物学名 *A. petelotii* 没有变格,是因为用人名属格作种加词,在任何情况下都不变化词尾。

二、植物特征描述

(一) 短唇小米草(新种)

Euphrasia brevilabris Y. F. Wang, Y. S. Lian & G. Z. Du, sp. nov.

Herba annua. Caulis erectus, 3–7cm altus, simplex, pubescense. Folia et bracteae sessiles, ovatae vel ovato-rotundatae, basi laticuneatae, 3–5mm longae, margine dentatae, glandulosae setaceaeque. Inflorescentia spicata terminata, calyx tubulosus, quadrifidus, dense glandulosus et pauci-setaceus. Corolla bilabiata, lutea, labio superiore purpureo-poecilantho, 3–5mm longo, extus piloso, labio inferiore illo breviore; calcartis ad basim antherarum; ovarium superum, stylusque pubescens. Capsula longe oblonga, pubescens. Fl. Aug. Fr. Sept.–Oct.

［摘自：Acta Phytotaxonomica Sinica, 2007, 45（5）: 705-707］

参考译文：

一年生草本。茎直立，高 3~7cm，不分枝，被白色柔毛。叶与苞叶无柄，卵形至卵圆形，基部宽楔形，长 3~5mm，边缘具齿，被腺毛和刚毛。穗状花序顶生，花萼筒状，4 裂，被密的腺毛，夹杂少量的刚毛；花冠黄色，上唇带紫色斑点，背面长 3~5mm，外面被白色柔毛，下唇短于上唇；药室基部具芒状距，子房上位，子房与花柱均被毛。蒴果长矩圆形，被柔毛。花期 8 月，果期 9—10 月。

（二）习水卷柏（新种）

Selaginella xishuiensis G. Q. Gou & P. S. Wang, sp. nov.

Tota planta ad 10cm longa. Caules repentes, multiramosi. Folia heteromorpha; foliis lateralibus ovatis, 1–1.6mm longis, 0.5–0.8mm latis, basi leviter asymmetricis cordatis, apice acuminatis, margine ciliatis; foliis intermediis anguste ovatis, 0.8–1.3mm longis, 0.3–0.5mm latis, basi asymmetricis, cordatis, apice caudatis, margine ciliatis; foliis axillaribus ovatis, 1–1.5mm longis, 0.4–0.7mm latis, basi rotundatis vel subcordatis, apice acuminatis, margine ciliatis. Strobili in apicibus ramulorum singulatim vel binatim dispositi, 6–10mm longi; sporophyllis homomorphis, ovatis, dorso carinatis, basi subcordatis, apice longe acuminatis, margine ciliatis.

［摘自：Acta Phytotaxonomica Sinica, 2005, 43（1）: 71］

参考译文：

习水卷柏，新种

植株长达 10cm。茎匍匐，多回分枝。叶二型；侧叶卵形，长 1~1.6mm，宽 0.5~0.8mm，基部略不对称，心形，先端渐尖，边缘具睫状毛；中叶狭卵形，长 0.8~1.3mm，宽 0.3~0.5mm，基部不对称，心形，先端尾尖，边缘具睫状毛；腋叶卵形，长 1~1.5mm，宽 0.4~0.7mm，基部圆或浅心形，先端渐尖，边缘也具睫状毛。孢子囊穗单生或双生于小枝顶，长 6~10mm；孢子叶一型，卵形，龙骨状，基部浅心形，先端长渐尖，边缘具睫状毛。

（三）拟巫山淫羊藿（新种）

Epimedium pseudowushanense B. L. Guo, sp. nov.

Herba perennis, 30–50cm alta. Rhizoma compactum, multinodum. Folia basalia et caulina 3-foliolata, subtus glauca, sparse villosa, coriacea; foliola anguste ovata, lanceolata vel anguste lanceolata, 6–13cm longa, 2–4.5cm lata, apice longe acuminata, margine profuse spinosa, basi profunde cordata, lateralia asymmetrica, lobis rotundatis, acutis vel acuminatis. Folia caulina 2, opposita. Inflorenscentia composita, multiflora（floribus 15–25）, 12–17cm longa; pedicelli glabri, 2.5–4cm longi; sepala externa mox caduca, obovata, 3–4.5mm longa, 2–3mm lata, interna ovata vel late ovata, aliquando anguste ovata, alba, rosea vel aliquando pallide flava, 8–13mm longa, 4–8mm lata; petala sepalis interiora subaequantia vel longiora et angustiora, laminis corrugatis, 2–3mm longis, flavo-marginata, calcari gracili, elongato, subulato, recto vel paullo incurvato, 10–15mm longa, aliquando 20mm, roseo, purpureo vel aliquando pallide flavo; stamina flava, circ. 4mm longa, antheris circ. 2.5mm longis. Capsula circ. 1.5cm longa, stigmate persistenti rostriformi, 4–5mm longo. Fl. Mar.–Apr. Fr. Mai.

［摘自：Acta Phytotaxonomica Sinica，2007，45（6）：813-821］

参考译文：

拟巫山淫羊藿，新种

多年生草本，高 30~50cm。根状茎粗短，结节状。叶基生和茎生，小叶 3 枚，叶背面蓝灰色，被稀疏的柔毛，革质；小叶片狭卵形、披针形或狭披针形，长 6~13cm，宽 2~4.5cm，先端长渐尖，叶缘密生刺状锯齿，叶基深心形，侧生小叶基部不对称，裂片圆、钝尖至渐尖。花茎具两枚对生叶。圆锥状花序，具花 15~25 朵，长 12~17cm；花梗无毛，长 2.5~4cm；外轮萼片早落，倒卵形，长 3~4.5mm，宽 2~3mm，内轮萼片卵形、宽卵形，偶狭卵形，白色、浅紫红色或偶浅黄色，长 8~13mm，宽 4~8mm；花瓣与内轮萼片近等长或略长，瓣片有皱褶，长 2~3mm，边缘黄色，距细而伸直或略内弯，距长 10~15mm，偶达 20mm，浅紫红色或紫色，偶浅黄色；雄蕊黄色，长约 4mm，花药长约 2.5mm。蒴果长约 1.5cm，宿存花柱长 4~5mm。花期 3—4 月，果期 5 月。

注释：①inflorenscentia compisita 直译为复合花序，如与中文译文"圆锥状花序"对应，或可写为 inflorenscentia paniculae（panicula，ae，f. 圆锥花序）；②pallide flava 对应中文为"淡黄色的"，或可写为 palliflaventia 复数主格中性形式与 sepalum 的复数主格 sepala 同格；③petala sepalis interiora subaequantia 的句式中，sepalis 应为 sepala 即复数宾格形式，因为当使用 aequans（相等的）和 superans（超过的）的句型时，在两个名词中，第一个用主格或夺格，第二个用宾格。

（四）巢湖铁线莲，新种（下文使用英语作植物新种特征描述）

Clematis chaohuensis W. T. Wang & L. Q. Huang，sp. nov.

Small lignous vines. Stems ca. 1.8m long，ca. 3mm across，glabrous，longtudinally and shallowly 6-sulcate，above branched；branches slender，7–28cm long，0.6–1mm across，glabrous. Leaves opposite，glabrous；cauline leaves mostly bipinnate，10–14cm long，each with 3pairs of pinnae，the lowest pinnae 3-foliolate，and the others simple or 2-foliolate，leaflets coriaceous，ovate，rhombic，narrowly elliptic or broadly ovate，（2–4）cm×（1.2–3）cm，apex acuminate or acute，base broadly cuneate，margin pungently serrate，undivided or 1–3-lobed，rarely unequally 2-parted；nervation trinerved，with basal nerves and secondary and tertiary nerves strongly prominent on both surfaces and forming conspicuous network；upper cauline leaves and ramal leaves smaller，odd-pinnate，3–8.5cm long，5–7-foliolate，leaflets（0.3–2）cm×（0.2–2）cm，apex acute，margin 2–3-lobed or 2–3-parted or undivided，fewserrate or entire；petioles 1–4.2cm long，longitudinally 4–6-angulate or subterete. Cymes glabrous；terminal cymes twice branched，ca. 9-flowered；bracts 2，opposite，ca. 2cm long，slenderly petiolate，ternate，with leaflets ovate，4.5–7.5mm long，entire and twisted petiolules；bracteoles linear，ca. 1.8mm long；pedicels 5–20mm long；axillary cymes usually solitary，rarely in pairs，1–3-flowered；peduncles 6–12mm long，bracts 2，opposite，linear，1–1.6mm long，sometimes wanting；bracteoles linear，1–1.2mm long；pedicels 3–11mm long. Flower small：sepals 4，white，spreading，narrowly oblong or broadly oblanceolate，（6.5–7）mm×（1.5–1.8）mm，adaxially glabrous，abaxially along margin shortly velutinous，longitudinally 3-nerved，apex subrounded or subtruncate. Stamens ca. 14，2.5–3mm long，glabrous；filaments linear；anthers oblong or narrowly oblong，1–1.2mm long，apex obtuse. Carpels 2–3，ca. 3.8mm long；ovaries ca. 0.7mm long，near apex sparsely sericeous；styles ca. 3mm long，below long sericeous，apex slightly dilated，adaxially stigmatose.

［摘自：Bulletin of Botanical Research，2014，34（3）：289-291］

参考译文：

巢湖铁线莲，新种

小木质藤本植物。茎长约 1.8m，粗约 3mm，无毛，具 6 条浅纵槽，上部分枝；枝条细，长 7~28cm，粗 0.6~1mm。叶对生，无毛；基生叶多为二回羽状复叶，长 10~14cm，每叶具 3 对羽片，最下部羽片具 3 小叶，其他羽片简单或具 2 小叶，小叶革质，卵形、菱形、狭椭圆形或宽卵形，长 2~4cm，宽 1.2~3cm，顶端渐尖或急尖，基部宽楔形，边缘具锐尖锯齿，不分裂或 1~3 浅裂，稀不等 2 深裂，具三出脉，基出脉和二、三回脉两面均强烈隆起，形成明显脉网；上部茎生叶和枝生叶较小，为奇数羽状复叶，长 3~8.5cm，具 5~7 小叶，小叶长 0.3~2cm，宽 0.2~2cm，顶端急尖，边缘 2~3 浅裂或深裂，或不分裂，具少数锯齿或全缘；叶柄长 1~4.2cm，具 4~6 条纵棱或近圆柱形。聚伞花序无毛；顶生聚伞花序二回分枝，约有 9 花；苞片 2，对生，长约 2cm，有细柄，为三出复叶，小叶卵形，长 4.5~7.5mm，全缘，小叶柄螺旋状弯曲；小苞片条形，长约 1.8mm；花梗长 5~20mm；腋生聚伞花序通常单生，稀成对着生，具 1~3 花；花序梗长 6~12mm；苞片 2，对生，条形，长 1~1.6mm，有时不存在；小苞片条形，长 1~1.2mm；花梗长 3~11mm。花小：萼片 4，白色，开展，狭长圆形或宽倒披针形，长 6.5~7mm，宽 1.5~1.8mm，腹面无毛，背面沿边缘被短绒毛，具 3 条纵脉，顶端近圆形或近截形。雄蕊约 14，长 2.5~3mm，无毛；花丝条形；花药长圆形或狭长圆形，长 1~1.2mm，顶端钝。心皮 2~3，长约 3.8mm；子房长约 0.7mm，近顶端疏被绢毛；花柱长约 3mm，下部密被长绢毛，顶端稍变宽，具柱头。

三、《中国植物志》植物拉丁名文献引证

（一）忍冬（《名医别录》）

金银花（《本草纲目》），金银藤（江西铅山、云南楚雄），银藤（浙江临海，江苏），二色花藤（上海），二宝藤、右转藤（四川），子风藤（浙江丽水），蜜桶藤（江西铅山），鸳鸯藤（福建），老翁须（《常用中草药图谱》）

Lonicera japonica Thunb. Fl. Jap. 89. 1784；中药志 3：36，506，彩图 12. 1960；H. L. Li，Woody Fl. Taiwan 886. 1963；中国高等植物图鉴 4：297，图 6008，1975；全国中草药汇编，上册 540，图 556. 1975；Lauener et Ferguson in Notes Bot. Gard. Edinb. 32（1）：99. 1972.—*Caprifolium japonicum* Dum. Cour. Bot. Cult. ed. 2，7：209. 1814.—*Nintooa japonica* Sweet，Hort. Brit. ed. 2，258. 1830.—*L. fauriei* Lévl. et Vant. In Fedde，Repert. Sp. Nov. 5：100. 1908.—*L. japonica* Thunb. var. *sempervillosa* Hayata. Ic. PI. Formos. 9：47. 1920.—*T. shintenensis* Hayata. ibid. 48.

注释：该种是由 Thunb. 于 1784 年在 Fl. Jap. 第 89 卷上发表的新种。1960 年出版的《中药志》在第 3 卷 36 页和 506 页彩图 12 中使用该学名。H. L. Li 于 1963 年在 Woody Fl. Taiwan 886 页上使用该学名。1975 年出版的《中国高等植物图鉴》第 4 卷 297 页图版 6008 中使用该学名。1975 年出版的《全国中草药汇编》上册 540 页上图版 556 中使用该学名。Lauener 和 Ferguson 于 1972 年在 Notes Bot. Gard. Edinb. 32 卷第 1 期 99 页使用了该学名。

《中国植物志》作者研究认为：Dum. 于 1814 年在 Cour. Bot. Cult. 第 2 版第 7 卷 209 页发表的新种 *Caprifolium japonicum* 为 *Lonicera japonica* 的异名；Sweet 于 1830 年在 Hort. Brit. 第 2 版 258 页发表的新种 *Nintooa japonica* 为 *Lonicera japonica* 的异名；Lévl. 和 Vant. 于 1908 年在 Fedde 主编的 Repert. Sp. Nov. 第 5 卷 100 页上发表的新种 *Lonicera fauriei* 为 *Lonicera japonica* 的异名；Hayata 于 1920 年在 Ic. Pl. Formos. 第 9 卷 47、48 页上分别发表的新变种 *L. japonica* Thunb. var. *sempervillosa* 和新种 *T. shintenensis* 为 *Lonicera japonica* 的异名，ibid. 这里代表的意思是"同上"。

（二）甘草（《神农本草经》）

国老（《名医别录》），甜草（东北，内蒙古），甜根子（陕西）图版 44：1-4

Glycyrrhiza uralensis Fisch. in DC. Prodr. 2：248.1825；Franch. Pl. David. 1：92.1884. Kitagawa in Journ. Jap. Bot. 13：428.1939；Grig. et Vass. in Kom. Fl. URSS 13：236.1948；E. A. Krug. in Trudy Bot. Inst. Komarov Ser. I, 11：176.1955；中药志，1：130. 图 89.1958；中国高等植物图鉴 2：434. 图 2598.1972；S. C. Lin et al. in Acta Phytotax. Sin. 15（2）：49.f. 1.1977；Yakovlev in Grobov, Pl. Asiae Centr. 8a：50.1983；X. Y. Li in Bull. Bot. Res. 13（1）：27.1993.—*Glycyrrhiza glandulifera* Ledeb. Fl. Ross. 1：566.1842.—*Glycyrrhiza asperima* α. *uralensis* et β. *desertorum* Regel in Bull. Soc. Nat. Mosc. 39，2：66.1866.

注释：该种由 Fisch. 于 1825 年在 DC. Prodr. 第 2 卷 248 页首次发表。Franch. 于 1884 年在 Pl. David. 第 1 卷 92 页上使用该学名。Kitagawa 于 1939 年在 Journ. Jap. Bot. 第 13 卷 428 页上使用该学名。Grig. 和 Vass. 于 1948 年在 Kom. Fl. URSS 第 13 卷 236 页使用该学名。E. A. Krug. 于 1955 年在 Trudy Bot. Inst. Komarov Ser. I 第 11 卷上 176 页上使用该学名。1958 年出版的《中药志》第 1 卷 130 页上图版 89 中使用该学名。《中国高等植物图鉴》的作者于 1972 年在第 2 卷 434 页图版 2598 中使用该学名。Lin S. C. 等于 1977 年在 Acta Phytotax. Sin. 第 15 卷第 2 期 49 页上图版 1 中使用该学名。Yakovlev 于 1983 年在 Grobov, Pl. Asiae Centr. 第 8a 卷 50 页上使用该学名。Li X. Y. 于 1993 年在 Bull. Bot. Res. 第 13 卷第 1 期 27 页上使用该学名。

《中国植物志》作者们研究认为，Ledeb 于 1842 年在 Fl. Ross. 第 1 卷 566 页发表的新种 *Glycyrrhiza glandulifera* 为 *Glycyrrhiza uralensis* 的异名。

Regel 于 1866 年在 Bull. Soc. Nat. Mosc. 第 39 册第 2 卷 66 页发表的新变种 *Glycyrrhiza asperima* α. *uralensis* 和 *Glycyrrhiza asperima* β. *desertorum* 为 *Glycyrrhiza uralensis* 的异名。（在本例中，变种的符号没有使用 var. 而是用的 α 和 β 是这是因为在第一届国际植物学大会的命名法规中允许变种的符号用 α、β 等代表 var.，《中国植物志》作者在使用该学名时保留了这种形式。）

四、其他拉丁语文献

（一）In Clinica

Collega Li morbo acuto subito laborat et alvo dolet. Aegrotus a fratre suo ad nosocomium missus est. Causa morbi ignota est. Per diagnosim medici aegrotus dysenteria laborat. Medicus aegroto praescriptionem scribit. Medicamentarius aegroto streptomycinum, furazolidonum et atropinum dat. Aegrotus remedia cito sumit. Recenter aegrotus paulatim convalescit.

译文：在医院

李同学突然患急病，腹部疼痛。患者由他的兄弟送往医院。病因不清。经医生诊断患者患痢疾。医生给患者开处方。药剂师给患者发链霉素、呋喃唑酮和阿托品。患者立即服药。不久，患者慢慢康复。

（二）Collegae Sumus

Medicus sum. Infirmaria es. Xiao Li est aegrotus. Collegae sumus.

Quis est ille? Ille medicus est. Quis est illa? Illa infirmaria est. Quis est ille? Ille aegrotus est.

Quid est hoc? Hoc est aspirinum. Quid est illud? Illud est antipyrinum. Medicus aegrotum curat.

Infirmaria aegroto remedia dat. Aegrotus aspirinum et antipyrinum sumit.

译文：我们是同志

我是医生。你是护士。小李是患者。我们是同志。

他是谁？他是医生。她是谁？她是护士。他是谁？他是患者。

这是什么？这是阿司匹林。那是什么？那是安替比林。医生治疗患者。

护士给患者药。患者服用阿司匹林和安替比林。

（三）Pharmacopola

Xiao Ma in Chengdu Collegio Pharmacetico antae studuit. Ille pharmacopola nunc est. In dispensario dure laborat. Ille populo ex animo servit et diligenter studet. Xiao Ma aegrotos et aegrotas crebro visitat et adjuvat. Ille ab aegrotis semper laudatur.

Xiao Ma remedia varia，e. g. mixturas，unguenta，pulveres，tabellas etc. facere potest. Ille remedia ad usum externum saepe parat et remedia ad usum interdum praeparat.

译文：药剂师

小马以前在成都药学院学习。现在他是药剂师。在药房努力地工作。他勤奋地学习，全心全意地为人民服务。小马关心患者，他经常来看望患者和帮助患者。他常常受到患者的赞扬。

小马会做各种各样的药，如合剂、软膏、粉剂、片剂等。这些药都是常用的内服药和外用药。

（四）De Splanchnologia

In splanchnologia considerantur：

（1）Viscera abdominis，digestioni alimentorum destinata，quae sunt：ventriculus，intestina，hepar et pancreas；

（2）Uropaea，sive urinae secretioni inservientia，ut renes，ureteres，visica urinaria，urethra；

（3）Partes，generationi dictae；

（4）Organa respirationis et digestionis，in trorace et collo sita，ut trachea，pulmones，oesophagus et ceteri.

译文：关于内脏

人们认为内脏有：

(1)承担消化食物的腹部内脏，它们是胃、肠、肝及胰腺；

(2)用来分泌尿或排尿的内脏，如肾、输尿管、膀胱、尿道；

(3)所谓生育部分的内脏；

(4)位于胸腔和颈部的呼吸器官和消化器官，如气管、肺、食管等。

（五）Renes

In corpore humano duo renes sunt：ren dexter et ren sinister. Renes in regione lumborum in posteriore parte ventris locati sunt. Ren dexter sub hepate，ren sinister sub liene siti sunt. Renibus urina secernitur.

Cum renes sani sunt，urina limpida est. Inflammatio renis nephritis nominatur. Si sanguis aut pus in urina est. Vel visica，vel renes exulcerati sunt（Celsus）.

译文：肾

人体内有两肾：右肾和左肾。两肾位于腹部后方的腰区。右肾位于肝下，左肾位于脾下。肾分泌尿。

肾脏健康时尿液澄清。肾的炎症叫肾炎。若尿内有血或脓，可能是膀胱或肾溃疡（发炎）。

（六）Pneumonia

In clinica gravi morbo aegrotus est. Hic est status aegroti：caltor magnus，tussis assidua，pulsus frequens，spiritus difficilis. Ille pectore dolet et vomitum interdum habet. Per diagnosim medici aegrotus pneumonia laborat. Aegrotus remedia antibiotica sumere debet.

译文：肺炎

该患者是住院重症。病情是：高热，久咳，脉数，呼吸困难，胸痛，时伴呕吐。经医生诊断，患者患肺炎，应服抗菌药。

五、文献词汇

acuminatus，a，um，adj.	锐尖形的，渐尖形的
acutus，a，um，adj.	急尖的
aequantes	第二类分词形容词，等长的
aequo，are，v.	使平等，使相等
affinitas，ātis，f.	亲戚关系；姻亲
alabastrum，i，n.	花芽，花蕾
albidus，a，um，adj.	淡白色的
aliquando，adv.	有时，偶尔
anguste，adv.	狭窄地
angustus，a，um，adj.	狭形的
anthera，ae，f.	花药
asymmetricus，a，um，adj.	不对称的
atro-purpureus adj.	深紫色的
axillaris，e，adj.	腋生的
bacillum，i，n.	小棒，小杖，小杆
basalis，e，adj.	基部的，基生的
binatus，a，um，adj.	双生的
bractea=brattea，ae，f.	薄的金属片（植物学中意为苞片）
bracteola，ae，f.	小苞片
breviter，adv.	短地
caducus，a，um，adj.	早落的
calcar，aris，n.	距形物
capitulum，i，n.	头状花序
carinatus，a，um，adj.	具龙骨状突起的
caudatus，a，um，adj.	尖尾状的
caulinus，a，um，adj.	茎的
ciliatus，a，um，adj.	具纤毛或腺毛的
ciliolatus，a，um，adj.	具短纤毛的或短腺毛的
cilium，i，n.	睫毛
c.=circa，adv.	约
compactus，a，um，adj.	稠密的，紧密的
conspicus，a，um，adj.	显著的
conspicŭus，a，um，adj.	看得见的，明显的，显著的

cordatus,a,um,adj.	心形的
coriaceus,a,um,adj.	革质的
corniculatus,a,um,adj.	具小角的,小角形的
corrugatus,a,um,adj.	具条纹的,具皱褶的
crassus,a,um,adj.	厚的,粗的
cucullatus,a,um,adj.	兜状的
cuneatus,a,um,adj.	楔形的
cystolithus,i,m.	钟乳体
deltoideus,a,um,adj.	三角形的
Densiusculus,-ius,a,um,adj.	具有……特性的
Densiusculus,-culus,-cula,-culum,adj.	表示小的
densus,a,um,adj.	密的,浓密的
dentatus,a,um,adj.	有齿的,带齿的,齿状的
denticulatus,a,um,adj.	细齿状的
diam.	[缩写词]直径
differo,distuli,dilatum,differe,v.	不同于,相区别
dispositus,a,um,adj.	排列的,分布的
distinguo,ere,v.	区分,区别
eis	第三人称代词的复数夺格形式,文中此处意为"它们"
ellipticus,a,um,adj.	椭圆形的
elongātus,a,um,adj.	伸长的
eo	第三人称代词的单数夺格形式,可作副词,意为"在那边"
extus,adv.	外面地
floribus,a,um,adj.	多花的
glandulosus,a,um,adj.	具腺体的
gracilĭter,adv.	细弱的
gynandrium,i,n.	雌雄蕊合体
heteromorphus,a,um,adj.	异形的
hyalinus,a,um,adj.	透明的
inaequaliter,adv.	不同地
inflorescentia,ae,f.	花序
incurvatus,a,um,adj.	内弯的
integer,a,um,adj.	全缘的
intermedius,a,um,adj.	中间的
lamina,ae,f.	叶片
lanceolatus,a,um,adj.	披针形的
late,adv.	宽地
lepidotus,a,um,adj.	具鳞斑的
leviter,adv.	轻微地,稍微地
limbus,i,m.	花瓣片;叶片;花冠檐

linearis,e,adj.	线状的
luteus,a,um,adj.	金黄色,深黄色
maculatus,adj.	有斑点的
membranaceus,a,um,adj.	膜质的,薄而透明的
morph=form	形态
mox,adv.	随即,当时,不久后
multi-	[前缀]多的
navicula,ae,f.	船
navicularis,e,adj.	船形的
numerosus,a,um,adj.	多数的
oblique,adv.	斜地,倾斜地
oblongus,a,um,adj.	长圆形的,矩圆形的
oppositus,a,um,adj.	相反的
ovarium,i,n.	子房
palliflavens,entis,adj.	淡黄色的
papyraceus,a,um,adj.	纸质的
paucitas,atis,f.	少数
paullo,adv.	略微地
pedicellus,i,m.	花梗
pedunculus,i,m.	总花梗,总果梗
perennis,e,adj.	多年生的
perianthium,ii,n.	花被
persistens,entis,adj.	常绿的(指叶),宿存的
petalum,i,m.	花瓣
petiolus,i,m.	叶柄
petiolulatus,a,um,adj.	有小叶柄的
pistillatus,a,um,adj.	雌花的,雌蕊的
planus,a,um,adj.	平面的
poecile,es,f.	(希)斑驳的,涂满油彩的
profuse,adv.	无序地
profunde,adv.	深地
prominens,entis,adj.	显著的,突出的
proximus,a,um,adj.	近似的
puberulus,a,um,adj.	被微柔毛的
purpureus,a,um,adj.	紫色的
qudrifidus,a,um,adj.	四裂的
racemus,i,m.	总状花序
ramosus,a,um,adj.	多枝的,枝条茂密的
receptaculum,i,n.	花托,花序托
repens,entis,adj.	匍匐生的
roseus,a,um,adj.	红色的,玫瑰色的
rostrum,i,n.	喙

saepe,adv.	常,时常
semi-	[前缀]半,不完全
sepālum,i,n.	萼片
sessilis,e,adj.	植物长得粗矮的
seta,ae,f.	刚毛,硬发
setaceus,a,um,adj.	具刚毛的,具刺毛的
singulatim,adv.	逐个地,单个地
singulariter,adv.	逐个地,单独地
sparse,adv.	稀少地
spicatus,a,um,adj.	穗状花序的
spinosus,a,um,adj.	具刺的,多刺的
sporophyllum,um,n.	孢子叶
stamineus,a,um,adj.	雄蕊很显著的
stipitatus adj.	具柄的
stipula,ae,f.	托叶
strobilus,i,m.	球果
stylus,i,m.	花柱
subcordatus,a,um,adj.	近于心形的
subulatus,a,um,adj.	钻头状的,锥状的
sub-glaber,adj.	近无毛的
subtus adv.	下面
subulatus,a,um,adj.	钻头状的,锥状的
superne adv.	向上
symmetricus,a,um,adj.	对称的
terminalis,e,adj.	顶生的
triangularis,e,adj.	三角形的
trunco,avi,atum,are,v.	砍短,截去
tubŭlosus,a,um,adj.	管状的
utrinque=utrimque,adv.	在两侧
velutinus,a,um,adj.	被短柔毛的
verrucosus,a,um,adj.	具疣状突起的
villosus,a,um,adj.	被长柔毛的
viridulus,a,um,adj.	淡绿色的

复习思考题

1. 了解国际植物命名法规。

2. 熟悉植物新分类群发表时"特征简介(diagnosis)"和"特征描述(description)"以及"拉丁名文献引证"的概念。

3. 将以下拉丁语文献翻译成汉语。

(1)天门山杜鹃,新种

Rhododendron tianmenshanense C.L. Peng & L.H. Yan,sp. nov.

Species proxima *R. agannipho* Balf. f. & K. Ward,sed foliis oblongo-ellipticis,subtus venutinis et lepidotis, inflorescentiis racemosis paucifloris, saepe 5-floris, pedicillis glanduloso-pubescentibus differt.［摘自：Acta Phytotaxonomica Sinica, 2007, 45(3):304］

注：这是一篇植物新分类群发表时植物特征简介的拉丁语文献。通过翻译练习，掌握植物特征简介的拉丁语写作的语法特点。

(2)兜船楼梯草,新种

Elatostema cucullatonaviculare W. T. Wang, sp. nov.

Herba perennis. Caulis circ. 55cm altus, basi 5mm crassus, glaber, simplex, circ. 15-foliatus. Folia breviter petiolulata, glabra; laminae papyraceae, oblique oblongae, 6.5–16cm longae, 1.6–3.8cm latae, apice acuminatae, acuminibus integris, basi oblique cuneatae, margine denticulatae, trinerves, nervis basalibus subtus prominentibus, eis lateralibus folii latere angustiore 1–4 eo latiore 3–5 utrinque planis, cystolithis conspicuis densiusculus bacilliformibus 0.1–0.4(0.5)mm longis; petioli 1–4mm longi; stipulae membranaceae, lineari-lanceolatae, circ. 13mm longae, 2mm latae, viridulae, 1-viridi-nerves. Capitula staminea singulariter axillaria, 7–9mm in diam.; pedunculus 1mm longus glaber; receptaculum late oblongum, circ. 5mm longum, 4mm latum, glabrum; bracteae circ. 7, albidae, deltoideae, 1–1.2mm longae, 2–2.5mm latae, apice corniculatae, cornibus viridibus subulatis 1–3mm longis sparse puberulis; bracteolae numerosae, densae, semihyalinae, naviculares, 1.2–3mm longae, 0.4–0.9mm latae, superne sparse ciliolatae, apice anguste cucullatae. Alabastra staminata late obovoidea, circ. 0.9mm in diam., glabra, apice inaequaliter 3-corniculata, cornibus anguste triangularibus 0.3–0.9mm longis. Capitula pistillata ingota.［摘自：Plant Diversity and Resources, 2012, 34(2):137］

注：这是一篇植物新分类群发表时植物特征描述的拉丁语文献，翻译成中文时，要注重掌握植物特征描述的拉丁语写作的语法特点。

4. 对《中国植物志》上记载的多裂阴地蕨进行拉丁名文献引证的注释练习。

多裂阴地蕨(《东北草本植物志》,第一卷)

Botrychium multifidum (Gmel.) Rupr. Distr. Crypt. Vasc. in Beitr. z. Pflanzenkunde XI (1859)40; Fomin in Busch. Fl. Sibir. et Orient. Extr. V(1930)210; Kom. et Alis. Key to Pl. Far East. Reg. URSS. I(1931)99; Fomin in Kom. Fl. URSS. I(1934)99, t. 4.f. 11; 王薇等，东北草本植物志，第一卷(1958)22页,24图, non Trevis 1874——*Osmunda multifida* Gmel. in Nov. Comm. Acad. Petr. XIII(1768)517, t. 11, f. 1——*Botrychium matricariae* Spr., Syst. Veget. IV (1827)23; Diels in Engl. u. Prantl., Nat. Pflanzenfam. I, iv(1899)471; C. Chr. Ind. Fil. (1905) 163; Brit. & Br. Illustr. Fl. North. U.S. I(1913)5, f. 11——*Osmunda matricariae* Schrank, Baiersche Fl. II(1789)419.［摘自：中国植物志：第 2 卷. 北京：科学出版社, 1959 :22］

5. 2011 年国际植物学大会确定新类群的发表可使用＿＿＿＿＿进行特征描述，而特征简介还必须使用＿＿＿＿＿填写。

6. 根据文献引证，我们可以了解该种植物发表的＿＿＿＿、＿＿＿＿、＿＿＿＿，了解发表过程出现的一系列异名，了解该种植物的研究历史。

7. 发表新物种时，用拉丁文进行植物特征描述时，名词使用＿＿＿＿格或＿＿＿＿格；植物特征简介要求名词使用＿＿＿＿格。

●（付小梅　张瑜　张英　刘炜）

◇◇◇ 附　　录 ◇◇◇

附录一　五种变格法名词格尾表

格	格	第一变格法名词 f.	第二变格法名词 m.	第二变格法名词 n.	第三变格法名词 不等音节名词 m.f.	第三变格法名词 不等音节名词 n.	第三变格法名词 等音节名词 m.f.	第三变格法名词 等音节名词 n.	第四变格法名词 m.	第四变格法名词 n.	第五变格法名词 f.
单数	主格	-a	-us, -er	-um	多种形式		-is, -es	-e	-us	-u	-es
	属格	-ae	-i		-is		-is		-us		-ei
	宾格	-am	-um	同主格	-em	同主格	-em, -im	同主格	-um	同主格	em
	夺格	-a	-o		-e		-e (-i)	-i	-u		-e
复数	主格	-ae	-i	-a	-es	-a	-es	-ia	-us	-ua	-es
	属格	-arum	-orum		-um, -ium		-ium		-uum		-erum
	宾格	-as	-os	同主格	-es	同主格	-es	同主格	-us	同主格	-es
	夺格	-is	-is		-ibus		-ibus		-ibus		-ebus

附录二　两类形容词变格法格尾表

格	格	第一类形容词 m.	第一类形容词 f.	第一类形容词 n.	第二类形容词 m.f.	第二类形容词 n.
单数	主格	-us-er	-a	-um	多种形式	多种形式
	属格	-i	-ae	-i	-is	-is
	宾格	-um	-am	同主格	-em	同主格
	夺格	-o	-a	-o	-i	-i
复数	主格	-i	-ae	-a	-es	-ia
	属格	-orum	-arum	-orum	-ium	-ium
	宾格	-os	-as	同主格	-es	同主格
	夺格	-is	-is	-is	-ibus	-ibus

附录三 拉丁语数词表

阿拉伯数字	罗马数字	基数词(几个)	序数词(第几)	副数词(几次)
1	I	unus, a, um	primus, a, um	semel
2	II	duo, duae, duo	secundus, a, um	bis
3	III	tres, tria	tertius, a, um	ter
4	IV	quattuor	quartus, a, um	quater
5	V	quinque	quintus, a, um	quinquies
6	VI	sex	sextus, a, um	sexies
7	VII	septem	septimus, a, um	septies
8	VIII	octo	octavus, a, um	octies
9	IX	novem	nonus, a, um	novies
10	X	decem	decimus, a, um	decies
11	XI	undecim	undecimus, a, um	undecies
12	XII	duodecim	duodecimus, a, um	duodecies
13	XIII	tredecim	tertius decimus	tredecies
14	XIV	quattuordecim	quartus decimus	quattuordecies
15	XV	quindecim	quintus decimus	quindecies
16	XVI	sedecim	sextus decimus	sedecies
17	XVII	septemdecim	septimus decimus	septies decies
18	XVIII	duodeviginti	duodevicesimus, a, um	duodevicies
19	XIX	undeviginti	undevicesimus, a, um	undevicies
20	XX	viginti	vicesimus, a, um	vicies
21	XXI	viginti unus	vicesimus primus	semel et vicies
22	XXII	viginti duo	vicesimus alter	bis et vicies
23	XXIII	viginti tres	vicesimus tertius	ter et vicies
28	XXVIII	duodetriginta	duodetricesimus, a, um	duodetricies
29	XXIX	undetriginta	undetricesimus, a, um	undetricies
30	XXX	triginta	tricesimus, a, um	tricies
40	XL	quadraginta	quadragesimus, a, um	quadragies
50	L	quinquaginta	quinquagesimus, a, um	quinquagies
60	LX	sexaginta	sexagesimus, a, um	sexagies
70	LXX	septuaginta	septuagesimus, a, um	septuagies
80	LXXX	octoginta	octogesimus, a, um	octogies
90	XC	nonaginta	nonagesimus, a, um	nonagies

续表

阿拉伯数字	罗马数字	基数词(几个)	序数词(第几)	副数词(几次)
100	C	centum	centesimus,a,um	centies
200	CC	ducenti,ae,a	ducentesimus,a,um	ducenties
300	CCC	trecenti,ae,a	trecentesimus,a,um	trecenties
400	CCCC	quadringenti,ae,a	quadringentesimus,a,um	quadringenties
500	D	quingenti,ae,a	quingentesimus,a,um	quingenties
600	DC	sescenti,ae,a	sescentesimus,a,um	sescenties
700	DCC	septingenti,ae,a	septingentesimus,a,um	septingenties
800	DCCC	octingenti,ae,a	octingentesimus,a,um	octingenties
900	DCCCC	nongenti,ae,a	nongentesimus,a,um	nongenties
1000	M	mille	millesimus,a,um	millies

附录四　常用医药名拉英转化规律简介

拉丁语和英语的关系极为密切,医药英语中有许多词汇是沿用拉丁语或由拉丁语转化而来的,其读音和拼写均与拉丁语有关。下面就常用医药名拉丁语转化为英语的一般规律进行简要总结。

一、拉丁语转化为英语的一般规律

(一) 名词

1. 拉丁语与英语形式完全相同。如大多数化学元素名称和一些外来语医药名称:

拉丁语	英语	汉语
Aluminium	Aluminium	铝
Argentum	Argentum	银
Bismuthum	Bismuthum	铋
Calcium	Calcium	钙
Megnesium	Megnesium	镁
Aorta	Aorta	主动脉
Colon	Colon	结肠
Digitalis	Digitalis	洋地黄
Ginkgo	Ginkgo	银杏
Ginseng	Ginseng	人参
Stupor	Stupor	昏迷,木僵
Ulcer	Ulcer	溃疡
Agar	Agar	琼脂

部分化学元素名称,拉丁语和英语不同,例如:

拉丁语	英语	汉语
Chlorum	Chlori	氯
Kalium	Potasium	钾

Natrium	Sodium	钠
Oxygenium	Oxygen	氧
Zincum	Zinc	锌

药典中的钾和钠,英语分别是 Potasium 和 Sodium。

2. 拉丁语去掉词尾 -a(阴性),-us(阳性),-um(中性),即为英语。例如:

拉丁语	英语	汉语
Aspirinum	Aspirin	阿司匹林
Camphora	Camphor	樟脑
Cataracta	Cataract	青霉素
cella	cell	细胞
digitum	digit	指、趾
Extractum	Extract	浸膏
penicillinum	penicillin	青霉素
rheumatismus	rheumatism	风湿病
Syrupus	Syrup	糖浆
Unguentum	Unguent	软膏
Vitaminum	Vitamin	维生素

3. 拉丁语去掉词尾 -a,-us,-um 等,加 -e(不发音),即为英语。例如:

拉丁语	英语	汉语
Adrenalinum	Adrenaline	肾上腺素
appetitum	appetite	食欲
Atropinum	Atropine	阿托品
Capsula	Capsule	胶囊
Chloridum	Chloride	氯化物
clavicula	clavicule	锁骨
condylus	condyle	髁
Glucosum	Glucose	葡萄糖
Granula	Granule	颗粒剂
Hydrochloridum	Hydrochloride	氢氧化物
intestinum	intestine	肠
medicina	medicine	医学
Morphinum	Morphine	吗啡
nervus	nerve	神经
Pilula	Pilule	丸剂
pulsus	pulse	脉搏
temperatura	temperature	温度
Thyroxinum	Thyroxine	甲状腺素
Tinctura	Tincture	酊剂
varicosum	varicose	静脉曲张

4. 拉丁语结尾为 -as,-is(含氧酸盐),去掉 -s,加 -te,即为英语。例如:

| 拉丁语 | 英语 | 汉语 |
| Acetas | Acetate | 醋酸盐 |

Bicarbonas	Bicarbonate	碳酸氢盐
Nitris	Nitrite	亚硝酸盐
Sulfas	Sulfate	硫酸盐
Sulfis	Sulfite	亚硫酸盐

5. 拉丁语词尾去 -ia,-ius,-ium,改为 -y,即为英语。例如:

拉丁语	英语	汉语
anatomia	anatomy	解剖
arteria	artery	动脉
collutorium	collutory	含漱剂
Mercurius	Mercury	汞,水银

6. 拉丁语词尾去 -tio,改为 -tion,即为英语。例如:

拉丁语	英语	汉语
inhalatio	inhalation	吸入剂
Injectio	Injection	注射剂
Lotio	Lotion	洗剂
operatio	operation	手术
Solutio	Solution	溶液

（二）形容词

1. 将拉丁语的词尾 -us,-a,-um 去掉,即为英语。例如:

拉丁语	英语	汉语
acidus,a,um	acid	adj. 酸性的 n. 酸
boricus,a,um	boric	硼酸的
folicus,a,um	folic	叶酸的
gravidus,a,um	gravid	妊娠的
liquidus,a,um	liquid	adj. 液体的 n. 液体
nitricus,a,um	nitric	硝酸的

2. 将拉丁语的词尾 -us,-a,-um 去掉,加 -e,即为英语。例如:

拉丁语	英语	汉语
acutus,a,um	acute	急性的
concentratus,a,um	concentrate	v. 浓缩 adj. 浓的
dilutus,a,um	dilute	v. 稀释 adj. 稀的

3. 将拉丁语的词尾 -ius,-ia,-ium 去掉,加 -y,即为英语。例如:

拉丁语	英语	汉语
pulmonarius,a,um	pulmonary	肺的
sanitarius,a,um	sanitary	卫生的
sensorius,a,um	sensory	感觉的
veterinarius,a,um	veterinary	兽医的

4. 将拉丁语的词尾 -plex 去掉 x,即为英语。例如:

拉丁语	英语	汉语
multiplex	multiple	多数的,多倍的
simplex	simple	单的,单一的
triplex	triple	三倍的

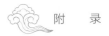

二、药名拉英词序比较

（一）词序相同

1. 中药材名。例如：

拉丁语	英语	汉语
Ginkgo Semen	Ginkgo Seed	白果
Foeniculi Fructus	Fennel Fruit	小茴香
Coptidis Rhizoma	Coptis Root	黄连
Ginseng Radix et Rhizoma	Ginseng Root	人参

2. 盐类药名（包括卤化物、氧化物、氢氧化物）。例如：

拉丁语	英语	汉语
Atropini sulfas	Atropine Sulfate	硫酸阿托品
Codeini Phosphas	Codeine Phosphate	磷酸可待因
Calcii Chloridum	Calcium Chloride	氯化钙
Natrii Nitris	Sodium Nitrite	亚硝酸钠

（二）词序相反

1. 制剂类药名。例如：

拉丁语	英语	汉语
Tinctura Belladonnae	Belladona Tincture	颠茄酊
Tabellae Aminophyllini	Aminophyllin Tablets	氨茶碱片
Syrupus Codeini Phosphatis	Codeine Phosphate Syrup	磷酸可待因糖浆
Syrupus Ferrosi Sulfatis	Ferrous Sulfate Syrup	硫酸亚铁糖浆
Injectio Atropini Sulfatis	Atropine Sulfate Injection	硫酸阿托品注射液

2. 酸类药名。例如：

拉丁语	英语	汉语
Acidum Aceticum	Acetic Acid	醋酸
Acidum Folicum	Folic Acid	叶酸
Acidum Nitricum	Nitric Acid	硝酸
Acidum Salicylicum	Salicyli Acid	水杨酸
Acidum Sulfuricum	Sulfuric Acid	硫酸

3. 生物制品名。例如：

拉丁语	英语	汉语
Antitoxinum Diphthericum	Diphtheria Antitoxin	白喉抗毒素
Vaccinum Cholerae	Cholera Vaccine	霍乱疫苗

附录五　常用拉丁学名与属名、种加词释义

拉丁名	中文名	属名释义	种名释义
Abrus cantoniensis	广州相思子 （鸡骨草）	【希】优雅的小花	广东的

Abutilon theophrasti	苘麻	【阿】指其叶类似某种桑叶	人名
Acacia catechu	儿茶	【阿】金合欢,阿拉伯树胶	一种植物的东印度名
Acanthopanax gracilistylus	细柱五加	【希】akantha 荆棘 + panax 人参属,指其形态与人参属相似,但有刺	细长花柱的
A. senticosus	刺五加		多刺的
Achillea alpina	高山蓍	人名(古希腊医生 Achilleus,第一个发现该属有药效)	高山的
Achyranthes bidentata	牛膝	【希】achyron 皮壳 + anthos 花,指花如稻谷壳状	二齿的
Aconitum carmichaelii	乌头	【希】akoniton 附子	人名
A. kusnezoffii	北乌头		人名
Acorus calamus	藏菖蒲	【希】a 无 + koros 装饰,指其没有美丽的花	像棕榈科中的一属
A. tatarinowii	石菖蒲		人名
Adenophora stricta	沙参	【希】aden 腺体 + phoros 负着,指花柱的基部具深杯状花盘或腺体	直立的
A. tetraphylla	轮叶沙参		四叶的
Agrimonia pilosa	龙芽草(仙鹤草)	【希】agremone,指其萼筒上有许多钩刺与罂粟相似	具疏柔毛的
Ajuga decumbens	筋骨草	【拉】a 无 + jugum 轭,指其花冠上无明显上唇	金疮的
Akebia quinata	木通	日本名 akebi	复叶具 5 小叶的
Albizzia julibrissin	合欢	人名(德国自然科学家 Filippo del Albizzi)	丝状花的
Alisma orientale	泽泻	【希】alis 海水,喜盐的,指一些种类喜生盐碱地	东方的
Allium chinense	薤	一种野生的小葱	中国的
A. macrostemon	小根蒜		大雄蕊
A. sativum	大蒜		栽培的
Aloe barbadensis	库拉索芦荟	【阿】alloet 味苦,指其叶含苦味的汁液	地名
A. ferox	好望角芦荟		地名
Alpinia galanga	大高良姜,红豆蔻	人名(意大利植物学家)	为印度马拉巴的土名
A. katsumadai	草豆蔻		人名
A. officinarum	高良姜		药用的
A. oxyphylla	益智		尖叶的
Amomum kravanh	白豆蔻	【希】指植物可解毒	土名

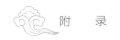
A. tsao-ko	草果		草果
A. villosum	阳春砂 （砂仁）		具长软毛的
A. villosum var. *xanthioides*	绿壳砂		具长软毛的；苍耳状的
Ampelopsis japonica	白蔹	【希】ampelos 葡萄 + opsis 模样，指其藤茎似葡萄藤	日本的
Andrographis paniculata	穿心莲	【希】aner 男性 + graphe 线条表现的东西，指花丝有髯毛	圆锥花序的
Anemarrhena asphodeloides	知母	强壮	像百合科中一属 *Asphodlelus*
Anemone raddeana	多被银莲花（两头尖）	【希】指一些种生多风处	人名
Angelica dahurica	白芷（兴安白芷）	【希】angelikos 天使的，指其具有显著的治疗作用	达呼里的（为俄罗斯西伯利亚一地名）
A. dahurica var. *formosana*	杭白芷		达呼里的
A. pubescens	重齿毛当归		有柔毛的
A. sinensis	当归		中国的
Apocynum venetum	罗布麻（红麻）	【希】指汁有毒	蓝色的
Aquilaria sinensis	白木香（土沉香）	【拉】具有沉水特性	中国的
Arctium lappa	牛蒡	【希】熊，指一些种习生北极地区	有芒刺的（果皮）
Ardisia crenata	朱砂根	【希】顶尖，指花冠裂片或雄蕊先端锐尖	圆齿的
A. japonica	紫金牛		日本的
Areca catechu	槟榔	【马来】areeca	土名（东印度加当）
Arisaema amurense	东北天南星	【希】Arum 白星海芋属 + sana 模范，指佛焰苞	黑龙江流域的
A. erubescens	天南星		变红色的、玫瑰红色的
A. heterophyllum	异叶天南星		异叶的
Aristolochia contorta	北马兜铃	【希】aristos 最好的 + cocheia 分娩，指良好的止痛作用	旋转的
A. debilis	马兜铃		柔弱的
Arnebia euchroma	新疆紫草	【阿】一种植物名	常染色的、美色的
A. guttata	内蒙紫草		有滴状斑点的
Artemisia annua	黄花蒿	【希】月亮女神 Artemis	一年生的

A. argyi	艾蒿		人名
A. capillaris	茵陈蒿		微毛状的
A. scoparia	滨蒿		扫帚状的
Asarum heterotropoides var. *mandshuricum*	北细辛（辽细辛）	【希】asaron 细辛	似 *Heterotrop* 属的；满洲里的（变种加词）
A. sieboldii	华细辛		人名
A. sieboldii var. *seoulense*	汉城细辛		汉城的（韩国首都，现名首尔）- 变种加词
Asparagus cochinchinensis	天冬	【希】asparagos 非常分裂，指细的叶状枝	印度支那
Aster tataricus	紫菀	【希】aster 星，指头状花序放射状	鞑靼族的
Astragalus complanatus	扁茎黄芪	【希】astragalos 荚果植物	扁平的
A. membranaceus	膜荚黄芪		膜质的
A. membranaceus var. *mongholicus*	蒙古黄芪		膜质的；蒙古的（变种加词）
Atractylodes chinensis	北苍术	【希】atraktos 纺锤 + odes 相似，指植物的瘦果呈长椭圆形	中国的
A. lancea	茅苍术		披针形的
A. macrocephala	白术		大头的
Atropa belladonna	颠茄	【希】司命运三女神之一Atropos	美女的
Aucklandia lappa	木香（云木香、广木香）	奥克兰（产地）	有芒刺的
Beauveria bassiana	白僵菌	【拉】法国人名 J. Beauveric	人名 F. Bassi
Belamcanda chinensis	射干	在东印度的俗名	中国的
Benincasa hispida	冬瓜	人名（意大利植物学家）	具硬毛的
Berberis soulieana	拟豪猪刺	【阿】小檗	
Bergenia purpurascens	岩白菜	人名（德国医生名）	淡红紫色的
Bletilla striata	白及	人名（西班牙药剂师兼植物学家名 L. Blet）	具条纹的
Broussonetia papyrifera	构树	人名（法国医生）	可制纸的
Buddleja officinalis	密蒙花	人名（英国植物学家）	药用的
Bupleurum chinense	柴胡（北柴胡）	【希】bous 牛 + pleuron 肋骨，指弧形叶脉	中国的
B. marginatum	竹叶柴胡		有边缘的
B. scorzonerifolium	狭叶柴胡（红柴胡）		像鸦葱叶的
Caesalpinia sappan	苏木	人名（意大利植物学家）	一年生植物的马来土名

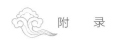

Callicarpa formosana	杜虹花（紫珠草）	【希】美丽的果实	中国台湾的
C. kwangtungensis	广东紫珠		广东的
C. macrophylla	大叶紫珠		大叶的
Calvatia gigantea	大马勃	【拉】头骨（指子实体的形态）	巨人
C. lilacina	紫色马勃		紫丁香的、淡紫色的
Campsis grandiflora	凌霄	弯曲	大花的
C. radicans	美洲凌霄		气生根的
Cannabis sativa	大麻	【希】大麻	栽培的
Carthamus tinctorius	红花	【阿】quartom 着色，指其花能产生供染料用的色素	染料用的
Cassia obtusifolia	决明	【希伯来】gasta 剥皮，指一些种的树皮可剥下	地名
C. tora	小决明		东印度地名
Celosia argentea	青葙	【希】火焰，指花序红色状如火焰	银色的
C. cristata	鸡冠花		鸡冠状
Centella asiatica	积雪草	【希】刺	亚洲的
Chaenomeles speciosa	贴梗海棠（皱皮木瓜）	【希】chaino 裂开 + melon 苹果，指其果实似苹果，成熟时具裂缝	美丽的
Changium smyrnioides	明党参	人名（纪念中国植物学家张东旭教授）	像伞形科 *Smyrnium* 属的
Chelidonium majus	白屈菜	【希】燕子	大的
Chrysanthemum indicum	野菊	【希】chrysos 金色的 + anthemon 花，指金黄色的管状花	印度的
C. morifolium	菊花		桑叶的
Cibotium barometz	金毛狗脊（金毛狗）	【希】小箱，指孢子囊的形状	土名（多塔儿）
Cinnamomum camphora	樟树	【希】肉桂树	樟脑
C. cassia	肉桂		指剥皮入药的
Cirsium japonicum	蓟（大蓟）	【希】kirsos 扩张的静脉，指有治疗静脉扩张的功效	日本的
Citrus aurantium	酸橙	【拉】柠檬树	橙黄色的
C. medica var. *sarcodactylis*	佛手		药用的、指状的
C. reticulata	橘		网状的
C. wilsonii	香圆（香橼）		人名
Clematis armandii	小木通	【希】klematis 藤枝，指长而柔软的茎枝	人名
C. chinensis	威灵仙		中国的
C. hexapetala	棉团铁线莲		六瓣的

C. manshurica	东北铁线莲		满洲里的
C. montana	绣球藤		山地的
Cnidium monnieri	蛇床	【希】荨麻	人名
Codonopsis pilosula	党参	【希】kodon 钟 + opsis 相似，指花冠形状似钟形	具疏长毛的
C. pilosula var. *modesta*	素花党参		具疏长毛的，平静的、适度的
C. tangshen	川党参		中文音名
Coix lachryma-jobi var. *ma-yuen*	薏米	【希】koix 棕榈	泪滴
Coptis chinensis	黄连	【希】指该属植物的叶细裂	中国的
C. deltoidea	三角叶黄连		三角形的
C. teeta	云连		裂齿的
Cordyceps sinensis	冬虫夏草	【希】cordy 棍棒 和 cephalos 头，指子实体形状	中国的
Cornus officinalis	山茱萸	【拉】角	药用的
Corydalis bungeana	紫堇	【希】一种具冠毛的云雀（指花冠有距状如云雀）	人名
C. decumbens	伏生紫堇		伏生的
C. yanhusuo	延胡索		延胡索（中文音名）
Crataegus pinnatifida	山楂	【希】Kratos 力 + agein 具有，指茎枝坚硬	羽状浅裂的
C. pinnatifida var. *major*	山里红		羽状浅裂的；大的（变种加词）
Crocus sativus	番红花	【希】Kroke 丝，指雌蕊柱头如丝状	栽培的
Croton tiglium	巴豆	【希】kroton 扁虫，指种子的形状如扁虫	凶猛的
Curculigo orchioides	仙茅	【希】蛄螬，指子房开裂时的形状	像红门兰属 Orchis 的
Curcuma kwangsiensis	广西莪术	【阿】kurkum 指根茎状具有黄色色素	广西的
C. longa	姜黄		长的
C. phaeocaulis	蓬莪术		绿青色的
C. wenyujin	温郁金		温郁金
Cuscuta australis	南方菟丝子	【阿】一种缠绕叶的寄生植物	南方的
C. chinensis	菟丝子		中国的
Cyathula officinalis	川牛膝	【希】杯，指花丝基部联合成浅杯状	药用的
Cynanchum atratum	白薇	能绞杀犬【希】kynos 犬 + ancho 绞死，指某些种具毒性	变黑的

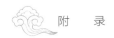

C. glaucescens	芫花叶白前		变粉绿色的
C. paniculatum	徐长卿		圆锥花序的
C. stauntonii	柳叶白前		人名
C. versicolor	蔓生白薇		变色的(异色的)
Cynomorium songaricum	锁阳	【希】kyons 犬 + morion 高顶头盔,像犬龟头状	准噶尔的
Cyperus rotundus	莎草	【希】灯心草	圆形的
Daemonorops draco	麒麟竭	【希】妖魔的灌木,指株形优美	土名
Dalbergia odorifera	降香檀	人名(瑞典植物学家)	香的
Daphne genkwa	芫花	【希】桂树	土名(芫花的日本语)
Datura metel	白花曼陀罗	曼陀罗	白花的
Dendrobium fimbriatum	流苏石斛	【希】dendron 树木 + bion 生活,指附生树上	流苏状的
D. nobile	金钗石斛		高贵的
D. officinale	铁皮石斛		药用的
Descurainia sophia	播娘蒿	人名(法国药剂师)	贤者
Desmodium styracifolium	广金钱草	【希】(指荚果节间缢缩如链状)	像安息香叶的
Dianthus chinensis	石竹	【希】bios 罗马主神丘比特 + anthos 花,指花美丽而清雅	中国的
D. superbus	瞿麦		华丽的
Dichroa febrifuga	常山	【希】指花二色	退热的
Dictamnus dasycarpus	白鲜	【希】一种白藓属植物	粗毛果实的
Dimocarpus longan	龙眼	【希】畏惧 + 果实	龙眼
Dioscorea futschauensis	福州薯蓣	人名	福州的
D. hypoglauca	粉背薯蓣		下面灰白色的
D. nipponica	穿龙薯蓣		日本的
D. opposita	薯蓣		对生的
D. septemloba	绵萆薢		七裂的(指叶)
Dipsacus asper	川续断	【希】渴,指某些种叶基具蓄水功能	粗糙的、不平的
Dolichos lablab	扁豆	【希】长的,指茎细长	卷绕他物生长的
Drynaria fortunei	槲蕨	【希】槲树(指营养叶与枯槲树叶相似)	人名
Dryopteris crassirhizoma	粗茎鳞毛蕨	【希】槲树 + 蕨	粗大根状茎的
Echinops latifolius	蓝刺头	【希】刺猬模样,有具刺总苞片	宽叶的
Ecklonia kurome	昆布		黑目,日本的姓
Eclipta prostrata	鳢肠		平卧的

Ephedra equisetina	木贼麻黄	【希】epi 上 + hdra 座, 指其生于砂石上	像木贼的
E. intermedia	中麻黄		中间型的
E. sinica	草麻黄		中国的
Epimedium brevicornu	淫羊藿	【希】epi 上 + medion 一种植物名	短角的
E. koreanum	朝鲜淫羊藿		朝鲜的
E. pubescens	柔毛淫羊藿		有柔毛的
E. sagittatum	箭叶淫羊藿（三枝九叶草）		箭叶的
E. wushanense	巫山淫羊藿		巫山的（地名）
Equisetum hyemale	木贼	【拉】马 + 刺毛	冬生的
Eriobotrya japonica	枇杷	【希】erion 软毛 + botrys 葡萄串, 指果实似一串葡萄, 表面有绒毛	日本的
Eriocaulon buergerianum	谷精草	【希】羊皮般的茎, 指某些种茎被毛	人名
Erycibe obtusifolia	丁公藤	【印度】一种植物名	钝叶的
E. schmidtii	光叶丁公藤		光叶的
Eucalyptus globulus	蓝桉	【希】良好的盖, 指萼片开放后一起脱落形如盖	球状（果实）
E. robusta	大叶桉		粗壮的
Eucommia ulmoides	杜仲	【希】eu 良好 + kommi 树胶, 指具有胶丝	像榆叶的
Eugenia caryophllata	丁香	人名（奥地利王子）	像石竹的
Euodia rutaecarpa	吴茱萸	【希】eu 良好 + odia 香味, 指叶、果具香气	芸香果的
E. rutaecarpa var. *officinalis*	石虎		芸香果的; 药用的（变种加词）
E. rutaecarpa var. *bodinieri*	疏毛吴茱萸		芸香果的; 人名（变种加词）
Eupatorium chinense	华泽兰	人名（古代 pontus 的国王）	中国的
E. fortunei	佩兰		人名
Euphorbia fischeriana	狼毒大戟	人名（古罗马的御医 Euphorbus）	人名
E. ebracteolata	月腺大戟		无小苞片的
E. hirta	飞扬草		有毛的
E. humifusa	地锦草		匍匐地面的
E. kansui	甘遂		甘遂（中文音名）
E. lathyris	续随子		像山黧豆叶的

161

E. maculata	斑地锦		具斑点的
E. pekinensis	大戟		北京的
Euryale ferox	芡	尤瑞艾莉,希腊神话的魔女	凶猛的、有刺的
Fagopyrum dibotrys	金荞麦	【拉】山毛榉树的谷物,指小坚果似山毛榉的果实	聚伞花序的
Ferula fukanensis	阜康阿魏	【拉】巨大的茴香	阜康的
sinkiangensis	新疆阿魏		新疆的
Ficus microcarpa	细叶榕	【拉】无花果	细叶的
Foeniculum vulgare	小茴香	【拉】foenum 干草,指其细分裂的叶呈丝状或麦秆状	普通的
Forsythia suspensa	连翘	人名(英国杰出园艺家名 W. Forsyth)	悬垂的
Fraxinus chinensis	白蜡树	【希】phrasso 篱笆,指其可作篱笆用	中国的
F. rhynchophylla	苦枥白蜡树		尖叶的、嘴状叶的
F. stylosa	宿柱白蜡树		有花柱的
Fritillaria cirrhosa	川贝母	【拉】fritillus 骰子筒 + aria 相似,指其花被片具方形花格	有卷须的
F. delavayi	梭砂贝母		人名
F. hupehensis	湖北贝母		湖北的
F. pallidiflora	伊犁贝母		苍白色花的
F. przewalskii	甘肃贝母		人名
F. taipaiensis	太白贝母		太白山的
F. thunbergii	浙贝母		人名
F. unibracteata	暗紫贝母		单苞的
F. unibracteata var. *wabuensis*	瓦布贝母		单苞的;瓦布的
F. ussuriensis	平贝母		乌苏里江的
F. walujewii	新疆贝母		人名
Ganoderma lucidum	赤芝	【希】ganos 光泽 + derma 皮,指子实体的表面有光泽	光泽的
G. sinense	紫芝		中国的
Gardenia jasminoides	栀子	人名(美国医生兼植物学家 Alexander Garden)	像素馨的
Gastrodia elata	天麻	【希】gaster 胃,指花被像膨胀的胃	高的
Gentiana crassicaulis	粗茎秦艽	人名(古伊利亚国王 Gentius)	粗茎的
G. dahurica	小秦艽		达呼里
G. macrophylla	秦艽		大叶的
G. manshurica	条叶龙胆		满洲的
G. rigescens	坚龙胆		坚硬的

G. triflora	三花龙胆		三花的
G. scabra	龙胆		尖锐的
Ginkgo biloba	银杏	【汉】金果,指其种子成熟时呈金黄色	二裂的
Glechoma longituba	活血丹	【希】一种薄荷	长管状的
Gleditsia sinensis	皂荚	人名(德国植物学家 P. V. Glehn)	中国的
Glehnia littoralis	珊瑚菜	人名(德国植物学家 P. V. Glehn)	沿海生的
Glycyrrhiza glabra	光果甘草	【希】glykys 甜的 + rhiza 根,指其根具甜味	光滑的
G. inflata	胀果甘草		膨胀的
G. uralensis	甘草		乌拉尔山的
Helwingia japonica	青荚叶	人名(德国植物学家)	日本的
Hibiscus mutabilis	木芙蓉	【希】一种沼泽锦葵	易变的,多变的
Hippocampus japonicus	小海马(海蛆)	【希】海马	日本的
Hippophae rhamnoides	沙棘	【希】马 + 灰色	像鼠李的
Homalomena occulta	千年健	【希】扁平的月	包被的、隐被的
Houttuynia cordata	蕺菜	人名(荷兰自然历史学家)	心形的
Hyoscyamus niger	莨菪	【希】猪 + 豆,指果有毒,可致猪死亡	黑色的
Hypericum perforatum	贯叶金丝桃	【希】hypo 在下 + erike 草<u>丛</u>,指其生于草丛中	穿孔的
Ilex chinensis	冬青	【拉】冬青槲	中国的
I. cornuta	枸骨		角状的
I. rotunda	铁冬青		圆形的
Illicium difengpi	地枫皮	【拉】illicio 诱惑,指其具诱人的香味	地枫皮
I. verum	八角茴香		真正的,标准的
Impatiens balsamina	凤仙花	急躁的,指果实成熟时一触即弹裂	香枞树,香膏状的
Imperata cylindrica var. *major*	白茅	人名(意大利植物学家)	圆柱状的;较大的(变种加词)
Inula helenium	土木香	【拉】一种土木香花	锦鸡菊(Helenion 希腊植物名)
I. japonica	旋覆花		日本的
Iris tectorum	鸢尾	【希】虹;一种百合	屋顶生的
Isatis indigotica	菘蓝(板蓝根)	【希】一种可提取染料的草本植物	蓝靛色的

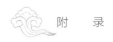

Juglans regia	胡桃	Jupiter 古罗马神话中之雷神名,-glans 橡实,示果实像橡实	王的,高贵的
Juncus effusus	灯心草	【拉】灯心草	无限扩展的
Kadsura interior	南五味子	一种日本植物名	内部的
Knoxia valerianoides	红大戟	人名(英国的旅行家)	似缬草的
Kochia scoparia	地肤	地肤子	扫帚状的
Laminaria japonica	海带	【拉】Lamina 叶,指叶状体	日本的
Lasiosphaera fenzlii	脱皮马勃	【希】lasisos 胡须 + sphaera 球,指马勃脱皮干后,结成细棉纱样的球	人名
Leonurus japonicus	益母草	【希】leon 狮子 + oura 尾巴,指花序的枝似狮尾	日本的
Lepidium apetalum	独行菜	【希】lepidos 鳞片、薄片,示果实形态	无瓣的
Ligusticum chuanxiong	川芎	【拉】Ligusticos,意大利 Liguria(利古里亚)地名的形容词形式	川芎(中国音名)
L. jehoense	辽藁本		热河的(地名)
L. sinense	藁本		中国的
Ligustrum lucidum	女贞	【拉】一种水蜡树	光泽的
Lilium brownii var. *viridulum*	百合	【希】百合	人名;绿的
L. lancifolium	卷丹		披针形的
L. pumilum	细叶百合		矮小的
Lindera aggregata	乌药	人名(瑞典植物学家)	聚集的
L. communis	香果树		普通的
Liquidambar formosana	枫香树	【拉】液体的琥珀(指分泌琥珀色树脂)	中国台湾的
L. orientalis	苏合香树		东方的
Liriope muscari	短葶山麦冬	【希】神话中的泉水女神,美少年 Narcissus 之母	蝇状的
L. spicata var. *prolifera*	湖北麦冬		具穗状花序的;多育的、自由生殖的(变种加词)
Litchi chinensis	荔枝	【中国闽南语】荔枝	中国的
Litsea cubeba	山鸡椒	【中国汉语】李子	荜澄茄(阿拉伯语)
Lobelia chinensis	半边莲	人名(比利时植物学家)	中国的
Lonicera confusa	华南忍冬	人名(德国数学家、医生 Adam Lonitzer)	混淆的
L. fulvotomentosa	黄褐毛忍冬		被黄绒毛的
L. hypoglauca	红腺忍冬		下面灰白色的

L. japonica	忍冬		日本的
L. macranthoides	灰毡毛忍冬		似大花忍冬的
Lophatherum gracile	淡竹叶	【希】Lophos 鸡冠 + ather 芒，指不育外稃之芒成束似鸡冠状	纤细的
Luffa cylindrica	丝瓜	【阿】一种植物名	筒形的
Lycium barbarum	宁夏枸杞	【希】lykion 指其有刺	异域的、外国的
L. chinense	枸杞		中国的
Lycopodium japonicum	石松	【希】狼足,指根状茎形似狼足	日本的
Lycopus lucidus var. *hirtus*	毛叶地瓜儿苗	【希】狼足,指根形似狼足	光泽的；蓬松的、散乱的（变种加词）
Lygodium japonicum	海金沙	【希】lygodes 柔韧如树枝,指柔软的蔓状茎	日本的
Lysimachia christinae	过路黄	【希】一种药草	人名
Lysionotus pauciflorus	吊石苣苔	【希】lysis 分离 + notos 背部	少花的,疏花的
Magnolia biondii	望春花	人名（法国植物学家名 Pierre Magnol）	人名
M. denudata	玉兰		裸露的
M. officinalis var. *biloba*	凹叶厚朴		药用的；二浅裂的（变种加词）
M. officinalis	厚朴		药用的
M. sprengeri	武当玉兰		人名
Mahonia bealei	阔叶十大功劳	人名（美国园艺家）	人名
M. fortunei	细叶十大功劳		人名
Malva verticillata	冬葵	【希】使软,指叶柔软	轮生的
Melia azedarach	楝		楝根皮的
M. toosendan	川楝		土名
Menispermum dauricum	蝙蝠葛	【希】menis 半月形 + spermum 种子,指果核呈半月形	达呼里的
Mentha haplocalyx	薄荷	【希】mintha 薄荷	单层萼
Momordica cochinchinensis	木鳖	【拉】咬,种子啮蚀状	印度支那
Morinda officinalis	巴戟天	【拉】Morus 桑属 + indica 印度,指其肉质聚合果似印度产的桑椹	药用的
Morus alba	桑	【希】桑	白色的
Mosla chinensis	石香薷	【印度】mosia 石荠苧	中国的
Myristica fragrans	肉豆蔻	【希】myristica 涂油的,指种子含油	芳香的
Nardostachys jatamansi	甘松	【希】甘松	人名

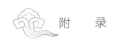

Nelumbo nucifera	莲	【锡兰】莲花	有坚果的
Notopterygium franchetii	宽叶羌活	【希】背部具鳍,指分果的背棱有翅	人名
N. incisum	羌活		具缺刻的
Ophiopogon japonicus	麦冬	【希】ophio 蛇 + pogon 髯毛,指其细叶	日本的
Orostachys fimbriata	瓦松	【希】ora 山 + stachys 穗状,在山地生长而盛开穗状花序的植物	流苏状的
Oroxylum indicum	木蝴蝶	【希】美丽的木	印度的
Oryza sativa	稻	【希】稻米	栽培的
Osmunda japonica	紫萁	【英】Osmunder 隆克逊的神祇	日本的
Ostrea gigas	长牡蛎		大的
O. rivularis	近江牡蛎		江边的
O. talienwhanensis	大连湾牡蛎		大连湾的(地名)
Paeonia lactiflora	芍药	【希】神医 Paeon	大花的
P. suffruticosa	牡丹		亚灌木
P. veitchii	川赤芍		人名
Panax ginseng	人参	【拉】panax 治疗,指其能治百病	人参
P. japonicus	竹节参		日本的
P. japonicus var. *major*	珠子参		日本的;较大的(变种加词)
P. notoginseng	三七		南方人参
P. quinquefolium	西洋参		五叶的
Papaver somniferum	罂粟	罂粟的古拉丁名	催眠的
Paris polyphylla var. *chinensis*	七叶一枝花	【希】平衡	多叶的;中国的(变种加词)
P. polyphylla var. *yunnanensis*	云南重楼		多叶的;云南的(变种加词)
Perilla frutescens	紫苏	【印度】一种植物土名	变灌木状的、锐锯齿的
Periploca sepium	杠柳	【希】在周围卷发(指副花冠5裂片延长成卷曲的丝状)	篱笆的
Peucedanum decursivum	紫花前胡	【希】peuke 松树 + danos 烘干的,指前胡的香味似松木	下延的
P. praeruptorum	白花前胡		披针形的
Pharbitis nil	裂叶牵牛	【希】pharbe 颜色,指花具有丰富的色彩	蓝色的
P. purpurea	圆叶牵牛		紫色的

Phellodendron amurense	黄檗	【希】phellos 软木 + dendron 树木,指其栓皮发达	黑龙江流域
P. chinense	黄皮树		中国的
Phragmites communis	芦苇	【希】篱笆	普通的
Phyllanthus emblica	余甘子	【希】叶 + 花,指花生叶柄状枝背面	
Phyllostachys nigra var. *henonis*	淡竹	【希】叶 + 穗,指假小穗基部苞片顶端具退化的叶片	黑色的
Physalis alkekengi var. *franchetii*	酸浆	【希】气泡,指果时萼扩大成囊状	人名
Physochlaina infundibularis	漏斗泡囊草	【希】泡囊状外衣(指果时萼膨大成囊状)	漏斗状的
Phytolacca acinosa	商陆	【意大利】绘画用的植物(指果汁具颜色)	似葡萄的
P. americana	垂序商陆		美洲的
Picrorhiza scrophulariiflora	胡黄连	【希】(指根具苦味)	玄参叶的
Pinellia pedatisecta	掌叶半夏(虎掌)	人名(意大利植物学家名 Giovani Vincenzo Pinelli)	鸟足状深裂的
P. ternata	半夏		三出的
Pinus massoniana	马尾松	【希】山,【拉】松	人名
P. tabulieformis	油松		台状的
Piper longum	荜茇	【拉】胡椒	长的
P. nigrum	胡椒		黑色的
P. kadsura	风藤		像南五味子的
Plantago asiatica	车前	【拉】plantago 足迹,其叶子形状	亚洲的
P. depressa	平车前		上面平而中央略凹陷的
Platycladus orientalis	侧柏	【希】platys 宽阔的 + klados 枝,指小枝扁平	东方的
Platycodon grandiflorum	桔梗	【希】platys 宽阔的 + kodon 钟,指钟形花	大花的
Pogostemon cablin	广藿香	【希】髯毛 + 雄蕊(指花丝中部常具髯毛)	异形叶的
Polygala japonica	瓜子金	【希】polys 多 + gala 乳汁,某些种具催乳作用	日本的
P. sibirica	卵叶远志		西伯利亚的
P. tenuifolia	远志		细叶的
Polygonatum cyrtonema	多花黄精	【希】polys+ gonu,指根状茎多结节状膨大	弯丝的
P. kingianum	滇黄精		人名

P. odoratum	玉竹		有味的
P. sibiricum	黄精		西伯利亚的
Polygonum perfoliatum	杠板归	【希】polys 多 + gonu 节,指茎节多数膨大	穿叶的
P. aviculare	萹蓄		鸟喜欢的
P. orientale	红蓼		东方的
P. bistorta	拳参		二回旋扭的
P. cuspidatum	虎杖		具凸尖的
P. multiflorum	何首乌		多花的
P. tinctorium	蓼蓝		染料用的
Polyporus umbellatus	猪苓	【希】多孔的(指子实体)	伞形花序式的
Poria cocos	茯苓	【拉】茯苓	椰子样的
Portulaca oleracea	马齿苋	【拉】果实成熟盖裂	似蔬菜的
Potentilla chinensis	委陵菜	【拉】力量	中国的
P. discolor	翻白草		不同色的
Prunella vulgaris	夏枯草	【德语】Die Braine,喉炎(指治疗喉炎的良药)	普通的
Prunus armeniaca	杏	【拉】梅,李	亚美尼亚的(亚洲西部)
P. armeniaca var. *ansu*	山杏		亚美尼西亚的,杏树(音)
P. japonica	郁李		日本的
P. mume	梅		梅的中国吴音(梅的日本语)
P. persica	桃		波斯的
P. sibirica	西伯利亚杏		西伯利亚的
Pseudolarix amabilis	金钱松	【希】假的落叶松	可爱的、娇美的
Pseudostellaria heterophylla	孩儿参	【希】pseudes 伪 + Stellaria 繁缕属,形态与繁缕属很相似	异形叶的
Psoralea corylifolia	补骨脂	【希】癣(指植物体具小疣)	似榛叶的
Pueraria lobata	野葛	人名(瑞士植物学家 M. N. Puerari)	分裂的(叶)
Pulsatilla chinensis	白头翁	【拉】pulso 打击的缩小形,指花的形态似打击的钟	中国的
Punica granatum		石榴的古拉丁名	多籽的、多核的
Pyrola calliantha	鹿蹄草	【拉】pyrum 梨	具美丽花的
P. calvata	普通鹿蹄草		美观的
Pyrrosia lingua	石韦	【希】pyrrhos(火红色),指孢子囊群经日晒后呈火红色	像舌的
P. sheareri	庐山石韦		人名
P. petiolosa	有柄石韦		具叶柄的

Quisqualis indica	使君子	【希】谁 + 何类,指当初不能确定其位置	印度的
Rabdosia rubescens	碎米桠	【希】棒	带红色的
Ranunculus ternatus	毛茛	【希】ranunculus(幼蛙),指一些种生于湿地	三出的
Raphanus sativus	萝卜	【希】甘蓝	栽培的
Rehmannia glutinosa	地黄	人名(俄国医生 Joseph Rehmann)	黏性的
Rhaponticum uniflorum	祁州漏芦	【希】里海海岸的大黄(指叶似大黄)	单花的
Rheum officinale	药用大黄	【希】大黄	药用的
R. palmatum	掌叶大黄		掌状的
R. tanguticum	唐古特大黄		唐古特的
Rhodiola crenulata	大花红景天	【希】rhodon 玫瑰花	具细圆齿的
Rhododendron dauricum	兴安杜鹃	【希】具玫瑰花的树木,指一些种的花呈玫瑰色	达呼里的
R. molle	羊踯躅		柔软的
Rhus chinensis	盐肤木	漆树	中国的
Ricinus communis	蓖麻	【拉】扁虱,种子形状似扁虱	普通的
Rosa chinensis	月季	【拉】玫瑰花	中国的
R. laevigata	金樱子		平滑的
R. rugosa	玫瑰花		有皱的
Rubia cordifolia	茜草	【拉】ruber 红色,指根外表红色	心形叶的
Rubus chingii	华东覆盆子	【拉】rubeo 变红,指具有红色的果实	人名
Salvia miltiorrhiza	丹参	【拉】salvare,治疗,指可供药用	有赭红色根的
Sanguisorba officinalis	地榆	【拉】sanguis 血 + sorba 吸收,指一些种有止血作用	药用的
S. officinalis var. *longifolia*	长叶地榆		药用的,有长叶的
Santalum album	檀香	【阿拉伯】檀香树	白色的
Saposhnikovia divaricata	防风	人名(俄国植物学家名 Saposhnikov)	极叉开的
Sarcandra glabra	草珊瑚	【希】sarx 肉质 + andros 雄蕊,指雄蕊的花丝肉质	光净的
Sargassum fusiforme	羊栖菜	【希】枝极多	纺锤状的
S. pallidum	海蒿子		淡白色的
Saururus chinensis	三白草	【希】sauros 蜥蜴 + oura 尾,指花序外观似蜥蜴尾	中国的
Saussurea involucrata	天山雪莲	人名(瑞士植物学家)	雪莲
Schisandra chinensis	五味子	【希】schizo 裂开 + andros 雄蕊,指花药开裂	中国的

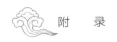

S. sphenanthera	华中五味子		楔形花药的
Schizonepeta tenuifolia	荆芥	【希】schizo 分裂 + Nepeta 假荆芥属,指叶羽状分裂	细叶的
Scrophularia ningpoensis	玄参	【拉】scrophula 瘰疬,指能治疗瘰疬)	宁波的
Scutellaria baicalensis	黄芩	【拉】scutella 碟,指花萼果时呈碟状)	贝加尔湖的
S. barbata	半枝莲		具髯毛的(指花)
Sedum sarmentosum	垂盆草	【拉】sedeo 座位,指多生于岩石和石壁上	下垂的、蔓生茎的
Selaginella pulvinata	垫状卷柏	【拉】一种小石松	坐垫形的
S. tamariscina	卷柏		像柽柳的
Semiaquilegia adoxoides	天葵	一半似耧斗菜	像五福花的
Senecio scandens	千里光	【拉】senex 老人,指瘦果具白色冠毛	攀缘的
Sesamum indicum	脂麻	【希】sesamc 胡麻名	印度的
Siegesbeckia orientalis	豨莶	人名(德国医生兼植物学家 J. G. Siegesbeck)	东方的
S. glabrescens	毛梗豨莶		变成近无毛的
S. pubescens	腺梗豨莶		有着短柔毛的
Sinapis alba	白芥	【拉】芥子	白色的
Sinomenium acutum	青藤	【拉】sino 支那 + menis 半月,指其主产中国,种子半月形	锐尖的
S. acutum var. *cinereum*	毛青藤		锐尖的,灰烬色的
Sinopodophyllum hexandrum	桃儿七		有六个雄蕊的
Siphonostegia chinensis	阴行草	【希】管 + 盖子,指花萼管形	中国的
Siraitia grosvenorii	罗汉果	【希】年长 + 特征	人名
Smilax china	菝葜	【希】smilax 常绿槲树	中国的
Smilax glabra	光叶菝葜		光秃的、无毛的
Solidago decurrens	一枝黄花	【拉】用力 + 坚固	下延的
Sophora flavescens	苦参	【阿拉伯】一种豆科植物	淡黄色的
S. japonica	槐		日本的
S. tonkinensis	越南槐		越南的
Sparganium stoloniferum	黑三棱	【希】sparganon 带子	生有匍匐茎的
Spatholobus suberectus	密花豆	【希】窄平的薄片状荚果	略直立的
Spirodela polyrrhiza	紫萍	【希】speira 螺旋 + delos 明确	具有许多根的
Stellaria dichotoma var. *lanceolata*	银柴胡	【希】星星,指花冠放射状	二分叉的,披针形的
Stemona japonica	蔓生百部	【希】stemon 雄蕊,指药隔延伸成一细长的附属体	日本的

S. sessilifolia	直立百部		具无柄叶的
S. tuberosa	对叶百部		多块根的
Stephania tetrandra	粉防己	人名（俄国植物学家）	四雄蕊
Strychnos nux-vomica	马钱	【希】一种茄类植物	坚果、作呕的
Swertia mileensis	青叶胆	人名（荷兰植物栽培家）	云南弥勒市的
S. pseudochinensis	瘤毛獐牙菜		假中原的 / 假中国的
Tamarix chinensis	柽柳		中国的
Taraxacum mongolicum	蒲公英	【希】taraxis 不安 + akeomal 治疗，指其有药用效能	蒙古的
Taxillus chinensis	桑寄生	【希】排列	中国的
Terminalia bellirica	毗黎勒	【希】终点的，指叶簇生小枝端	毗黎勒
T. chebula	诃子树		地名
T. chebula var. *tomentella*	绒毛诃子		被微绒毛的
Tetrapanax papyrifer	通脱木	【希】四数人参属，指花四数	可制纸的
Thlaspi arvense	菥蓂	【希】一种水田芥	田野生的
Tinospora capillipes	金果榄	【希】伸长的种，指种子细长	毛柄的
T. sagittata	青牛胆		箭形的
Torreya grandis	榧树	人名（美国植物学家）	大的、高大的
Trachelospermum jasminoides	络石	【希】trachelos 颈 + sperma 种子，指其种子上的喙被误认为颈	如素馨的、素馨状的
Trachycarpus fortunei	棕榈	【希】粗糙的果	人名
Tribulus terrestris	蒺藜	【拉】铁蒺藜	陆生的
Trichosanthes rosthornii	双边栝楼	【希】trichos 毛发状 + anthos 花，指花冠裂片边缘毛发状	人名
T. kirilowii	栝楼		人名
Trigonella foenum-graecum	胡芦巴	【拉】叶具三小叶，排成三角形	希腊干草，一种植物体含有强烈挥发油的草本植物
Typha angustifolia	水烛香蒲	【希】草垫子	狭叶的
T. orientalis	东方香蒲		东方的
Typhonium giganteum	独角莲	【希】暴风	巨大的
Uncaria rhynchophylla	钩藤	【希】uncus（钩）（指其茎上的变态枝呈钩状）	尖叶的、嘴状叶的
U. macrophylla	大叶钩藤		大叶的
U. sinensis	华钩藤		中国的
Vaccaria segetalis	麦蓝菜	【拉】母牛，指一些植物可增加牛乳的量	生于谷田的
Valeriana officinalis	缬草	【拉】使强壮，指一些种具有强壮作用	药用的

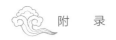

Verbena officinalis	马鞭草	【拉】verbena 神圣之枝,指可供药用	药用的
Vigna angularis	赤豆	Dominico Vigna,意大利植物学家	有角的,有棱角的
V. umbellata	赤小豆		伞形花序的
Viola yedoensis	紫花地丁	【拉】堇菜	江户的(日本东京的旧称)
Vitex negundo var. *cannabifolia*	牡荆	【拉】贞节树	地名;大麻叶的
V. trifolia	蔓荆		三叶的
V. trifolia var. *simplicifolia*	单叶蔓荆		三叶的;单叶的(变种加词)
Vladimiria souliei	川木香	人名(俄国植物学家)	人名
Xanthium sibiricum	苍耳	【希】xanthos 黄色,指可用于染发的植物	西伯利亚的
Xylaria	炭棒菌属	【希】xyle,xylon 木炭 + aria 相似	
Zanthoxylum bungeanum	花椒	【希】黄色木,指木材黄色	人名
Z. schinifolium	青椒		像乳香叶的
Zingiber officinale	姜	【希】zingiberis	药用的
Ziziphus jujuba	枣	【希】一种枣	枣的阿拉伯语音
Z. jujuba var. *spinosa*	酸枣		枣的阿拉伯语音;有刺的(变种加词)

附录六　学名对照表

《中国药典》中植物名	《中国药典》中植物学名	新接受植物学名
广州相思子	*Abrus cantoniensis* Hance	*Abrus pulchellus* subsp. *cantoniensis*(Hance)Verdc.
儿茶	*Acacia catechu*(L. f.)Willd.	*Senegalia catechu*(L. f.)P. J. H. Hurter & Mabb.
细柱五加	*Acanthopanax gracilistylus* W. W. Smith	*Eleutherococcus nodiflorus*(Dunn)S. Y. Hu
刺五加	*Acanthopanax senticosus*(Rupr. et Maxim.)Harms	*Eleutherococcus senticosus*(Rupr. & Maxim.)Maxim.
石菖蒲	*Acorus tatarinowii* Schott	*Acorus gramineus* Soland.
库拉索芦荟	*Aloe barbadensis* Miller	*Aloe vera*(L.)Burm. f.
乳香树	*Boswellia carteri* Birdw	*Boswellia sacra* Flueck
决明	*Cassia obtusifolia* L.	*Senna obtusifolia*(L.)H. S. Irwin et Barneby

《中国药典》 中植物名	《中国药典》中植物学名	新接受植物学名
兴安升麻	*Cimicifuga dahurica*（Turcz.）Maxim.	*Actaea dahurica*（Turcz. ex Fisch. et C. A. Mey.）Franch.
升麻	*Cimicifuga foetida* L.	*Actaea cimicifuga* L.
大三叶升麻	*Cimicifuga heracleifolia* Kom.	*Actaea heracleifolia*（Kom.）J. Compton
酸橙	*Citrus aurantium* L.	*Citrus × aurantium* L.
薯蓣	*Dioscorea opposita* Thunb.	*Dioscorea oppositifolia* L.
木棉	*Gossampinus malabarica*（DC.）Merr.	*Bombax ceiba* L.
菘蓝	*Isatis indigotica* Fort.	*Isatis tinctoria* L.
地肤	*Kochia scoparia*（L.）Schrad.	*Bassia scoparia*（L.）A. J. Scott
玉兰	*Magnolia denudata* Desr.	*Yulania denudata*（Desr.）D. L. Fu
薄荷	*Mentha haplocalyx* Briq.	*Mentha canadensis* L.
牡丹	*Paeonia suffruticosa* Andr.	*Paeonia × suffruticosa* Andr.
川赤芍	*Paeonia veitchii* Lynch	*Paeonia anomala* subsp. *veitchii*（Lynch）D. Y. Hong et K. Y. Pan
紫花前胡	*Peucedanum decursivum*（Miq.）Maxim.	*Angelica decursiva*（Miq.）Franch. et Sav.
胡黄连	*Picrorhiza scrophulariiflora* Pennell	*Neopicrorhiza scrophulariiflora*（Pennell）D. Y. Hong
桔梗	*Platycodon grandiflorum*（Jacq.）A. DC.	*Platycodon grandiflorus*（Jacq.）A. DC.
拳参	*Polygonum bistorta* L.	*Persicaria bistorta*（L.）Samp.
虎杖	*Polygonum cuspidatum* Siebold et Zucc.	*Reynoutria japonica* Houtt.
何首乌	*Polygonum multiflorum* Thunb.	*Reynoutria multiflora*（Thunb.）Moldenke
补骨脂	*Psoralea corylifolia* L.	*Cullen corylifolium*（L.）Medik.
使君子	*Quisqualis indica* L.	*Combretum indicum*（L.）DeFilipps
荆芥	*Schizonepeta tenuifolia* Briq.	*Nepeta tenuifolia* Benth.
千里光	*Senecio scandens* Buch.-Ham.	*Senecio scandens* Buch.-Ham. ex D. Don
槐	*Sophora japonica* L.	*Styphnolobium japonicum*（L.）Schott
胖大海	*Sterculia lychnophora* Hance	*Scaphium scaphigerum*（Wall. ex G. Don）G. Planch.
紫花地丁	*Viola yedoensis* Makino	*Viola philippica* Cav.
川木香	*Vladimiria souliei*（Franch.）Y. Ling	*Dolomiaea souliei*（Franch.）C. Shih
苍耳	*Xanthium sibiricum* Patr.	*Xanthium strumarium* L.

附录七　拉汉词汇表

A

a,ab,abs,praep. abl.　自,从,被

aa,ana,adv.　各,均

abdōmen,inis,n.　腹,腹部

abdominālis,e,adj.　腹的,腹部的

Abelmōschi Corōlla　黄蜀葵花(药材名)

Abelmōschus manĭhot(L.)Medic.　黄蜀葵

ablatīvus,i,m.　夺格

abōrtus,us,m.　流产

Abrus,i,m.　相思子属．

Abrus cantoniēnsis Hance　广州相思子

Abri Herba　鸡骨草(药材名)

abscēssus,us,m.　脓肿

Absinthĭum,i,n.　苦艾属

absolūtus,a,um,adj.　独立的

absōrbens,ēntis,adj.　吸附的

absorbĕo,ēre,v.　吸收

absorptĭo,ōnis,f.　吸收作用

abūsus,us,m.　滥用

Abutĭlon,i,n.　苘麻属

Abutĭlon theophrāsti Medic.　苘麻

Abūti Lisēmen　苘麻子(药材名)

ac,atque,conj.　和,与,及,同

Acacĭa catĕchu(L. f.)Willd.　儿茶

Acanthacĕae,ārum,f. pl.　爵床科

Acanthopanācis Cortex　五加皮(药材名)

Acanthopanācis Senticōsi Radix et Rhizōma seu Caulis　刺五加(药材名)

Acanthopānax,ācis,m.　五加属

Acanthopānax gracilistȳlus W. W. Smith　细柱五加

Acanthopānax senticōsus(Rupr. et Maxim.)Harms　刺五加

accurāte,adv.　细心地

accusatīvus,i,m.　宾格

Accrŭe calămus L.　藏菖蒲

acer,acris,acre,adj.　尖锐的;急性的;辛辣的

acētas,ātis,m.　醋酸盐

acetazolamĭdum,i,n.　乙酸唑胺

acetĭcus,a,um,adj.　醋酸的

acetōnum,i,n.　丙酮

acētum,i,n.　醋

acetylcysteīnum,i,n.　乙酰半胱氨酸

acetylsalicylĭcus,a,um,adj.　乙酰水杨酸的

Achillĕa alpīna L.　蓍

Achillĕae Herba　蓍草(药材名)

Achyrānthes,is,f.　牛膝属

Achyrānthes bidentāta Bl.　牛膝

Achyrānthis Bidentātae Radix　牛膝(药材名)

Acĭdum Acetĭcum　醋酸

Acĭdum Acetĭcum Glaciāle　冰醋酸

Acĭdum Borĭcum　硼酸

Acĭdum Hydrochlorĭcum　盐酸

Acĭdum Hydrochlorĭcum Dilūtum　稀盐酸

Acĭdum Salicylĭcum　水杨酸

Acĭdum Sulfurĭcum　硫酸

Acĭdum Stearĭcum　硬脂酸

Acĭdum Sulfurĭcum Forte　浓硫酸

Acĭdum Sulfurōsum　亚硫酸

Acĭdum Undecylenĭcum　十一烯酸

acĭdum,i,n.　酸

acĭdus,a,um,adj.　酸性的

acne,es,f.　痤疮

Aconītum albo-violāceum Kom.　两色乌头

Aconīti Kusnezoffĭi Folĭum　草乌叶(药材名)

Aconīti Kusnezoffĭi Radix　草乌(药材名)

Aconīti Kusnezoffĭi Radix Cocta　制草乌(药材名)

Aconīti Laterālis Radix Praeparāta　附子(药材名)

Aconīti Radix　川乌(药材名)

Aconīti Radix Cocta　制川乌(药材名)

Aconitīnum,i,n.　乌头碱

Aconītum,i,n.　乌头属

Aconītum carmichāēli Debx.　乌头

Aconītum kusnezoffĭi Reichb.　北乌头

Acōri Calāmi Rhizōma　藏菖蒲（药材名）

Acōri Tatarinowĭi Rhizōma　石菖蒲（药材名）

Acōrus, i, m.　菖蒲属

Acōrus tatarinowĭi Schott　石菖蒲

acrīter, adv.　尖锐地, 激烈地

actĭo, onis, f.　活动, 能力

activātus, a, um, adj.　活化的

activītas, atis, f.　活动性

actīvus, a, um, adj.　有效的

acuminātus, a, um, adj.　锐尖的, 渐尖的

acupunctūra, ae, f.　针灸

acus, us, f.　针

acūtus, a, um, adj.　急性的

ad, praep. acc.　至, 到, 用于

adaptatĭo, ōnis, f.　适应

addēnda, ae, f.　附录

addo, ĕre, v.　加

adenōma, atis, n.　腺瘤

Adenophŏra, ae, f.　沙参属

Adenophŏra stricta Miq.　沙参

Adenophŏra tetraphўlla（Thunb.）Fisch.　轮叶沙参

Adenophŏrae Radix　南沙参（药材名）

adenosīnum, i, n.　腺苷

adeps, ipis, m. f.　脂肪

adgrōto, āre, v.　患病

adhaerĕo, ēre, v.　附贴, 贴紧

adhaesīvus, a, um, adj.　有黏性的

adhibĕo, ēre, v.　用, 敷药

adipiodōnum, i, n.　胆影酸

adipōsus, a, um, adj.　多脂肪的

adjectīvum, i, n.　形容词

adjūvans, āntis, adj.　辅助的, 辅药

adjūvo, ēre, v.　帮助, 辅佐

admiscĕo, ēre, v.　混入

admovĕo, ēre, v.　移近

Adōnis, is, m.　侧金盏花属

adrenalīnum, i, n.　肾上腺素

adsorbātus, a, um, adj.　吸收的

adverbĭum, i, n.　副词

advērsus, a, um, adj.　反面的

advērsus, praep.（acc.）　相反, 反对

aeger, gra, grum, adj.　患者的

aegrōtus, i, m.　患者

aequālis, e, adj.　相等的, 均等的

aër, aëris, m.　空气

aerobĭos, i, m.　嗜氧菌

aërosōlum, i, n.　气雾剂

Aescŭlus, i, f.　七叶树属

aestīvus, a, um, adj.　夏天的

aether, ĕris, m.　乙醚

aethyl, aethylis, n.　乙基

affĭnis, e, adj.　近缘的

agar, indecl. n.　琼脂

Agastǎche, is, f.　藿香属

Agastǎche rugōsa（Fisch. et Mey.）O. Ktze.　藿香

agĭto, āre, v.　振摇

Agkistrōdon　蕲蛇（药材名）

Agkistrōdon acūtus（Güenther）　五步蛇

ago, ĕre, v.　做, 驱使

agrarĭus, a, um, adj.　土地的

Agrimonĭa, ae, f.　龙芽草属

Agrimonĭa pilōsa Ledeb.　龙芽草, 仙鹤草

Agrimonĭae Herba　龙芽草, 仙鹤草（药材名）

Agrimophōlum, i, n.　鹤草酚

Ailānthus, i, f.　臭椿属

Ajūga decūmbens Thunb.　筋骨草

Ajūgae Herba　筋骨草（药材名）

Akebĭa, ae, f.　木通属

Akebĭa quināta（Thunb.）Decne.　木通

Akebĭa trifoliāta（Thunb.）Koidz.　三叶木通

Akebĭa trifoliāta（Thunb.）Koidz. var. *austrālis*
（Diels）Rehd.　白木通

alācer, cris, cre, adj.　活泼的

alāris, e, adj.　腋生的

albens, ēntis, adj.　微白的

Albizĭa, ae, f.　合欢属

Albizĭa julibrīssin Durazz.　合欢

Albizĭae Cortex　合欢皮（药材名）

Albizĭae Flos　合欢花（药材名）

albūmen, ĭnis, n.　蛋白, 胚乳

albuminurĭa, ae, f.　蛋白尿

albus, a, um, adj.　白色的

alcǎlis, idis, f.　碱

alcaloĭdum, i, n.　生物碱

alcaloĭdus,a,um,adj.　碱性的

alcŏhol,ōlis,n. m.　乙醇,酒精

alcoholīsmus,i,n.　醇中毒

aldehydrĭcus,a,um,adj.　醛的

aldocellulōsum,i,n.　醛基纤维素

alga,ae,f.　藻

alignīnum,i,n.　木质胶

Alīsma,ătis,f.　泽泻属

Alīsma orientālis(Sam.)Juzep.　泽泻

Alismatacĕae　泽泻科

Alismātis Rhizōma　泽泻(药材名)

alkǎli,indecl. n.　碱

alkalĭcus,a,um,adj.　碱性的

alkaloĭdum,i,n.　生物碱

Allĭi Macrostemōnis Bulbus　薤白(药材名)

Allĭi Satīvum Bulbus　大蒜(药材名)

Allĭi Tuberōsi Semen　韭菜子(药材名)

Allĭum,i,n.　葱属

Allĭum cepa L.　洋葱

Allĭum chinēnse G. Don　薤

Allĭum macrostēmon Bge.　小根蒜

Allĭum satīvum L.　大蒜

Allĭum tuberōsum Rottl. ex Spreng.　韭菜

Alŏë　芦荟(药材名)

Alŏë,es,f.　芦荟属

Alŏë barbadnēsis Miller　库拉索芦荟

Alŏe ferox Miller　好望角芦荟

Alpes,ium,f. pl.　(有时 sing. Alpis)阿尔卑斯山脉

Alpinĭa,ae,f.　山姜属

Alpinĭa galānga Willd.　大高良姜

Alpinĭa katsumadăi Hayata　草豆蔻

Alpinĭa officinārum Hance　高良姜

Alpinĭa oxyphȳlla Miq.　益智

Alpinĭae Katsumadăi Semen　草豆蔻(药材名)

Alpinĭae Officinārum Rhizōma　高良姜(药材名)

Alpinĭae Oxyphȳllae Fructus　益智(药材名)

alter,era,erum adj.　第二的,另一个

altērnus,a,um,adj.　隔开一个的

altus,a,um,adj.　高的

Alūmen　白矾(药材名)

alūmen,ĭnis,m.　矾,明矾

Aluminĭi Hydroxȳdum　氢氧化铝

Aluminĭum,i,n.　铝

alveŏlus,i,m.　小泡,小槽

alvus,i,f.　腹

Amaranthacĕae,ārum,f. pl.　苋科

amārus,a,um,adj.　苦的

Amaryllidacĕae,ārum,f. pl.　石蒜科

ambulantĭa,ae,f.　救护车

ambustūra,ae,f.　烫疱,灼伤

amenorrhōēa,ae,f.　经闭,停经

amidopyrīnum,i,n.　氨基比林

amĭdus,a,um,adj.　酰胺的

aminochlorĭdum,i,n.　氨基氯化物

aminophyllīnum,i,n.　氨茶碱

aminosalicȳlas,atis,m.　氨基水杨酸盐

ammonĭa,ae,f.　氨

Ammonĭi Chlrĭdum　氯化铵

ammonĭum,i,n.　胺

amo,āre,v.　爱,喜爱

amobarbitālum,i,n.　异戊巴比妥

Amōmi Fructus　砂仁(药材名)

Amōmi Rotūndus Fructus　豆蔻(药材名)

Amōmum,i,n.　豆蔻属

Amōmum compāctum Soland ex Maton　爪哇白豆蔻

Amōmum kravanh Pierre ex Gagnep.　白豆蔻

Amōmum longiligulāre T. L. Wu　海南砂

Amōmum tsao-ko Crevost et Lemaire　草果

Amōmum villōsum Lour.　阳春砂

Amōmum villōsum Lour. var. *xanthioĭdes* T. L. Wu et Senjen　绿壳砂

Ampelōpsis,is,f.　白蔹属

Ampelōpsis japonĭca(Thunb.)Makino　白蔹

Ampelōpsis Radix　白蔹(药材名)

amphanthĭum,i,n.　花托

ampicillīnum,i,m. n.　氨苄青霉素

Ampicillīnum Natrĭcum　氨苄西林钠

amplus,a,um,adj.　大的,宽的

ampūlla,ae,f.　安瓿剂

amputatĭo,onis,f.　切断术

ampŭto,are,v.　切断

amȳda,ae,f.　龟,甲鱼,鳖

amylacĕus,a,um,adj.　淀粉的

amȳlum,i,n.　淀粉

ana,adv.　各,均

anaesthesĭa,ae,f.　麻醉,麻木

anaesthesĭcus,a,um,adj.　麻醉性的

analgīnum,i,n.　安乃近

analўsis,is,f.　分析

anatomĭa,ae,f.　解剖,解剖学

Androgrāphis,itis,f.　穿心莲属

Androgrāphis Herba　穿心莲(药材名)

Androgrāphis paniculāta(Burm. f.)Nees　穿心莲

Anemarrhēna,ae,f.　知母属

Anemarrhēna asphodeloĭdes Bge.　知母

Anemarrhēnae Rhizōma　知母(药材名)

Anaemĭa,ae,f.　贫血

Anemōne,es,f.　银莲花属

Angelĭca,ae,f.　当归属

Angelĭca dahurĭca(Fisch. ex Hoffm.)Benth. et Hook.　白芷

Angelĭca dahurĭca(Fisch. ex Hoffm.)Benth. et Hook. var.*formosāna*(Boiss.)Shan et Yuan　杭白芷

Angelĭca pubēscens Maxim. f.*biserrāta* Shan et Yuan　重齿毛当归

Angelĭca sinēnsis(Oliv.)Diels　当归

Angelĭcae Dahurĭcae Radix　白芷(药材名)

Angelĭcae Pubescēntis Radix　独活(药材名)

Angetĭcae Sinēnsis Radix　当归(药材名)

angŭlus,i,m.　角,隅

angustifolĭus,a,um,adj.　狭叶的

angūstus,a,um,adj.　狭窄的

anhydrĭcus,a,um,adj.　无水的

anīmal,atis,n.　动物

animālis,e,adj.　动物的

Anīsi Stellāti Fructus　八角茴香(药材名)

anisodamīnum,i,n.　山莨菪碱

annus,i,m.　岁,年

annŭus,a,um,adj.　一年的

anorexĭa,ae,f.　食欲减退

ansu,indecl. n.　杏

ante,praep. acc.　在……前

antĕlops,opis,m.　羚羊

anthelmintĭcum,i,n.　驱虫剂

anthelmintĭcus,a,um,adj.　驱虫的

anthracēnum,i,n.　蒽

anthrachinōnum,i,n.　蒽醌

antiasthmatĭcus,a,um,adj.　抗喘息的

antibiotĭcum,i,n.　抗生素

antibiotĭcus,a,um,adj.　抗菌的

antidŏtum,i,n.　解毒剂

antipyretĭcus,a,um,adj.　解热的

antipyrīnum,i,n.　安替匹林

antĭquus,a,um,adj.　古代的

antirheumatĭsans,antis,adj.　治风湿痛的

antiseptĭcus,a,um,adj.　防腐的

antitetanĭcus,a,um,adj.　防破伤风的

Antitoxīnum Botulinĭcum Purificātum　精制肉毒抗毒素

Antitoxīnum Diptherĭcum Purificātum　精制白喉抗毒素

Antitoxīnum Diptherĭcum Purificātum Cryodesiccātum　冻干精制白喉抗毒素

Antitoxīnum Tetanĭcum　破伤风抗毒素

Antitoxīnum Tetanĭcum Purificātum Cryodesiccātum　冻干精破伤风抗毒素

antitoxīnum,i,n.　抗毒素

antivenēnum,i,n.　抗毒药

anurĭa,ae,f.　闭尿症

anus,i,m.　肛门

anus,indecl. n.　杏

apex,icis,m.　头顶,顶端

Apiacĕae　伞形科

Apis cerāna Fabricius　中华蜜蜂

Apĭum,i,n.　芹属

Apocynacĕae,ārum,f. pl.　夹竹桃科

Apocȳnum,i,n.　罗布麻属

Apocȳnum venētum L.　罗布麻

Apocȳni Venēti Folĭum　罗布麻叶(药材名)

apomorphīnum,i,n.　阿朴吗啡

apoplexĭa,ae,f.　中风

appendicītis,idis,f.　阑尾炎

applĭco,āre,v.　敷贴

appositĭus,a,um,adj.　对照的

aprĭcus,a,um,adj.　向阳的

apud,praep. acc.　按照,放

aqua,ae,f.　水,水剂

Aqua Armeniăcae Fortis　浓杏仁水

Aqua Lonicērae Floris　金银花露

Aquifoliacěae,ārum,f. pl.　冬青科

Aquilarĭa,ae,f.　沉香属

Aquilarĭa sinēnsis(Lour.)Gilg　白木香

Aquilarĭae Lignum Resinātum　沉香(药材名)

aquōsus,a,um,adj.　含水的

arabĭcus,a,um,adj.　阿拉伯的

Arabis　南芥属

Aracěae,ārum,f. pl.　天南星科

Arăchis,chĭdis,f.　落花生属

Araliacěae,ārum,f. pl.　五加科

Arbor,ŏris,f.　树,乔木

Arca,ae,f.　蚶属

Arctĭi Fructus　牛蒡子(药材名)

Arctĭum,i,n.　牛蒡属

Arctĭum lappa L.　牛蒡

Ardisĭa crenāta Sims　朱砂根

Ardisĭa japonĭca(Thunb.)Bl.　紫金牛

Ardisĭae Crenātae Radix　朱砂根(药材名)

Ardisĭae Japonĭcae Herba　矮地茶(药材名)

Arěca,ae,f.　槟榔属

Arěca catěchu L.　槟榔

Arecacěae　棕榈科

Arěcae Pericarpĭum　大腹皮(药材名)

Arěcae Semen　槟榔(药材名)

Arěcae Semen Tostum　焦槟榔(药材名)

argentěus,a,um,adj.　银质的

argentoproteīnum,i,蛋白银

Argēntum,i,n.　银

Arsenĭcum,i,n.　砷

arīllus,i,m.　假种皮

Arisāēma,ătis,n.　天南星属

Arisāēma amurēnse Maxim.　东北天南星

Arisāēma peninsuŭlae Nakai　朝鲜天南星

Arisāēma cum Bile　(胆汁)胆南星(药材名)

Arisāēma erubēscens(Wall.)Schott　天南星

Arisāēma heterophȳllum Bl.　异叶天南星

Arisaemătis Rhizōma　天南星(药材名)

Arisaemătis Rhizōma Praeparātum　制天南星
(药材名)

Aristolochĭa,ae,f.　马兜铃属

Aristolochĭa caulialāta C. Y. Wu　翅茎马兜铃

Aristolochĭa contōrta Bge.　北马兜铃

Aristolochĭa debĭlis Sieb. et Zucc.　马兜铃

Aristolochĭae Radix　青木香(药材名)

Aristolochiacěae,ārum,f. pl.　马兜铃科

armeniăca,ae,f.　杏仁

Armeniăca,ae,f.　杏属

Armeniăcae Semen Amārum　苦杏仁(药材名)

Arnebĭa,ae,f.　假紫草属

Arnebĭa euchrōma(Royle)Johnst.　新疆紫草

Arnebĭa guttāta Bunge　内蒙紫草

Arnebĭae Radix　紫草(药材名)

arōma,atis,adj.　香味

aromatĭcus,a,um,adj.　芳香的;砷酸的

Arsenĭcum,i,n.　砷

arsēnis,ītis,m.　亚砷酸盐

Artemisĭa,ae,f.　蒿属

Artemisĭa annŭa L.　黄花蒿

Artemisĭa argȳi Lévl. et Vant.　艾

Artemisĭa capillāris Thunb.　茵陈蒿

Artemisĭa scoparĭa Waldst. et Kit.　滨蒿

Artemisĭae Annŭae Herba　青蒿(药材名)

Artemisĭae Argȳi Folĭum　艾叶(药材名)

Artemisĭae Scoparĭae Herba　茵陈(药材名)

arterĭa,ae,f.　动脉

arthrītis,ĭdis,f.　关节炎

articŭlus,i,m.　关节;时刻

artificiālis,e,adj.　人造的,人工的

arvēnsis,e,adj.　野生的

Asāri Radix et Rhizōma　细辛(药材名)

Asārum,i,n.　细辛属

Asārum heterotropoïdes Fr. Schmidt var. *mandshurĭcum*
(Maxim.)Kitag.　北细辛

Asārum sieboldĭi Miq.　华细辛

Asārum sieboldĭi Miq. var. *seoulēnse* Nakai　汉城
细辛

ascāris,idis,f.　蛔虫

Asclepiadacěae,ārum,f. pl.　萝藦科

ascorbinĭcus,a,um,adj.　抗坏血酸的

aseptĭcus,a,um,adj.　消毒的

asiatĭcus,a,um,adj.　亚洲的

Asīni Colla Corĭi　阿胶(药材名)

Asparăgi Radix　天冬(药材名)

Asparăgus,i,n.　天门冬属

Asparăgus cochinchinēnsis (Lour.) Merr.　天冬

Asper,ĕra,ĕrum,adj.　带刺的

asphyxĭa,ae,f.　窒息

aspirīnum,i,n.　阿司匹林

aspongŏpus,i,m.　九香虫

Aster tatarĭcus L. f.　紫菀

Aster,ĕris,m.　紫菀属

Asteracĕae　菊科

Astēris Radix et Rhizōma　紫菀(药材名)

asthma,ătis,n.　喘息

Astragăli Radix　黄芪(药材名)

Astragălus,i,m.　黄芪属

Astragălus complanātus R. Br.　扁茎黄芪

Astragălus membranāceus (Fisch.) Bge.　膜荚黄芪

Astragălus membranāceus (Fisch.) Bge. var. *monghólĭcus*

　(Bge.) Hsiao　蒙古黄芪

ater,ra,rum,adj.　黑的

atomĭcus,a,um,adj.　原子的

atōmus,i,f.　原子

Atractylōdes,is,f.　苍术属

Atractylōdes chinēnsis (DC.) Koidz.　北苍术

Atractylōdes lancĕa (Thunb.) DC.　茅苍术

Atractylōdes macrocephāla Koidz.　白术

Atractylōdis Macrocephālae Rhizōma　白术(药
　材名)

Atractylōdis Rhizōma　苍术(药材名)

Atrŏpa,ae,f.　颠茄属

Atrŏpa belladōnna L.　颠茄

Atropīni Sulfas　硫酸阿托品

atropīnum,i,n.　阿托品

atrovĭrens,ēntis,adj.　深绿色的

attēnte,adv.　仔细地

Aucklandĭa,ae,f.　云木香属

Aucklandĭa lappa Decne.　木香

Aucklandĭae Radix　木香(药材名)

Aurantĭi Fructus　枳壳(药材名)

Aurantĭi Fructus Immatūrus　枳实(药材名)

aurantĭum,i,n.　橘,橙

aurantĭus,a,um,adj.　橙色的

aureomycīnum,i,n.　金霉素

aurĕus,a,um,adj.　金黄色的

auricŭla,ae,f.　小耳

auriculāris,e,adj.　耳部的

auris,is,f.　耳

Auristīlla,ae,f.　滴耳剂

aurum,i,n.　金

auster,tri,m.　南风

austrālis,e,adj.　南部的,南方的

autumnālis,e,adj.　秋季的

axillāris,e,adj.　腋下的,腋窝的

B

bacca,ae,f.　浆果,草莓

bacīllus,i,m.　杆,杆菌

bacitracīnum,i,n.　杆菌肽

bactericĭum,i,n.　杀菌剂

bacteriophāgum,i,n.　噬菌体

bacterĭum,i,n.　细菌

baicalēnsis,e,adj.　贝加尔的

balnĕum,i,n.　浴

balsāmum,i,n.　香料

bambŏu,indecl. n.　竹

Bambūsa,ae,f.　勒竹属;勒竹

Bambūsa textĭlis McClure　青皮竹

Bambūsa tuldŏĭdes Munro　青秆竹

Bambūsae Caulis in Taenĭas　竹茹(药材名)

Bambūsae Concretĭo Silicĕa　天竺黄(药材名)

Baphicacānthus cusĭa (Nees) Bremek.　马蓝

barax,acis,m.　硼砂

barbitālum,i,n.　巴比妥

Barĭi Sulfas　硫酸钡

Barĭum,i,n.　钡

basĭcus,a,um,adj.　基质的

basilāris,e,adj.　基生的

basis,is,f.　(希)底、基底;基质

Belamcānda,ae,f.　射干属

Belamcānda chinēnsis (L.) DC.　射干

Belamcāndae Rhizōma　射干(药材名)

belladōnna,ae,f.　颠茄

Belladōnnae Herba　颠茄草(药材名)

bendroflumethiazĭdum,i,n.　苄氟噻嗪

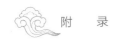
bene,adv.　好好地

Benincāsa,ae,f.　冬瓜属

Benincāsa hispīda（Thunb.）Cogn.　冬瓜

Benincāsae Exocarpīum　冬瓜皮（药材名）

benzalkonīum,i,n.　二甲基苄基烃铵

benzhexōlum,i,n.　苯海索

benzīnum,i,n.　汽油

benzŏas,ātis,m.　苯甲酸盐

benzocaīnum,i,n.　苯佐卡因

benzŏë,es,f.　安息香

benzoĭcus,a,um,adj.　苯甲酸的

benzydamīnum,i,n.　炎痛静

Benzylpenicillīnum Kalĭcum　青霉素钾

Benzylpenicillīnum Kalĭcum pro Injectiōne　注射
　用青霉素钾

Benzylpenicillīnum Natrĭcum　青霉素钠

Benzylpenicillīnum Natrĭcum pro Injectiōne　注
　射用青霉素钠

benzylpenicillīnum,i,n.　青霉素

bephenīnum,i,n.　苄酚宁

Berberidacĕae,ārum,f. pl.　小檗科

Berberĭdis Radix　三颗针（药材名）

Berberīni Hydrochlorĭdum　盐酸小檗碱

berberīnum,i,n.　黄连素

Berbĕris,ĭdis,f.　小檗属

Berbĕris poiretĭi Schneid.　细叶小檗

Berbĕris soulieăna Schneid.　假豪猪刺

Berbĕris vernae Schneid.　匙叶小檗

Berbĕris wilsōnae Hemsl.　小黄连刺

Bergenĭa purpurāscens（Hook. f. et Thoms.）
　Engl.　岩白菜

Bergenĭae Rhizōma　岩白菜（药材名）

beta,ae,f.　甜菜

betamerphalānum,i,n.　异芳芥

bibo,ĕre,v.　饮，喝

Bibo Piperislōngi Fructus　荜茇（药材名）

bicarbŏnas,ātis,m.　重碳酸盐

bihorĭum,i,n.　二小时

bilis,is,f.　胆汁

articŭlus,i,m.　关节；时刻

binātus,a,um,adj.　双生的

biochīma,ae,f.　生化学

biologĭa,ae,f.　生物学

bis in die（b. i. d.）　每日二次

bis,adv.　二次

Bismŭthi Subcarbōnas　次碳酸铋

bismŭthum,i,n.　铋

bitārtras,atis,m.　重酒石酸盐

Bistōrta,ae,f.　拳参

Bistōrtae Rhizōma　拳参（药材名）

Bletīlla,ae,f.　白及属

Bletīlla striāta（Thunb.）Reichb. f.　白及

Bletīllae Rhizōma　白及（药材名）

Blumĕa balsamifĕra（L.）DC.　艾纳香

Bolbostēmma paniculātum（Maxim.）Franquet　土贝母

Bolbostemmātis Rhizōma　土贝母（药材名）

Bombyx Batryticātus　僵蚕（药材名）

Bombyx mori Linnaeus　家蚕

bombyx,ycis,m.　家蚕

bonus,a,um,adj.　好的

Boraginacĕae,ārum,f. pl.　紫草科

borax,acis,m.　硼砂

Borĭcus,a,um,adj.　硼酸的

Borneōlum　天然冰片（右旋龙脑）（药材名）

Borneōlum Synthetĭcum　冰片（合成龙脑）

Borum,i,n.　硼

Bos,Bovis,m.　牛属；牛

Bos taurus domestiĭcus Gmelin　牛

Boswellĭa carterĭi Birdw　乳香树

botanīce,es,f.　植物学

Botrychĭum multifĭdum（Gmel.）Rupr.　多裂阴地蕨

Bovis Calcŭlus　牛黄（药材名）

bracteolātus,a,um,adj.　具小苞片的

bramĭdum,i,n.　臂

Brassĭca,ae,f.　芸薹属

Brassĭca juncĕa（L.）Czern. et Coss　芥

Brassicacĕae　十字花科

brevis,e,adj.　短的

bromātus,a,um,adj.　溴化的

bromĭdum,i,m.　溴化物

bromocresōlum,i,n.　溴甲酚

Bromum,i,n.　溴

bronchītis,idis,f.　支气管炎

bronchus,i,n.　支气管

Broussonetĭa,ae,f.　构属

Broussonetĭa papyrifĕra（L.）Vent.　构树

Broussonetĭae Fructus　楮实子（药材名）

Brucĕa,ae,f.　鸦胆子属

Brucĕa javanĭca（L.）Merr.　鸦胆子

Brucĕae Fructus　鸦胆子

Bubŭlus,i,m.　水牛属

Buddlēja,ae,f.　醉鱼草属

Buddlēja officinālis Maxim.　密蒙花

Buddlējae Flos　密蒙花（药材名）

Bufo bufo gargarīzans Cantor　中华大蟾蜍

Bufo melanostīctus Schneider　黑眶蟾蜍

Bufo,ōnis,f.　蟾蜍

Bufonīdae,ārum,f.pl.　蟾蜍科

Bufōnis Venēnum　蟾酥（药材名）

bulbus,i,m.　鳞茎

bullĭens,ēntis,adj.　煮沸的

bullĭo,īre,v.　煮沸

Bungărus,i,m.　环蛇属

Bungărus multicīnctus Blyth　银环蛇

Bungărus Parvus　金钱白花蛇（药材名）

Buplēūri Radix　柴胡（药材名）

Buplēūrum,i,n.　柴胡属

Buplēūrum chinēnse DC.　柴胡

Buplēūrum scorzonerifolĭum Willd.　狭叶柴胡

bursa,ae,f.　囊,袋

Buthus martensĭi Karsch　东亚钳蝎

C

cacăo,indecl.n.　可可豆

cacūmen,ĭnis,n.　枝梢

caecus,a,um,adj.　盲目的

caelum,i,n.　天国

caena,ae,f.　晚餐

caerlĕus,a,um,adj.　蓝色的

Caesalpinĭa,ae,f.　云实（苏木）属

Caesalpinĭa sappan L.　苏木

Calamīna,ae,f.　炉甘石

Calamīna　炉甘石（药材名）

Calcĭi Chlorĭdum　氯化钙

Calcĭi Glucōnas　葡萄糖酸钙

Calcĭi Lactas　乳酸钙

Calcĭum,i,n.　钙

calcarĭa,ae,f.　距

calcŭlus,i,m.　小石,结石

calefacĭo,ere,v.　使热,加温

calĭdus,a,um,adj.　热的

Callicārpa formosāna Rolfe　杜虹花

Callicārpa kwangtungēnsis Chun　广东紫珠

Callicārpa macrophȳlla Vahl　大叶紫珠

Callicārpa nudiflōra Hook.et Arn.　裸花紫珠

Callicārpae Caulis et Folĭum　广东紫珠（药材名）

Callicārpae Formosānae Folĭum　紫珠叶（药材名）

Callicārpae Macrophȳllae Folĭum　大叶紫珠（药材名）

Callicārpae Nudiflōrae Folĭum　裸花紫珠（药材名）

calomĕlas,ānos,n.　甘汞

calor,oris,n.　热度,热气

Calvatĭa,ae,f.　秃马勃属；马勃

calx,calcis.f.　石灰

calyx,icis,m.　宿萼,蒂,花萼

Campanulacĕae,ārum,f.pl.　桔梗科

Campanumōea,ae,f.　金钱豹属

campēster,tris,tre,adj.　田野的

camphŏra,ae,f.　樟脑

Campsis,is,f.　凌霄花属

Campsis Flos　凌霄花（药材名）

Campsis grandiflōra（Thunb.）K.Schum.　凌霄

Camptothĕca acumināte Decne.　喜树

campus,i,m.　田野

canaliĕulus,i,n.　小沟,小管

canālis,is,m.f.　沟管

Canarĭum,i,m,n.　橄榄属

Canavalĭa,ae,f.　刀豆属

Canavalĭa gladiāta（Jacq.）DC.　刀豆

Canavalĭae Semen　刀豆（药材名）

cancer,cri,m.　癌

candĭdus,a,um,adj.　纯洁的

Cannābis,is,f.　大麻属

Cannābis Fructus　火麻仁（药材名）

Cannābis satĭva L.　大麻

Canthăris,īdis,f.　斑蝥

capillarĭes,e,adj.　毛状的

capīllus,i,m.　头发

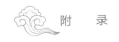
capĭo,ĕre,v.　服用

Caprifoliacĕae,ārum,f. pl.　忍冬科

caprŏas,atis,m.　乙酸盐

Capsēlla bursa-pastōris（L.）Medic.　荠菜

Capsĭci Fructus　辣椒（药材名）

Capsĭcum annŭum L.　辣椒

Capsŭla,ae,f.　胶囊剂

caput,itis,n.　头

Carāpax Testudīnis et Plastrum　龟甲（药材名）

carāpax,acis,m.　背甲

carbăsus,i,n.　纱布

carbo,ōnis,m.　炭

carbōnas,ātis,m.　碳酸盐

carbonĕum,i,n.　碳

carbonĭcus,a,um,adj.　碳酸的

carbonisatĭo,ōnis,f.　碳化

carbonisātus,a,um,adj.　碳化的

carcinōma,atis,n.　癌

cardinālis,e,adj.　深红色的

carĭes,ei,f.　龋齿

Carŏtae Fructus　南鹤虱（药材名）

Carpesĭi Fructus　鹤虱（药材名）

Carpesĭum,i,n.　天名精属

Carpesĭum abrotanoǐdes L.　天名精

carpos,i,m.　果实

Carthāmi Flos　红花（药材名）

Carthāmus,i,m.　红花属

Carthāmus tinctorĭus L.　红花

Caryophyllacĕae,ārum,f. pl.　石竹科

Caryophȳlli Flos　丁香（药材名）

caryophȳllus,i,n.　丁香

Cassĭa,ae,f.　决明属

Cassĭa acutifolĭa Delile　尖叶番泻

Cassĭa angustifolĭa Vahl.　狭叶番泻

Cassĭa obtusifolĭa L.　钝叶决明

Cassĭa tora L.　决明（小决明）

Cassĭae Semen　决明子（药材名）

Catĕchu　儿茶（药材名）

catĕchu,indecl. n.　儿茶

caudātus,a,um,adj.　有尾的

caulis,is,m.　茎（包括藤茎）

caustĭcus,a,um,adj.　苛性的

caute,adv.　谨慎地

cautsĕhuc,indecl. n.　橡胶

cautus,a,um,adj.　细心的,谨慎的

cavum,i,n.　凹,腔

cefalexīnum,i,n.　头孢氨苄

cefradinīnum,i,n.　头孢拉定

Celastracĕae,ārum,f. pl.　卫矛科

celer,eris,ere,adj.　迅速的

cellŭla,ae,f.　细胞,蜂房

cellulōsum,i,n.　纤维素

Celosĭa,ae,f.　青葙属

Celosĭa argentĕa L.　青葙

Celosĭa cristāta L.　鸡冠花

Celosĭae Cristātae Flos　鸡冠花（药材名）

Celosĭae Semen　青葙子（药材名）

Centēlla asiatĭca（L.）Urb.　积雪草

Centēllae Herba　积雪草（药材名）

centigrāmma,atis,n.　厘克,0.01 克

centimĕter,ri,m.　厘米

centimĕtrum,i,n.　厘米

Centipēdae Herba　鹅不食草（药材名）

Centipēda minīma（L.）A. Br. et Aschers.　鹅不食草

centrālis,e,adj.　中心的

centum,num.　一百

cepa,ae,f.　葱

Cephalanŏplos,osis,n.　小蓟

Cephalotaxacĕae,ārum,f. pl.　粗榧科

Cephalotāxus,i,f.　三尖杉属,粗榧属

Cephalotāxus fortūne Hook. f.　三尖杉

cephalothīnum,i,n.　先锋霉素

cera,ae,f.　蜡

Cera Chinēnsis　虫白蜡（药材名）

cerāsum,i,n.　樱桃

cerātus,a,um,adj.　蜡制的

cerĕbrum,i,n.　大脑

cereŏlus,i,m.　尿道栓

cerĕus,a,um,adj.　蜡的

cerevisĭa,ae,f.　啤酒

certus,a,um,adj.　一定的

Cervi Cornu　鹿角（药材名）

Cervi Cornu Degelatinātum　鹿角霜（药材名）

Cervi Cornu Pantotrĭchum　鹿茸（药材名）

Cervīdae, ārum, f. pl.　鹿科

cervīnus, a, um, adj.　鹿的

Cervus, i, m.　鹿属；鹿

Cervus elǎphus Linnaeus　马鹿

Cervus nippon Temminck　梅花鹿

Chaenomĕles, is, f.　木瓜属

Chaenomĕles speciōsa（Sweet）Nakai　贴梗海棠

Chaenomĕlis Fructus　木瓜（药材名）

Changǐi Radix　明党参（药材名）

Changǐum, i, n.　明党参属

Changǐum smyrnioǐdes Wolff　明党参

chebǔla, ae, f.　诃子

Chebǔlae Fructus Immatūrus　西青果（药材名）

Chebǔlae Fructus　诃子（药材名）

Chelidonǐi Herba　白屈菜（药材名）

Chelidonǐum majus L.　白屈菜

chimǐa, ae, f.　化学

chimǐcus, a, um, adj.　化学的

China, ae, f.　中国

Chinēmys reevesǐi（Gray）　乌龟

chinēnsis, e, adj.　中国的

chirurgǐa, ae, f.　外科学

chirurgǐcus, a, um, adj.　外科学的

chirūrgus, i, m.　外科医师

chlorālum, i, n.　氯醛

chloramphenicōlum, i, n.　氯霉素

Chloranthacĕae　金粟兰科

Chlorānthus japonǐcus Sieb.　银线草

chlōras, ātis, m.　氯酸盐

chlorātus, a, um, adj.　氯化的

Chlorhexidīni Acetas　醋酸氯己定

chlorǐdum, i, n.　氯化物

chlormethīnum, i, n.　氮芥

chlorobutanōlum, i, n.　三氯叔丁醇

chloroförmum, i, n.　氯仿

chloroquīnum, i, n.　氯喹

Chlorpromazīni Hyrochlorǐdum　盐酸氯丙嗪

chlorpromazīnum, i, n.　氯丙嗪

chlorpropamǐdum, i, n.　氯磺丙脲

chlortetracyclīnum, i, n.　金霉素

chlorum, i, n.　氯

Choerospondǐas, atis, f.　南酸枣属

Choerospondǐas axillāris（Roxb.）Burtt et Hill　南酸枣

Choerospondiātis Fructus　广枣（药材名）

cholēra, ae, f.　霍乱

cholinesterāsa, ae, f.　胆碱酯酶

chondros, i, m.　软骨

chordiazepoxǐdum, i, n.　利眠宁

chrōmas, atis, m.　铬酸盐

Chromǐum, i, n.　铬

chronǐcus, a, um, adj.　慢性的

Chrysanthēmi Flos　菊花（药材名）

Chrysanthēmi lndǐci Flos　野菊花（药材名）

Chrysanthēmum, i, n.　菊属

Chrysanthēmum indǐcum L.　野菊

Chrysanthēmum morifolǐum Ramat.　菊

chrysarobīnum, i, n.　驱虫豆素

Chuanxǐong Rhizōma　川芎（药材名）

chuangxǐong, indecl. n.　川芎

Cibotǐum, i, n.　金毛狗脊蕨属

Cibotǐum barōmetz（L.）J. Sm.　金毛狗脊

cibus, i, m.　食物，餐

Cichorǐi Herba　菊苣（药材名）

Cichorǐi Radix　菊苣根（药材名）

Cichorǐum, i, n.　菊苣属

Cichorǐum glandulōsum Boiss. et Huet　毛菊苣

Cichorǐum intybus L.　菊苣

cier, eris, n.　豌豆

cilǐum, i, n.　睫

Cimicifūga, ae, f.　升麻属

Cimicifūga dahurǐca（Turcz.）Maxim.　兴安升麻

Cimicifūga foetǐda L.　升麻

Cimicifūga heracleifolǐa Kom.　大三叶升麻

Cimicifūgae Rhizōma　升麻（药材名）

cinerĕus, a, um, adj.　灰色的

Cinnabāris　朱砂（药材名）

cinnabāri, is, f.　朱砂

Cinnamōmi Cortex　肉桂（药材名）

Cinnamōmi Ramǔlus　桂枝（药材名）

Cinnamōmum, i, n.　樟属

Cinnamōmum cassǐa Presl　肉桂

circa, praep. acc.　大约

circum, adv.　近，周围

circus, i, n.　圈

cirrhōsus, a, um, adj.　有卷须的

Cirsǐi Herba　小蓟（药材名）

Cirsǐi Japonǐci Herba　大蓟（药材名）

Cirsǐum, i, n.　蓟属

Cirsǐum japonǐcum Fisch. ex DC.　蓟

Cirsǐum setōsum（Willd.）M. Bieb.　刺儿菜

Cissampělos, otis, f.　锡生藤属

Cissampělos pareǐra L. var. *hirsūta*（Buch. ex DC.）
　Forman　锡生藤

Cissampelōtis Herba　亚乎奴（锡生藤）（药材名）

Cistānche, es, f.　肉苁蓉属

Cistānche deserticōla Y. C. Ma　肉苁蓉

Cistānche tuhulōsa（Schenk）Wight　管花肉苁蓉

Cistānches Herba　肉苁蓉（药材名）

cito, adv.　迅速地

citras, atis, m.　枸橼酸盐

Citri Exocarpǐum Rubrum　橘红（药材名）

Citri Grandis Exocarpǐum　化橘红（药材名）

Citri Reticulātae Pericarpǐum　陈皮（药材名）

Citri Reticulātae Pericarpǐum Viride　青皮（药材名）

Citri Reticulātae Semen　橘核（药材名）

Citri Sarcodactȳlis Fructus　佛手（药材名）

citrǐcus, a, um, adj.　枸橼酸的

Citrūllus lanātus（Thunb.）Matsumu. et Nakai　西瓜

citrum, i, n.　枸橼，柠檬

Citrus, i, f.　柑属

Citrus aurantǐum L.　酸橙

Citrus grandis 'Tomentosa'　化州柚

Citrus grandis（L.）Osbeck　柚

Citrus ivilsonǐi Tanaka　香圆

Citrus medǐca L.　枸橼

Citrus medǐca L. var. *sarcodactȳlis* Swingle　佛手

Citrus sinēnsis Osbeck　甜橙

Citrus reticulāta Blanco　橘

Citrus reticulāta 'Chazhi'　茶枝柑

civis, is, m. f.　公民

clarus, a, um, adj.　明显的

classis, is, f.　等级，阶级

claudo, ěre, v.　关闭，封

clausus, a, um, adj.　封好的

Clematǐdis Armandǐi Caulis　川木通（药材名）

Clematǐdis Radix et Rhizōma　威灵仙（药材名）

Clemǎtis, ǐdis, f.　铁线莲属

Clemǎtis armandǐi Franch.　小木通

Clemǎtis chaohuēnsis W. T. Wang & L. Q. Huang　巢
　湖铁线莲

Clemǎtis chinēnsis Osbeck　威灵仙

Clemǎtis hexapetāla Pall.　棉团铁线莲

Clemǎtis manshurǐca Rupr.　东北铁线莲

Clemǎtis montāna Buch.-Ham.　绣球藤

Climopodǐum, i, n.　风轮菜属

clindamycīnum, i, n.　氯洁霉素

clinǐca, ae, f.　门诊所

Clinǐce, es, f.　（希）诊所

clinicālis, e, adj.　临床的

Clinopodǐi Herba　断血流（药材名）

Clinopodǐum chinēnse（Benth）O. Kuntze　风轮菜

Clinopodǐum polycephālum（Vaniot）C. Y. Wu et
　Hsuan　灯笼草

clofibrātum, i, n.　冠心平

clolīnum, i, n.　胆碱

clonidīnum, i, n.　可乐定

cloxacillīnum, i, n.　邻氯青霉素

Clusǐa　书带木属

Clusiacěae　藤黄科

clysma, ae, f.　灌肠剂

clyster, eris, n.　灌肠法

Cnidǐi Fructus　蛇床子（药材名）

Cnidǐum, i, n.　蛇床属

Cnidǐum monniēri（L.）Cuss.　蛇床

Cobāltum, i, n.　钴

Coca, ae, f.　古柯

cocaīnum, i, n.　可卡因，古柯碱

cochlěa, ae, f.　耳蜗

cochlěar, āris, n.　匙

coctus, a, um, adj.　煮熟的

Codeīni Phosphas　磷酸可待因

codeīnum, i, n.　可待因

Codonōpsis, is, f.　党参属

Codonōpsis pilosǔla（Franch.）Nannf.　党参

Codonōpsis pilosǔla Nannf. var. *modēsta*（Nannf.）
　L. T. Shen　素花党参

Codonōpsis tangshen Oliv.　川党参

Codonōpsis Radix　党参（药材名）

codonōpsis, idis, f.　羊乳,四叶参

Coelogȳne, es, f.　贝母兰属

Coelĭa, ae, f.　腹腔

coēna, ae, f.　晚饭

Coĭcis Semen　薏苡仁（药材名）

Coix, coĭcis, f.　薏苡属

Coix lacrȳma-jobi L.　薏苡

Coix lacryma-jobi L. var. ma-yuen（Roman.）Stapf　薏米

colatĭo, onis, f.　滤过

colatūra, ae, f.　滤液

colchicīnum, i, n.　秋水仙碱

colĭca, ae, f.　结肠

colla, ae, f.　鳔胶、胶剂

Colla Cervi Cornus　鹿角胶（药材名）

collāpsus, us, m.　虚脱

collectĭo, onis, f.　收集

collēga, ae, f. m.　同志

collĭgo, ere, v.　采集,收集

collodĭum, i, n.　火棉胶,火棉剂

colloidālis, e, adj.　胶体的

collum, i, n.　头颈

collyrĭum, i, n.　洗眼液

color, oris, m.　颜色

coloratĭo, onis, f.　染色

colorātus, a, um, adj.　有色的

coma, atis, n.　昏迷

Commelīna, ae, f.　鸭跖草属

Commelināēa Herba　鸭跖草（药材名）

Commelīna commūnis L.　鸭跖草

Commiphŏra myrrha Engl.　没药树,地丁树

Commiphŏra molmol Engl.　哈地丁树

commūnis, e, adj.　普通的

compāctum, i, n.　契约

complētus, a, um, adj.　充实的,满的

compōno, ĕre, v.　复制,编著

Composĭtae　菊科

composĭtus, a, um, adj.　复方的

compressus, a, um, adj.　扁平的

concentrātus, a, um, adj.　浓缩的

concha, ae, f.　贝壳,甲壳

concīsus, a, um, adj.　切好的

conditĭo, onis, f.　条件

confectĭo, onis, f.　糖膏剂

congelātus, a, um, adj.　冻结的

congĕlo, āre, v.　冻结

congĭus, i, m.　加仑

conjugatĭo, onis, f.　动词的变位

conjunctĭo, onis, f.　连接词

conjunctivītis, ĭdis, f.　结膜炎

conservatĭo, onis, f.　保存,存放

consērvo, āre, v.　存放,储藏

conspērgo, ĕre, v.　撒布

conspērsus, a, um, adj.　撒布的

constipatĭo, onis, f.　便秘

constitŭens, entis, adj.　赋形的

consto, āre, v.　值,含有

contagĭo, onis, f.　传染

contagiōsus, a, um, adj.　传染的

contĕro, ĕre, v.　研细

contra, praep. acc.　抗,治,反对

contūndo, ere, v.　捣碎

contusĭo, ōnis, f.　捣碎

contūsus, a, um, adj.　捣碎的

Convolvulacĕae, ārum, f. pl.　旋花科

Conȳza blinĭi Lévl.　苦蒿

Conȳzae Herba　金龙胆草（药材名）

Coptĭdis Rhizoma　黄连（药材名）

Coptis, ĭdis, f.　黄连属;黄连

Coptis chinēnsis Franch.　黄连

Coptis deltoidĕa C. Y. Cheng et Hsiao　三角叶黄连

Coptis teeta Wall.　云连

coquo, ēre, v.　煮

cor, cordis, n.　心脏

cordātus, a, um, adj.　心形的

cordifōrmis, e, adj.　心形的

Cordȳceps　冬虫夏草（药材名）

Cordȳceps, cipis, f.　虫草属;冬虫夏草

Cordȳceps sinēnsis（Bork.）Sace.　冬虫夏草

Cornacĕae, ārum, f. pl.　山茱萸科

cornālis, e, adj.　冠状的

Corni Fructus　山茱萸（药材名）

cornu, us, n.　角

Cornus officinālis Sieb. et Zucc.　山茱萸

cornūtus,a,um,adj.　有角的

corōlla,ae,f.　小花冠

corpus,oris,n.　身体

corrīgens,ēntis,adj.　矫味的

corruptĭo,onis,f.　败坏,腐朽

corrūptus,a,um,adj.　腐朽的

cortex,ĭcis,m.　皮,树皮

Cortisōni Acētas　醋酸可的松

cortisōnum,i,n.　可的松

Corydālis bungeāna Turcz.　地丁草

Corydālis Bungeānae Herba　苦地丁(药材名)

Corydālis decūmbens(Thunb.)Pers　伏生紫堇

Corydālis Decūmbēntis Rhizōma　夏天无(药材名)

Corydālis,is,f.　紫堇属;延胡索

Corydālis Rhizōma　延胡索(元胡)(药材名)

Corydālis yanhusŭo W. T. Wang　延胡索

coryza,ae,f.　感冒

costa,ae,f.　肋骨

crambe,es,f.　白菜

cranĭum,i,n.　头颅

cras,adv.　明天

Crassulacĕae　景天科

Cratāēgi Fructus　山楂(药材名)

Cratāēgi Folĭum　山楂叶(药材名)

Cratāēgus,i,f.　山楂属

Cratāēgus pinnatifĭda Bge.　山楂

Cratāēgus pinnatifĭda Bge. var. *major* N. E. Br.　山里红

Cremāstra appendiculāta(D. Don)Makino　杜鹃兰

Cremāstrae Pseudobūlbus;Pleiōnes Pseudobūlbus　山慈菇(药材名)

cremor,oris,m.　乳膏剂;霜剂

crenātus,a,um,adj.　圆齿的

cresōlum,i,n.　甲酚

creta,ae,f.　白垩

cricoarytaenoidĕus,a,um,adj.　环杓形的

crinis,is,m.　发

Crinis Carbonisātus　血余炭(药材名)

crisis,is,f.　危象

Croci Stigma　西红花(药材名)

Crocus satĭvus L.　番红花

cromoglўcas,atis,n.　色甘酸盐

Croton,ōnis,m.　巴豆属

Croton tiglĭum L.　巴豆

Crotōnis Fructus　巴豆(药材名)

Crotōnis Semen Pulverātum　巴豆霜(药材名)

croup,indecl. n.　哮喘

Crucifērae,ārum,f. pl.　十字花科

crudus,a,um,adj.　生的,粗制的

cryodesiccātus,a,um,adj.　冻干的

crystallidātus,a,um,adj.　晶形的

crystallīnus,a,um,adj.　结晶的

crystallisatĭo,onis,f.　结晶

crystallīso,āre,v.　结晶

crystāllus,i,f.　结晶体

cubĭcus,a,um,adj.　立方的

cucūmis,eris,m.　黄瓜

cucurbĭta,ae,f.　南瓜

Cucūmis melo L.　甜瓜

Cucurbitacĕae,ārum,f. pl.　葫芦科

cum,praep. abl.　含,用,同,带

cuneātus,a,um,adj.　楔形的

cuneifōrmis,e,adj.　楔形的

Cupressacĕae,ārum,f. pl.　柏科

Cuprum,i,n.　铜

curatĭo,onis,f.　治疗

Curculigīnis Rhizōma　仙茅(药材名)

Curculīgo,inis,f.　仙茅属

Curculīgo orchioĭdes Gaertn.　仙茅

Curcūma,ae,f.　姜黄属

Curcūma aromatĭca Salisb.　郁金

Curcūma kwangsiēnsis S. G. Lee et C. F. Liang　广西莪术

Curcūma longa L.　姜黄

Curcūma phaeocāūlis Val.　蓬莪术

Curcūma wenyūjin Y. H. Chen et C. Ling　温郁金

Curcūmae Longae Rhizōma　姜黄(药材名)

Curcūmae Radix　郁金(药材名)

Curcūmae Rhizōma　莪术(药材名)

curo,āre,v.　照顾,护理

Cuscūta,ae,f.　菟丝子属

Cuscūta austrālis R. Br.　南方菟丝子

Cuscūta chinēnsis Lam.　菟丝子

Cuscūtae Semen　菟丝子(药材名)

Cuscūta japonǐca Choisy　金灯藤

cutanĕus, a, um, adj.　皮的

cutis, is, f.　皮肤

cyānus, i, m.　矢车菊

Cyathǔla, ae, f.　川牛膝, 杯苋属

Cyathǔla offlcinālis Kuan　川牛膝

Cyathǔlae Radix　川牛膝(药材名)

cyǎthus, i, m.　杯子

Cycadacĕae　苏铁科

Cycas revolūta Thunb.　苏铁

Cyclīna, ae, f.　青蛤属

cyclophosphamǐdum, i, n.　环磷酰胺

cyclophōsphas, atis, m.　环磷酸盐

Cynānchi Atrati Radix et Rhizōma　白薇(药材名)

Cynānchi Paniculāti Radix et Rhizōma　徐长卿(药材名)

Cynānchi Stauntonǐi Rhizōma et Radix　白前(药材名)

Cynānchum, i, n.　鹅绒藤属

Cynānchum atrātum Bunge　白薇

Cynānchum glaucēscens (Decne.) Hand.-Mazz.　芫花叶白前

Cynānchum paniculātum (Bge.) Kitag.　徐长卿

Cynānchum stauntonǐi (Decne.) Schltr. ex Lévl.　柳叶白前

Cynānchum versicōlor Bge.　蔓生白薇

Cynomorǐum, i, n.　锁阳属

Cynomorǐum songarǐcum Rupr.　锁阳

Cynomorǐi Herba　锁阳(药材名)

Cyperacĕae　莎草科

Cypěri Rhizōma　香附(药材名)

Cypěrus, i, m.　莎草属

Cypěrus rotūndus L.　莎草

cystis, is, f.　泡, 膀胱

cystītis, idis, f.　膀胱炎

cytochrōmum, i,　细胞色素

D

da, are, v.　给予

dactinomycīnum, i, n.　更生霉素

dactus, us, m.　管, 导管

Dalbergǐa odorifēra T. Chen　降香檀

Dalbergǐae Odorifērae Lignum　降香(药材名)

Danubǐus (Danuvius), i, m.　多瑙河(主要是指它的上游和中游)

Daphne, es, f.　瑞香属

Daphne genkwa Sieb. et Zucc.　芫花

dapsōnum, i, n.　氨苯砜

Datūra, ae, f.　曼陀罗属

Datūra metel L.　白花曼陀罗

Datūrae Flos　洋金花(药材名)

Daucus, i, m.　胡萝卜属

Daucus carota L.　野胡萝卜

daunorubicīnum, i, n.　正定霉素

daurǐcus, a, um, adj.　达乌里的

de, praep. abl.　从, 论, 用, 关于

dea, ae, f.　女神

debĕo, ere, v.　应该

debǐlis, e, adj.　柔弱的

decagrāmma, atis, n.　十克

decǐes, adv.　十次

decigrāmma, atis, n.　分克(0.1 克)

decīnus, a, um, adj.　第十

declinatǐo, onis, f.　变格

decoctǐo, onis, f.　煎

decōctum, i, n.　煎剂

decorticātus, a, um, adj.　去皮的

degestǐo, ōnis, f.　消化功能

deglutǐo, īre, v.　吞服, 吞咽

dehydrātus, a, um, adj.　脱水的

deīnde, adv.　然后

deltoidĕus, a, um, adj.　三角形的

demum, adv.　只, 刚才

Dendrobǐi Caulis　石斛(药材名)

Dendrobǐi Officinālis Caulis　铁皮石斛(药材名)

Dendrobǐum, i, n.　石斛属

Dendrobǐum chrysotōxum Lindl.　鼓槌石斛

Dendrobǐum fimbriātum Hook.　流苏石斛

Dendrobǐum huoshanēnse C. Z. Tang et S. J. Cheng　霍山石斛

Dendrobǐum nobǐle Lindl.　金钗石斛

Dendrobǐum officināle Kimura et Migo　铁皮石斛

dens, dentis, m.　牙, 齿

dense, adv.　稠密地

depurātus,a,um,adj.　纯的

depūro,āre,v.　精制

dermatītis,ĭdis,f.　皮炎

Descuraninĭa,ae,f.　播娘蒿属

Descurainĭae Semen　南葶苈子(药材名)

Descurainĭae Semen;Lepidĭi Semen　葶苈子(药
材名)

Descurainĭa sophĭa(L.)Webb.ex Prantl.　播娘蒿

desinfectĭo,onis,f.　消毒

deslanosĭdum,i,n.　去乙酰毛花苷丙

Desmodĭi Styracifolĭi Herba　广金钱草(药材名)

Desmodĭum,i,n.　广金钱草,山蚂蝗属

Desmodĭum styracifolĭum(Osb.)Merr.　广金钱草

despumātus,a,um,adj.　去泡沫的

despūmo,āre,v.　去泡沫

dessĭco,āre,v.　使干,晒,烘

destillatĭo,onis,f.　蒸馏法

destillātus,a,um,adj.　蒸馏的

destīllo,āre,v.　蒸馏

deus,i,m.　神,神灵

dexamethasōnum,i,n.　地塞米松

dexter,tre,trum,adj.　右的,右边的

dextrānum,i,n.　右旋糖酐

dextrīnum,i,n.　糖精

diagnōsis,is,f.　诊断

dialȳsis,is,f.　渗滤

Diānthi Herba　瞿麦(药材名)

Diānthus,i,m.　石竹属

Diānthus chinēnsis L.　石竹

Diānthus supērbus L.　瞿麦

diatrizŏas,atis,m.　泛影酸盐

diazepāmum,i,m.　安定

Dichrŏa,ae,f.　常山属

Dichrŏa febrifŭga Lour.　常山,黄常山

Dichrŏae Radix　常山(药材名)

Dicksoniacĕae　蚌壳蕨科

diclofenamĭdum,i,n.　双氯磺酰胺

dicloxacillīnum,i,n.　双氯青霉素

dico,ere,v.　说明,告诉

Dictāmnus,i,m.　白鲜属

Dictāmnus dasycārpus Turcz.　白鲜

dictus,a,um,adj.　说过的

dies,ēi,f.m.　日,天

Dietāmni Cortex　白鲜皮(药材名)

diethylcarbamazīnum,i,n.　乙胺嗪

diethylstilbestrōlum,i,n.　己烯雌酚

difficĭle,adv.　困难地

difficĭlis,e,adj.　困难的,不易的

digēro,ēre,v.　消化

digestĭo,onis,f.　分配,分布

Digitālis,is,f.　毛地黄属;洋地黄

digitoxīnum,i,n.　洋地黄毒苷

digĭtus,i,m.　手指

digoxīnum,i,n.　地高辛

dihydralazīnum,i,n.　双肼屈嗪

dihydrochlorĭdum,i,n.　二盐酸盐

dihydrostreptomycīnum,i,n.　双氢链霉素

bilabiātus,a,um,adj.　双唇的

dilŭo,ēre,v.　冲淡,使稀释

dilūtus,a,um,adj.　冲淡的,稀释的

dimenhydrinātum,i,n.　茶苯海明

dimercaprōlum,i,n.　二巯丙醇

dimercaptosuccīnas,atis,m.　二巯丁二酸盐

dimethicōnum,i,n.　二甲基硅油

dimidĭsus,a,um,adj.　一半的

dimidĭum,i,n.　一半

Dimocārpus longan Lour.　龙眼

dinĭtras,ātis,m.　二硝酸盐

diodoxyquinolīnum,i,n.　双碘喹啉

Dioscorĕa,ae,f.　薯蓣属

Dioscorĕa futschauēnsis Uline ex R.Kunth　福州
薯蓣

Dioscorĕa hypoglāūca Palibin　粉背薯蓣

Dioscorĕa nipponĭca Makino　穿龙薯蓣

Dioscorĕa opposĭta Thunb.　薯蓣,山药

Dioscorĕa panthaĭca Prain et Burk　黄山药

Dioscorĕa Panthaĭcae Rhizōma　黄山药(药材名)

Dioscoreacĕae,ārum,f.pl.　薯蓣科

Dioscorĕae Aehypoglāūcae Rhizōma　粉草薢(药
材名)

Dioscorĕae Rhizōma　山药(药材名)

Diphenhydramīni Hydrochlorĭdum　盐酸苯海拉明

diphenhydramīnum,i,n.　苯海拉明

diphtherĭa,ae,f.　白喉

diphtherĭcus,a,um,adj.　白喉的

diprophyllīnum,i,n.　二羟丙茶碱

Dipsǎci Radix　续断(药材名)

Dipsǎcus,i,m.　川续断属

Dipsǎcus asperoĭdes C. Y. Cheng et T. M. Ai　川续断

dispensārum,i,n.　配方处

dispēnso,āre,v.　配制

dispositĭo,onis,f.　布置,安排

dissimĭlis,e,adj.　不相似的

diuretĭcum,i,n.　利尿剂

divasĭdum,i,n.　羊角拗苷

divērsus,a,um,adj.　各种各样的

divĭdo,ěre,v.　分开

divisĭo,ōnis,f.　分,分开

divīsus,a,um,adj.　分开的

do,āre,v.　给予

docěo,ēre,v.　疼痛

Dolĭchos,oris,m.　扁豆属

Dolĭchos lablab L.　扁豆

dolor,oris,m.　痛

domestĭcus,a,um,adj.　家的

domiphēnum,i,n.　度米芬

domus,us,f.　房子,屋,家

dopamīnum,i,n.　多巴胺

dormĭo,īre,v.　睡觉

dorsālis,e,adj.　背生的

dorsum,i,n.　山脊,背部,凸起形状

dosis,is,f.　(希)剂量

doxycyclīnum,i,n.　去氧土霉素,强力霉素,多西环素

Dracōnis Sanguis　血竭(药材名)

dracāēna,ae,f.　血竭,龙血树

Drynarĭa,ae,f.　槲蕨属

Dryopteridacěae　鳞毛蕨科

Dryopterĭdis Crassirhizomǎtis Rhizōma　绵马贯众(药材名)

Dryoptēris crassirhizōma Nakai　粗茎鳞毛蕨

ducēnti,ae,a,num.　二百

dulcis,e,adj.　甜的

duplex,ĭcis,adj.　双倍的

durus,a,um,adj.　硬的

dysenterĭa,ae,f.　痢疾

dysenterĭcus,a,um,adj.　痢疾的

dysnōēa,ae,f.　呼吸困难

dyspepsĭa,ae,f.　消化不良

E

e,ex,praep. abl.　自从,由,同

ebullĭens,entis,adj.　沸滚的

ebullĭo,īre,v.　沸,沸腾

Echīnops,psis,m.　蓝刺头属

Echīnops grijsĭi Hance　华东蓝刺头

Echīnops latifolĭus Tausch.　驴欺口

Echinōpsis Radix　禹州漏芦(药材名)

Ecklonĭa kurōme Okam.　昆布

Eclīpta prostrāta L.　鳢肠

Eclīptae Herba　墨旱莲(药材名)

eczēma,atis,n.　湿疹

edo,ere,v.　吃

edūlis,e,adj.　食用的

effēctus,i,m.　功效,效果

effĭcax,acis,adj.　有效的

ego,pron. pers.　我

Elaeagnacěae　胡颓子科

elastĭcus,a,um　弹性的

Elatostēma cucullatonaviculāre W. T. Wang　兜船楼梯草

elātus,a,um　高的

elemēntum,i,n.　元素

Eleochǎris,itis,f.　荸荠

elephāntus,i,m.　象

elěphas,antis,m.　象

elīxir,īris,n.　酏剂

Elsholtzĭa,ae,f.　香薷属

empirĭcus,a,um,adj.　验方的

emplāstrum,i,n.　硬膏,硬膏剂

emulsĭo,ōnis,f.　乳剂

endocridānum,i,n.　内分泌激素

enēma,ǎtis,n.　灌肠剂

Entāda phaseoloĭdes (L.) Merr.　榼藤子

Entādae Semen　榼藤子(药材名)

Ephědra,ae,f.　麻黄属

Ephědra equisetīna Bge.　木贼麻黄

Ephědra intermedĭa Schrenk et C. A. Mey.　中麻黄

Ephĕdra sinīca Stapf　草麻黄

Ephedracĕae　麻黄科

Ephĕdrae Herba　麻黄(药材名)

Ephĕdrae Rhizōma et Radix　麻黄根(药材名)

Ephedrīni Hydrochlorĭdum　盐酸麻黄碱

Ephedrīnum,i,n.　麻黄碱

epidemĭcus,a,um,adj.　流行性的

epidērmis,idis,f.　表皮

epileptĭcus,a,um,adj.　癫痫性的

Epimedĭi Herba　淫羊藿(药材名)

Epimedĭi Wushanēnsis Herba　巫山淫羊藿(药材名)

Epimedĭum,i,n.　淫羊藿属

Epimedĭum brevicōrnu Maxim.　淫羊藿

Epimedĭum koreānum Nakai　朝鲜淫羊藿

Epimedĭum pseudowushanēnse B. L. Guo　拟巫山淫羊藿

Epimedĭum pubēscens Maxim.　柔毛淫羊藿

Epimedĭum sagittātum(Sieb. et Zucc.)Maxim.　箭叶淫羊藿

Epimedĭum wushanēnse T. S. Ying　巫山淫羊藿

Equisetacĕae　木贼科

Equisētum,i,n.　木贼属

Equisētum hiemāle L.　木贼

Equus asīnus L.　驴

equus,i,m.　马

Equi Calcŭlus　马宝(药材名)

erēctus,a,um,adj.　直立的

eretmochĕlys,ydis,f.　玳瑁

ergo,conj.　所以

ergometrīnum,i,n.　麦角新碱

ergōta,ae,f.　麦角

Ericacĕae,ārum,f. pl.　杜鹃花科

Erigēron breviscāpus(Vant.)Hand.-Mazz.　短葶飞蓬

Erigerōntis Herba　灯盏细辛(灯盏花)(药材名)

Eriobotrўa,ae,f.　枇杷属

Eriobotrўa japonĭca(Thunb.)Lindl.　枇杷

Eriobotrўae Folĭum　枇杷叶(药材名)

Eriocāūlon,i,n.　谷精草属

Eriocāūlon buergeriānum Koern.　谷精草

Erodĭi Herba;Geranĭi Herba　老鹳草(药材名)

Erodĭum,i,n.　牻牛儿苗属

Erodĭum stephaniānum Willd.　牻牛儿苗

erubēscens,ēntis,adj.　玫瑰红色的

Erycĭbe obtusifolĭa Benth.　丁公藤

Erycĭbe schmidtĭi Craib　光叶丁公藤

Erycĭbes Caulis　丁公藤(药材名)

erythromycīnum,i,n.　红霉素

essentĭa,ae,f.　精汁,香精

essentiălis,e,adj.　基本的

est,第三人称,sing. praes.　<sum 及 edo

estōlas,atis,m.　十二烷基硫酸盐

estradiōlum,i,n.　雌二醇

et,conj.　和,与

etacrŷnas,atis,m.　依他尼酸盐

etamsylātum,i,n.　酚磺乙胺

ethinylestradiōlum,i,n.　炔雌醇

ethosuximĭdum,i,n.　乙琥胺

ethylmorphīnum,i,n.　乙基吗啡

ethylparabēnum,i,n.　对羟基苯甲酸乙酯

etiotrōpe,es,f.　驱虫剂

Eucalŷptus,i,f.　桉属

Eucommĭa,ae,f.　杜仲属

Eucommĭa ulmoĭdes Oliv.　杜仲

Eucommiacĕae,ārum,f. pl.　杜仲科

Eucommĭae Cortex　杜仲(药材名)

Eugenĭa caryophyllāta Thunb.　丁香

Euodĭa rutaecārpa(Juss.)Benth. var. *officinālis* Huang　石虎

Euodĭa rutaecārpa(Juss.)Benth.　吴茱萸

Euodĭa rutaecārpa(Juss.)Benth. var. *Bodinĭĕri*(Dode)Huang　疏毛吴茱萸

Euodĭae Fructus　吴茱萸(药材名)

Euonŷmus alātus(Thunb.)Sieb.　卫矛

Eupatorĭi Herba　佩兰(药材名)

Eupatorĭi Lindleyāni Herba　野马追(药材名)

Eupatorĭum,i,n.　泽兰属

Eupatorĭum fortunĕi Turcz.　佩兰

Eupatorĭum lindleyānum DC.　轮叶泽兰

Euphorbĭa,ae,f.　大戟属

Euphorbĭa fischeriāna Steud.　狼毒大戟

Euphorbĭa hirta L.　飞扬草

Euphorbĭa humifūsa Willd.　地锦草

Euphorbĭa kansŭi T. N. Liou ex S. B. Ho　甘遂

Euphorbĭa lathȳris L.　续随子

Euphorbĭa pekinēnsis Rupr.　大戟

Euphorbiacĕae　大戟科

Euphorbĭae Ebracteolātae Radix　狼毒(药材名)

Euphorbĭae Hirtae Herba　飞扬草(药材名)

Euphorbĭae Humifūsae Herba　地锦草(药材名)

Euphorbĭae Pekinēnsis Radix　京大戟(药材名)

Euphorbĭae Semen　千金子(药材名)

Euphrasĭa brevilăbris Y. F. Wang, Y. S. Lian &
　G. Z. Du　短唇小米草

Eupolyphăga sinēnsis Walker　地鳖

Eupolyphăga Steleophăga　土鳖虫(药材名)

europāēus, a, um, adj.　欧洲的

Euryāle, es, f.　芡实属；芡

Euryāle ferox Salisb.　芡

Euryāles Semen　芡实(药材名)

evacŭans, āntis, adj.　排空的

evacŭo, āre, v.　排空

evaporatĭo, ōnis, f.　蒸发

evapŏro, āre, v.　使蒸发

Euodĭa, ae, f.　吴茱萸属

Euodĭa rutaecārpa (Juss.) Benth.　吴茱萸

Euodĭae Fructus　吴茱萸(药材名)

ex, preap.　出，出于，自从

exanthema, atis, n.　斑疹

exceptĭo, ōnis, f.　例外

excĭto, āre, v.　唤，提

exemplāris, e, adj.　标准的

exercitatĭo, ōnis, f.　练习，锻炼

exĭguus, a, um, adj.　微小的

exĭtus, us, m.　结局

exocarpĭum, i, n.　外果皮

expectŏrans, āntis, adj.　祛痰的

expressĭo, ōnis, f.　压榨，表达

exprĭmo, ere, v.　压榨，表达

exsiccātus, a, um, adj.　干燥的

extēndo, ere, v.　伸展，伸出

extēnsus, a, um, adj.　伸展的

extērnus, a, um, adj.　外用的

extra, praep. acc.　外面

extractĭo, ōnis, f.　浸渍

extrāctum, i, n.　浸膏，浸膏剂

Extrāctum Acantopanācis Senticōsi　刺五加浸膏

Extrāctum Leonūri Liquĭdum　益母草流浸膏

Extrāctum Glycyrrhīzae Liquĭdum　甘草流浸膏

Extrāctum Glycyrrhīzae　甘草浸膏

Extrāctum Acanthopanăcis Senticōsi　刺五加浸膏

Extrāctum Leonūri Liquĭdum　益母草流浸膏

Extrāctum Scutellarĭae Siccum　黄芩提取物

extrăho, ere, v.　抽出，浸渍出

F

Faba, ae, f.　蚕豆属

Fabacĕae　豆科

faciālis, e, adj.　面部的

facĭes, ēi, f.　面部

facĭle, adv.　容易地

facĭlis, e, adj.　容易的

facĭo, ĕre, v.　做，制作

factitĭus, a, um, adj.　人工的

faex, faecis, f.　酵母

Fagopȳri Dibotrȳis Rhizōma　金荞麦(药材名)

Fagopȳrum dibŏtrys (D. Don) Hara　金荞麦

falsus, a, um, adj.　假的

familĭa, ae, f.　家，家庭

fangchi, indecl. n.　防己

farfāra, ae, f.　款冬花

Farfārae Flos　款冬花(药材名)

febris, is, f.　伤寒，热度

fel, fellis, n.　胆汁，胆

feminīnus, a, um, adj.　阴性的

fermentatĭo, ōnis, f.　发酵

ferrĕus, a, um, adj.　铁质的

Ferri Ammonĭi Citras　枸橼酸铁铵

Ferrōsi Sulfas　硫酸亚铁

ferrōsum, i, n.　亚铁

Ferrum, i, n.　铁

Ferŭlae Resīna　阿魏(药材名)

Ferŭla fukanēnsis K. M. Shen　阜康阿魏

Ferŭla sinkiangēnsis K. M. Shen　新疆阿魏

fervĭdus, a, um, adj.　热的

fibra, ae, f.　纤维

Fibraurĕa recīsa Pierre　黄藤

Fibraurĕae Caulis　黄藤(药材名)

fibrīnus,a,um,adj.　纤维蛋白性的

Ficus,us,f.　无花果,榕属

fides,ei,f.　信任

Filix,icis,m.　蕨属

Filmum,i,n.　膜剂

filtratĭo,ōnis,f.　滤过

filtrātus,a,um　滤过的

filtro,āre,v.　滤过

finĭo,īre,v.　结束

firmus,a,um,adj.　结实的

fissŭra,ae,f.　缝,裂缝

fixus,a,um,adj.　固定的

flavēscens,ēntis,adj.　淡黄色的

flavus,a,um,adj.　黄色的

flexĭlis,e,adj.　有弹性的

flora,ae,f.　植物区系

flos,floris,m.　花

fludrocortisōnum,i,n.　氟氢可的松

fluĭdus,a,um,adj.　流动的

flūmen,inis,n.　江,河

fluorĭtum,i,n.　紫石英

fluorouracĭlum,i,n.　氟尿嘧啶

Fluĕrum,i,n.　氟

fluphenazīnum,i,n.　氟奋乃静

Foenicŭli Fructus　小茴香(药材名)

Foenicŭlum,i,n.　茴香属

Foenicŭlum vulgāre Mill.　茴香

foetĭdus,a,um,adj.　臭的

foliāris,e,adj.　与叶有关的

folĭcus,a,um,adj.　叶酸的

foliŏlum,i,n.　幼叶、小叶

folĭum,i,n.　叶

forfīces,ae,f.　剪刀

formaldehўdum,i,n.　甲醛

formĭca,ae,f.　蚂蚁

formicĭcus,a,um,adj.　蚁酸的

formo,āre,v.　制造,写

formŭla,ae,f.　处方,验方

fornix,ĭcis,m.　穹隆

Forsythĭa,ae,f.　连翘属

Forsythĭa suspēnsa (Thunb.) Vahl　连翘

Forsythĭae Fructus　连翘(药材名)

fortānus,a,um,adj.　泉水的,泉源的

fortis,e,adj.　强的,浓的

fractūra,ae,f.　骨折,折断

Fragarĭa,ae,f.　草莓属

frater,tris,m.　兄弟

Fraxīnus,i,f.　白蜡树属

Fraxīnus chinēnsis Roxb.　白蜡树

Fraxīni Cortex　秦皮(药材名)

Fraxīnus rhynchophўlla Hance　苦枥白蜡树

Fraxīnus stylōsa Lingelsh.　宿柱白蜡树

Fraxīnus szaboāna Lingelsh.　尖叶白蜡树

Frequēnter,adv.　常常地

frictĭo,ōnis,f.　擦,擦剂

frigĭdus,a,um,adj.　冷的,凉的

Fritillarĭa,ae,f.　贝母属

Fritillarĭa cirrhŏsa D. Don　川贝母

Fritillarĭa delavaўi Franch.　梭砂贝母

Fritillarĭa hupehēnsis Hsiao et K. C. Hsia　湖北贝母

Fritillarĭa pallidiflōra Schrenk　伊犁贝母

Fritillarĭa thunbergĭi Miq.　浙贝母

Fritillarĭa unibracteāta Hsiao et K. C. Hsia　暗紫贝母

Fritillarĭae Cirrhŏsae Bulbus　川贝母(药材名)

Fritillarĭae Hupehēnsis Bulbus　湖北贝母(药材名)

Fritillarĭae Pallidiflōrae Bulbus　伊贝母(药材名)

Fritillarĭae Thunbergĭi Bulbus　浙贝母(药材名)

Fritillarĭae Ussuriēnsis Bulbus　平贝母(药材名)

fructus,us,m.　果实

frumēntum,i,n.　谷物产品,粮食作物

frutēscens,entis,adj.　灌木状的

frytēscens,entis,adj.　具锐锯齿的

fulvĭdus,a,um,adj.　黄褐色的

fumans,āntis,adj.　发烟的,冒烟的

fumo,āre,v.　冒烟,吸烟

fundus,i,m.　底

fungus,i,m.　菌

furacillīnum,i,n.　呋喃西林

furapromĭdum,i,n.　呋喃丙胺

furfur,uris,n.　皮屑,糠疹

furosemǐdum,i,n.　呋喃苯胺酸

furuncǔlus,i,m.　疖

fuscus,a,um,adj.　棕色的

fusus,a,um,adj.　熔化的

G

Galāngae Fructus　红豆蔻(药材名)

galanthamīnum,i,n.　加兰他敏

Galla Chinēnsis　五倍子(药材名)

galla,ae,f.　虫瘿

gallas,atis,f.　没食子酸盐

Galli Gigerǐi Endothelǐum Cornĕum　鸡内金(药材名)

gallǐcus,a,um,adj.　没食子酸的

gallīna,ae,f.　母鸡

gallus,i,m.　公鸡

Gallus gallus domestǐcus Brissum　家鸡

Ganodērma　灵芝(药材名)

Ganodērma lucǐdum(Leyss. ex Fr.)karst.　赤芝

Ganodērma sinēnse Zhao,Xu et Zhang　紫芝

gracilis,e,adj.　细的

Gardenǐa,ae,f.　栀子属

Gardenǐa jasminoǐdes Ellis　栀子

Gardenǐae Fructus　栀子(药材名)

Gardenǐae Fructus Praeparātus　焦栀子(药材名)

gargarīsma,atis,n.　含漱剂

gastrītis,idis,f.　胃炎

Gastrodǐa,ae,f.　天麻属

Gastrodǐa elata Bl.　天麻

Gastrodǐae Rhizōma　天麻(药材名)

Gecko　蛤蚧(药材名)

Gekko gecko Linnaeus　蛤蚧

Gei Herba　蓝布正,路边青(药材名)

Geum,i,n.　路边青属

Geum aleppǐcum Jacq.　路边青

Geum japonǐcum var. *chinēnse* F. Bolle　柔毛路边青

Gekko gecko Linnaeus　蛤蚧

gelatīna,ae,f.　明胶

gelātum,i,n.　凝胶剂

gelu,us,n.　霜

gemma,ae,f.　芽

Gendarūssa vulgāris Nees　小驳骨

Gendarūssae Herba　小驳骨(药材名)

generālis,e,adj.　一般的

genetīvus,a,um,adj.　属格

Genkwa Flos　芫花(药材名)

genkwa,indecl. n.　芫花

Gentamycīni Sulfas　硫酸庆大霉素

gentamycīnum,i,n.　庆大霉素

Gentiāna,ae,f.　龙胆属

Gentiāna crassicāulis Duthie ex Burk.　粗茎秦艽

Gentiāna dahurǐca Fisch.　小秦艽

Gentiāna macrophȳlla Pall.　秦艽

Gentiāna manshurǐca Kitag.　条叶龙胆

Gentiāna rhodāntha Franch.　红花龙胆

Gentiāna rigēscens Franch.　坚龙胆

Gentiāna scabra Bge.　龙胆

Gentiāna staminĕa Maxim.　麻花秦艽

Gentiāna triflōra Pall.　三花龙胆

Gentiānae Macrophȳllae Radix　秦艽(药材名)

Gentiānae Radix et Rhizōma　龙胆(药材名)

Gentiānae Rhodānthae Herba　红花龙胆(药材名)

Gentianacĕae,ārum,f. pl.　龙胆科

genu,us,n.　膝

genus,ĕris,n.　性;属

Geranǐum,i,n.　老鹳草属

Geranǐum wilfordǐi Maxim.　老鹳草

germanǐcus,a,um,adj.　德国的

gerundǐum,i,n.　动名词

gerundīvum,i,n.　动形词

Galli Gigerǐi Endothelǐum Cornĕum　鸡内金(药材名)

gingivītis,idis,f.　龈炎

Ginkgo,indecl. n.　银杏属;银杏

Ginkgo bilōba L.　银杏

Ginkgo Folǐum　银杏叶(药材名)

Ginkgo Semen　白果(药材名)

Ginkgoacĕae,ārum,f. pl.　银杏科

Ginseng Radix et Rhizōma　人参(药材名)

Ginseng Radix et Rhizōma Rubra　红参(药材名)

ginseng,indecl. n.　人参

glaber,bra,brum,adj.　无毛的

glaciālis,e,adj.　冰的

glacĭes,ei,f.　冰

gracĭlis,e,adj.　细小的

glandŭla,ae,f.　腺

glaucus,a,um,adj.　淡绿色的

Glechōmae Herba　连钱草(药材名)

Glechōma longitūba(Nakai)Kupr.　活血丹

Gleditsĭa sinēnsis Lam.　皂荚

Gleditsĭa,ae,f.　皂荚属

Gleditsĭae Fructus Abnormālis　猪牙皂(药材名)

Gleditsĭae sinēnsis Fructus　大皂角(药材名)

Gleditsĭae Spina　皂角刺(药材名)

Glehnĭa,ae,f.　珊瑚菜属

Glehnĭa littorālis Fr. Schmidt ex Miq.　珊瑚菜

Glehnĭae Radix　北沙参(药材名)

globulīnum,i,n.　球蛋白

globŭlus,i,m.　小球

globus,i,m.　球

glucōnas,ātis,m.　葡萄糖酸盐

glucōsum,i,n.　葡萄糖

glutāmas,atis,m.　谷氨酸盐

glutoĭdus,a,um,adj.　类胶质的

Glycerīnum,i,n.　甘油,甘油剂

Glycīne,es,f.　大豆属

Glyciīne max(L.)Merr.　大豆

Glycyrrhīza,ae,f.　甘草属

Glycyrrhīza glabra L.　光果甘草

Glycyrrhīza inflāta Bat.　胀果甘草

Glycyrrhīza uralēnsis Fisch.　甘草

Glycyrrhīzae Radix et Rhizōma　甘草(药材名)

Glycyrrhīzae Radix et Rhizōma cum Melle　蜜炙
　甘草(药材名)

gonorrhoĕa,ae,f.　淋浊,淋病

Gossampīni Flos　木棉花(药材名)

Gossampīnus malabarĭca(DC.)Merr.　木棉

gossypĭum,i,n.　棉花

graciālis,e,adj.　细小的

gradātim,adv.　渐渐地

graduātum,i,n.　有刻度量器

graduātus,a,um,adj.　有刻度的

gradus,us,m.　步,级,度

graecus,a,um,adj.　希腊的

gramen,inis,n.　草

Graminĕae　禾本科

gramma,atis,n.　克

Granāti Pericarpĭum　石榴皮(药材名)

granātum,i,n.　石榴皮

grandiflōrus,a,um,adj.　大花的

grandifolĭus,a,um,adj.　大叶的

grandis,e,adj.　大的

granŭla,ae,f.　冲剂,颗粒剂

gratis,adv.　免费

gravādus,a,um,adj.　怀孕的

gravidĭtas,ātis,f.　妊娠

gravis,e,adj.　重的

gravĭtas,atis,f.　重量

griseofulvīnum,i,n.　灰黄霉素

grisĕus,a,um,adj.　灰色的

grossus,a,um,adj.　粗的

gummi,indecl.n.　树胶

gummōsus,a,um,adj.　多胶的

gustus,us,m.　味,口味

gutta,ae,f.　滴剂

guttātim,adv.　一滴一滴地

Guttifērae　藤黄科

guttur,uris,n.　咽喉

Gynostēmma,atis,n.　绞股蓝属

Gypsum Fibrōsum　生石膏(药材名)

Gypsum Ustum　煅石膏

gypsum,i,n.　石膏

H

habĕo,ēre,v.　有

haema,ātis,n.　血

haematĭtum,i,n.　赭石

haemoptŏë,es,f.　咯血

haemorrhagĭa,ae,f.　流血

haemorrhŏis,idis,f.　痔漏

haemostatĭcus,a,um,adj.　止血的

Hainanĭa　海南椴属

Haliotĭdis Concha　石决明(药材名)

Haliōtis,ĭdis,f.　鲍属

Haliōtis asinīne Linnaeus　耳鲍

Haliōtis discus hanăi Ino　皱纹盘鲍

Haliōtis diversicōlor Reeve　杂色鲍

Haliōtis ovīna Gmelin　羊鲍

Haliōtis ruber（Leach）　澳洲鲍

halĭtum,i,n.　大青盐

haloperidōlum,i,n.　氟烷啶醇

halothānum,i,n.　氟烷

Hamamelidacĕae,ārum,f. pl.　金缕梅科

haud,adv.　决不,全不

haustus,us,m.　顿服剂

hectamĕtrum,i,n.　百米

hectogrāmma,atis,n.　百克

Hedysǎri Radix　红芪（药材名）

Hedysǎri Radix Praeparāta cum Melle　炙红芪（药材名）

Hedysǎrum,i,n.　岩黄芪属

Hedysǎrum polybŏtrys Hand.-Mazz.　多序岩黄芪

heliānthus,i,m.　向日葵

helminthagōgus,a,um,adj.　驱肠虫的

Helwingĭa japonīca（Thunb.）Dietr.　青荚叶

Hemsleўa,ae,f.　雪胆属

hepar,ǎtis,n.　肝

heparīnum,i,n.　肝素

hepatĭcus,a,um,adj.　肝部的

hepatocrīnum,i,n.　肝淀粉

herba,ae,f.　全草,药草

Herbacĕus,a,um,adj.　草的,草质的

herbarĭum,i,m.　标本室

heri,adv.　昨日

heroĭca,orum,n.　剧药

heroĭcus,a,um,adj.　剧烈性的

heterophŷllus,a,um,adj.　异形叶的

hĕu,interj.　啊,噢,唉,哎呀

Hibīsci Mutabĭlis Folĭum　木芙蓉叶（药材名）

Hibīscus mutabĭlis L.　木芙蓉

hic,adv.　这里

hiemālis,e,adj.　冬天的

Hippocāmpus　海马（药材名）

Hippocāmpus,i,m.　海马属

Hippocāmpus histrix Kaup　刺海马

Hippocāmpus kellŏggi Jordan et Snyde　线纹海马

Hirūdo　水蛭（药材名）

Hirūdo,ĭnis,f.　水蛭属

Hirūdo nipponīca Whitman　水蛭

hispanĭcus,a,um,adj.　西班牙的

hoc,adv.　到这里,往这边

Homalomēna occŭlta（Lour.）Schott　千年健

Homalomēnae Rhizōma　千年健（药材名）

homo,inis,m. f.　人,相似,同类

hora,ae,f.　小时

hordeacĕus,a,um,adj.　大麦的

Hordĕi Germinātus Fructus　麦芽（药材名）

Hordĕum,i,n.　大麦属

Hordĕum vulgāre L.　大麦

hormōmum,i,n.　激素

hortēnsis,e,adj.　园中的

hortulānus,a,um,adj.　园植的

hortus,i,m.　花园,菜园

Houttuynĭa,ae,f.　蕺菜属

Houttuynĭa cordāta Thunb.　蕺菜,鱼腥草

Houttuynĭae Herba　鱼腥草（药材名）

humānus,a,um,adj.　人的

Humŭlus scandens（Lour.）Merr.　葎草

humĭdus,a,um,adj.　湿的

humor,oris,m.　湿气,体液

Hydrargŷrum,i,n.　汞

hydrātus,a,um,adj.　水化的

hydrichlorātus,a,um,adj.　氢氯化的

hydrĭcus,a,um,adj.　水的

hydrobromĭcus,a,um,adj.　氢溴酸的

hydrobromĭdum,i,n.　氢溴化物

hydrocarbonĭcus,a,um,adj.　氢碳酸的

hydrochlorĭcus,a,um,adj.　盐酸的

hydrochlorĭdum,i,n.　氢氯化物,盐酸盐

hydrochlorothiazĭdum,i,n.　氢氯噻嗪

hydrocortisōnum,i,n.　氢化可的松

Hydrocotўle,es,f.　天胡荽属

hydrogenātus,a,um,adj.　氢化的

Hydrogenĭum,i,n.　氢

hydrops,hydrōpis,m.　水肿

hydroscopĭcus,a,um,adj.　吸引的

hydrōsus,a,um,adj.　含水的

hydroxydātus,a,um,adj.　氢氧化的

hydroxўdum,i,n.　氢氧化物

Hydrargŷrum,i,n.　汞,水银

Hyoscyǎmus,i,m.　天仙子属；莨菪

Hyoscyāmi Semen　天仙子(药材名)

Hyoscyāmus niger L.　莨菪

Hyperĭcum,i,n.　金丝桃,金丝桃属

Hyperĭcum japonĭcum Thunb.　地耳草

hyperthermĭsans,āntis,adj.　发热药

hypertonĭa,ae,f.　高血压

hypertrophĭa,ae,f.　过分肥大

hypnōsis,is,f.　催眠术

hypnotĭcus,a,um,adj.　催眠的

hypochlorōsus,a,um,adj.　次氯酸的

hypodermatĭcus,a,um,adj.　皮下的

hypodermĭcus,a,um,adj.　皮下的

Hyriōpsis cumingĭi(Lea)　三角帆蚌

hystamīnum,i,n.　组胺

hyston-zinco-insulīnum,i,n.　蛋白锌胰岛素

I

ichthammōlum,i,n.　鱼石脂

ichthўol,olis,n.　鱼石脂

ictĕrus,i,m.　黄疸

idĕo,adv.　因为

idiosyncrasĭa,ae,f.　特异反应

idonĕus,a,um,adj.　合适的

idoxuridīnum,i,n.　碘苷

ignis,is,m.　火

ignitĭo,onis,f.　烧灼,着火

Ilex,*ĭcis*,f.　冬青属

Ilex chiēnsis Sims　冬青

Ilex cornūta Lindl. ex Paxt.　枸骨

Ilex rotūnda Thunb.　铁冬青

Illicĭi Cortex　地枫皮(药材名)

Ilĭcis Chinēnsis Folĭum　四季青(药材名)

Ilĭcis Cornūtae Folĭum　枸骨叶(药材名)

Ilĭcis Rotūndae Cortex　救必应(药材名)

ille,pron. demonstr.　那,那个

illicĭtus,a,um,adj.　禁止的

Illicĭum verum Hook. f.　八角茴香

illĭno,ere,v.　抹擦

immatūrus,a,um,adj.　未成熟的

immobĭlis,e,adj.　固定的

immūndus,a,um,adj.　不洁净的

immunĭtas,atis,f.　免疫性

Impatĭens,ēntis,f.　凤仙花属

imperāta,ae,f.　白茅

Imperāta cylindrīca Beauv. var. *major*(Nees) C. E. Hubb.　白茅

Imperātae Rhizōma　白茅根(药材名)

impotentĭa,ae,f.　无能,阳痿

impressĭo,onis,f.　压迹,印象

impūrus,a,um,adj.　不纯的

in,praep. acc. abl.　向……中,在……中

incĭdo,ere,v.　切割,解剖

incisīvus,a,um,adj.　切割的

incisūra,ae,f.　切迹

index,icis,m.　目录

indĭcus,a,um,adj.　印度的

Indĭgo Naturālis　青黛(药材名)

indĭgo,inis,f.　蓝靛

indigotĭcus,a,um,adj.　深蓝色

indirēctus,a,um,adj.　间接的

indivīsus,a,um,adj.　不分开的

indŏles,is,f.　脾气,性质

indomethacīnum,i,n.　吲哚美辛

infans,āntis,m. f.　婴儿

infantĭlis,e,adj.　婴儿的

infectĭo,onis,f.　传染

infĕrus,a,um,adj.　下面的

infīltro,āre,v.　浸入,渗入

infinitīvus,a,um,adj.　不定式

infīrmus,a,um,adj.　无力的

inflammatĭo,onis,f.　发炎

inflammātus,a,um,adj.　发炎的

influēnza,ae,f.　流行性感冒

infra,praep. acc.　在……之下

infūndo,ĕre,v.　注入

infusĭo,onis,f.　浸制法

infūsum,i,n.　浸剂

ingredĭens,entis,n.　成分

inhalatĭo,ōnis,f.　吸入剂

injectĭo,ōnis,f.　注射剂

Injectĭo Artemisĭae　茵陈注射液

Injectĭo Isatĭdis Radĭcis　板蓝根注射液

Injectĭo Lonicērae et Scutellarĭae　金黄注射液

Injectĭo Glucōsi et Natrĭi Chlorĭdi　葡萄糖氯化

钠注射液

inodōrus,a,um,adj. 无臭的

inorganĭcus,a,um,adj. 无机的

inositōlum,i,n. 肌醇

insalūber,bris,bre,adj. 不卫生的

insalubrĭtas,atis,f. 不清洁

insanabĭlis,e,adj. 不可医治的

insatiabĭlis,e,adj. 食不饱的

inscriptĭo,onis,f. （处方）中记

insecticĭdus,a,um,adj. 杀虫的

insēctum,i,n. 昆虫

insipĭdus,a,um,adj. 无味的,淡的

insolubĭlis,e,adj. 不溶的

insomnĭa,ae,f. 失眠

inspectĭo,onis,f. 启示,吸气

inspiratĭo,onis,f. 装置,设备

instillatĭo,inis,f. 滴入法

instīllo,are,v. 滴入

institūtum,i,n. 学院,研究所

insufflatĭo,onis,f. 吸入法

Insulīnum,i,n. 胰岛素

intĕger,gra,grum,adj. 完整的

inter,praep. acc. 在……中间

interĭor,us,adj. 在内的

interjectĭo,onis,f. 感叹词

intermedĭus,a,um,adj. 中间的

intermīttens,entis,adj. 间歇的

internationālis,e,adj. 国际的

intērnus,a,um,adj. 内部的

intestinālis,e,adj. 内脏的

intestīnum,i,n. 肠,脏器

intīmus,a,um,adj. 最内的

intoxicatĭo,onis,f. 中毒,醉

intra,praep. acc. 在……里

intramusculāris,e,adj. 肌内的

intravenōsus,a,um,adj. 静脉内的

Inŭla,ae,f. 旋覆花属

Inŭla britannĭca L. 欧亚旋覆花

Inŭla helenĭum L. 土木香

Inŭla japonĭca Thunb. 旋覆花

Inŭla linariifolĭa Turcz. 条叶旋覆花

Inŭlae Flos 旋覆花（药材名）

Inŭlae Herba 金沸草（药材名）

Inŭlae Radix 土木香（药材名）

inunctĭo,onis,f. 擦抹

inutĭlis,e,adj. 无用的

invĭus,a,um,adj. 无路的

involūcrum,i,n. 包袋,信封

iodātus,a,um,adj. 碘化的

iodĭdum,i,n. 碘化物

Iŏdum,i,n. 碘

Iridacĕae,ārum,f. pl. 鸢尾科

Irĭdis Tectōri Rhizōma 川射干（药材名）

Iris,ĭdis,f. 鸢尾属

Iris tectōrum Maxim. 鸢尾

irlandĭcus,a,um,adj. 爱尔兰的

irradiātus,a,um,adj. 放射的

irregulāris,e,adj. 不规则的

Isatĭdis Folĭum 大青叶（药材名）

Isatĭdis Radix 板蓝根（药材名）

Isātis,ĭdis,f. 菘蓝属

Isātis indigotĭca Fort. 菘蓝

isoniazĭdum,i,n. 异烟肼

isoprenalīnum,i,n. 异丙肾上腺素

isotonĭcus,a,um,adj. 等压的

italĭcus,a,um,adj. 意大利的

itĕro,āre,v. 重做

itĕrum,adv. 重新,再次

J

jam,adv. 现在,已经

japonĭa,ae,f. 日本

japonĭcus,a,um,adj. 日本的

jecur,ŏris,n. 肝

jentacŭlum,i,n. 早餐

Jixuecăo Centēllae Herba 积雪草（药材名）

jodātus,a,um,adj. 碘化的

jodĭcus,a,um,adj. 碘酸的

jodĭdum,i,n. 碘化物

jodum,i,n. 碘化物

Juglans,āntis,f. 胡桃属

Juglans regĭa L. 胡桃

jugŭlum,i,n. 咽喉

Jujūbae Fructus 大枣（药材名）

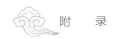

Junci Medūlla　灯心草（药材名）

Juncus，i，m.　灯心草属

Juncus effūsus L.　灯心草

jusculum，i，n.　汤汁

K

Kadsūra interĭor A. C. Smith.　凤庆南五味子

Kadsūrae Caulis　滇鸡血藤（药材名）

Kaempferĭa，ae，f.　山奈属

Kaempferĭa galānga L.　山奈

Kaempferĭae Rhizōma　山奈（药材名）

kaki，indecl. n.　柿

Kaki Calyx　柿蒂

kalĭcus，a，um，adj.　钾的

Kalĭi Chlorăti　氯酸钾

Kalĭi Chlorĭdum　氯化钾

Kalĭi Citras　枸橼酸钾

Kalĭi Permangănas　高锰酸钾

kalĭum，i，n.　钾

Kalopānax，acis，m.　刺楸属

kanamycīnum，i，n.　卡那霉素

Kansŭi Radix　甘遂（药材名）

kephalīnum，i，n.　脑磷脂

keratītis，tĭdis，f.　角膜炎

kilogrāmma，atis，n.　千克（公斤）

kilomĕtrum，i，n.　千米（公里）

Knoxĭa，ae，f.　红芽大戟属

Knoxĭa valerianoĭdes Thorel et Pitard　红大戟

Knoxĭae Radix　红大戟（药材名）

Kochĭa scoparĭa（L.）Schrad.　地肤

Kochĭae Fructus　地肤子（药材名）

korĕa，ae，f.　朝鲜

koreānus，a，um，adj.　朝鲜的

L

labiālis，e，adj.　唇的

Labiātae，ārum，f. pl.　唇形科

labiātus，a，um，adj.　唇形的

labĭum，i，n.　唇

lablab，indecl. n.　扁豆

Lablab Semen Album　白扁豆（药材名）

labor，oris，m.　劳动，工作

laboro，are，v. i.　受折磨

lac，lactis，n.　乳

lacca，ae，f.　漆

lactānum，i，n.　灭菌牛乳

lactas，ātis，m.　乳酸盐

lactĭcus，a，um，adj.　乳酸的

lactobiōnas，atis，m.　乳糖酸盐

lactōsum，i，n.　乳糖

lacus，us，m.　湖

laevus，a，um，adj.　左边的

lagēna，ae，f.　瓶

Laggēra pterodōnta（DC.）Benth.　翼齿六棱菊

Laggērae Herba　臭灵丹草（药材名）

Lagotĭdis Herba　洪连（药材名）

Lagōtis brevitūba Maxim.　短筒兔耳草

lamēlla，ae，f.　板，层

Lamiacĕae　唇形科

lamīna，ae，f.　薄片；刀剑；刑具；钱币；壳，薄壳

Laminarĭa japonīca Aresch.　海带

Laminarĭa，ae，f.　昆布属

Laminarĭae Thallus；Ecklonĭae Thallus　昆布（药材名）

Lamiophlōmis Herba　独一味（药材名）

Lamiophlōmis rotāta（Benth.）Kudo　独一味

Lamĭum，i，n.　野芝麻属

lana，ae，f.　羊毛

lancifolĭus，a，um，adj.　披针形叶的

lanolīnum，i，n.　羊毛脂

lapis，idis，m.　石

Lardizabalacĕae　木通科

laryngitŭis，idis，f.　喉炎

larynx，yngis，m.　喉

Lasiosphāēra，ae，f.　毛球马勃属

latens，entis，adj.　潜伏的

laterālis，e，adj.　侧生的

latīnus，a，um，adj.　拉丁的

latitūdo，inis，f.　宽度

latĭum，i，n.　拉丁姆

latus，a，um，adj.　宽的

latus，eris，n.　腰

laudātus，a，um，adj.　值得赞扬的

Lauracĕae　樟科

lavo,āre,v.　洗

laxans,antis,adj.　轻泻的

laxatīvus,a,um,adj.　轻的

l-Borneōlum　艾片(左旋龙脑)(药材名)

legūmen,inis,n.　蔬菜,荚果

Leguminōsae,ārum,f.pl.　豆科

lenis,e,adj.　柔软的

lenīter,adv.　缓慢地,和缓地

lente,adv.　慢慢地,缓慢地

Leonūri Fructus　茺蔚子(药材名)

Leonūri Herba　益母草(药材名)

Leonūrus,i,m.　益母草属

Leonūrus japonĭcus Houtt.　益母草

Lepidĭi Semen　北葶苈子(药材名)

Lepidĭum,i,n.　独行菜属

Lepidĭum apetālum Willd.　独行菜

lepra,ae,f.　麻风

leprōsus,a,um,adj.　患麻风病的

letālis,e,adj.　致死的

leucaemĭa,ae,f.　白细胞

leucorrhōēa,ae,f.　白带

Levamisōli Hydrochlorĭdum　盐酸左旋咪唑

levamisōlum,i,n.　左旋咪唑

levis,e,adj.　轻的,轻质的

levodōpa,ae,f.　左旋多巴

Leȳmus　赖草属

liber,era,erum,adj.　自由的

libĭtus,us,m.　随意,自由

libra,ae,f.　磅

lichen,enis,m.　苔藓,地衣

lidocaīnum,i,n.　利多卡因

lien,enis,m.　脾

lignĕus,a,um,adj.　木的,木质的

lignum,i,n.　心材或木材

Ligustĭci Rhizōma et Radix　藁本(药材名)

Ligustĭcum,i,n.　藁本属

Ligustĭcum chuanxĭong Hort.　川芎

Ligustĭcum jeholēnse Nakai et Kitag.　辽藁本

Ligustĭcum sinēnse Oliv.　藁本

Ligūstri Lucĭdi Fructus　女贞子(药材名)

Ligūstrum,i,n.　女贞属

Ligūstrum lucĭdum Ait.　女贞

Liliacĕae　百合科

Lilĭi Bulbus　百合(药材名)

Lilĭum,i,n.　百合属;百合

Lilĭum brownĭi F.E.Brown var. *viridŭlum* Baker　百合

lincomycīnum,i,n.　林可霉素

Lindēra,ae,f.　山胡椒属

Lindēra aggregāta(Sims)Kosterm.　乌药

lineāris,e,adj.　线形的

lingua,ae,f.　舌,语言

linimēntum,i,n.　搽剂

linĭo,īre,v.　擦抹

Linnāēus,Linn.,L.　林奈(人名)

Linum,i,n.　亚麻属

Liquidāmbar,āris,n.　枫香属

Liquidāmbar formosāna Hance　枫香

liquĭdus,a,um,adj.　液体的

Liquor,ōris,m.　溶液剂,溶液

Liriōpe muscāri(Decne.)Bail　短葶山麦冬

Liriōpe spicaāta(Thunb.)Lour. var. *prolifēra*
　Y.T.Ma　湖北麦冬

Liriōpes Radix　山麦冬(药材名)

Litchi　荔枝属

Litchi chinēnsis Sonn.　荔枝

Litchi Semen　荔枝核(药材名)

Lithĭum,i,n.　锂

Lithospērmum erythrorhīzon Sieb. ex Zucc.　紫草

litorālis,e,adj.　海边生的

litrum,i,n.　升

Litsĕae Fructus　荜澄茄(药材名)

littĕra,ae,f.　字,字母

Lloydĭa　洼瓣花属

Lobelĭa,ae,f.　半边莲属

Lobelĭa chinēnsis Lour.　半边莲

Lobelĭae Chinēnsis Herba　半边莲(药材名)

lobŭlus,i,m.　小叶,小裂片

lobus,i,m.　叶裂片

locālis,e,adj.　局部的

loco,āre,v.　放置,放在

locus,i,m.　地方,部位

logan,indecl.n.　龙眼

Longan Arīllus　龙眼肉(药材名)

Loganiacĕae　马钱科

longitūdo,inis,f.　长度

longus,a,um,adj.　长的

Lonicĕra,ae,f.　忍冬属

Lonicĕra confūsa DC.　华南忍冬

Loniceĕra fulvotomentōsa Hsu et S. C. Cheng　黄褐毛忍冬

Lonicĕra hypoglāūca Miq.　红腺忍冬

Lonicĕra japonĭca Thunb.　忍冬

Lonicĕra macranthoĭdes Hand.-Mazz.　灰毡毛忍冬

Lonicĕrae Flos　山银花(药材名)

Lonicĕrae Japonĭcae Caulis　忍冬藤(药材名)

Lonicĕrae Japonĭcae Flos　金银花(药材名)

Lophathĕri Herba　淡竹叶(药材名)

Lophathĕrum gracĭle Brongn.　淡竹叶

lotĭo,ōnis,f.　洗剂

Lotĭo Adstrīngens　收敛洗剂

Lotĭo Sulfūris　硫黄洗剂

lues,is,f.　传染病

Luffae Fructus Retinērvus　丝瓜络(药材名)

lutĕum,i,n.　土黄色

Lumbrĭcus,i,m.　地龙

luxatĭo,ōnis,f.　脱位

Lycĭi Cortex　地骨皮(药材名)

Lycĭi Fructus　枸杞子(药材名)

Lycĭum,i,n.　枸杞属

Lycĭum barbārum L.　宁夏枸杞

Lycĭum chinēnse Mill.　枸杞

Lycŏpi Herba　泽兰(药材名)

Lycopodiacĕae　石松科

Lycopodĭum,i,n.　石松属

Lycopodĭum japonĭcum Thunb.　石松

Lycŏpus,i,m.　地笋属

Lycŏpus lucĭdus Turcz. var. *hirtus* Regel　毛叶地瓜儿苗

Lygodiacĕae　海金沙科

Lygodĭi Spora　海金沙(药材名)

Lygodĭum,i,n.　海金沙属

Lygodĭum japonĭcum (Thunb.) Sw.　海金沙

lympha,ae,f.　淋巴

lymphadenītis,idis,f.　淋巴结炎

lymphonōdus,i,n.　淋巴结

Lysimachĭa,ae,f.　珍珠菜属

Lysimachĭa christīnae Hance　过路黄

Lysimachĭae Herba　金钱草(药材名)

Lysionōti Herba　石吊兰(药材名)

Lysionōtus pauciflōrus Maxim.　吊石苣苔

M

maceratĭo,ōnis,f.　浸渍法

macĕro,āre,v.　浸渍,浸软

macrocĭcus,a,um,adj.　全身的

macrophȳllus,a,um,adj.　大叶的

macŭla,ae,f.　斑点,污点

magaloscōpus,i,m.　放大镜

magestrōlum,i,n.　甲地孕酮

magis,adv.　更

magisterĭum,i,n.　特效药

magma,ătis,n.　乳胶剂

Magnesĭi Sulfas　硫酸镁

Magnesĭi Oxȳdum Leve　轻质氧化镁

Magnesĭum,i,n.　镁

Magnetĭtum,i,n.　磁石

Magnolĭa,ae,f.　木兰属

Magnolĭa biondĭi Pamp.　望春花

Magnolĭa denudāta Desr.　玉兰

Magnolĭa sprengēri Pamp.　武当玉兰

Magnolĭa officinālis Rehd. et Wils.　厚朴

Magnolĭa officinālis Rehd. et Wils. var. *bilōba* Rehd. et Wils.　凹叶厚朴

Magnoliacĕae,ārum,f. pl.　木兰科

Magnolĭae Flos　辛夷(药材名)

Magnolĭae Officinālis Cortex　厚朴(药材名)

Magnolĭae Officinālis Flos　厚朴花(药材名)

magnus,a,um,adj.　大的,伟大的

Mahonĭa,ae,f.　十大功劳属

Mahonĭa bealĕi (Fort.) Carr.　阔叶十大功劳

Mahonĭa fortunĕi (Lindl.) Fedde　细叶十大功劳

Mahonĭae Caulis　功劳木(药材名)

major,us,adj.　较大的

malarĭa,ae,f.　疟疾

malĭcus,a,um,adj.　苹果酸的

malĭgnus,a,um,adj.　恶性的

malum,i,n.　苹果

Malus, i, f.　苹果属

Malva verticillāta L.　冬葵

Malvacĕae, ārum, f. pl.　锦葵科

Malvae Fructus　冬葵果（药材名）

mamma, ae, f.　乳房

mane, adv.　早晨

mangānum, i, n.　锰

manipŭlus, i, m.　一把，少量

Manis pentadactȳla Linnaeus　穿山甲

Manis Squāma　穿山甲（药材名）

mannitōlum, i, n.　甘露醇

manshuriēnsis, e, adj.　满洲的

Mantīdis Oöthĕca　桑螵蛸（药材名）

manus, us, f.　手

Margarīta　珍珠（药材名）

margarīta, ae, f.　珍珠

marginālis, e, adj.　边生的

marginātus, a, um, adj.　具有边缘的

margo, inis, f.　边沿，边缘

marīnus, a, um, adj.　海的

Marsdenīa tenacissīma（Roxb.）Wight et Arn.　通关藤

Marsenīae Tenacissīmae Caulis　通关藤（药材名）

masculīnus, a, um, adj.　阳性的

massa, ae, f.　块

mastītis, idis, f.　乳腺炎

mastix, isis, f.　乳香

mater, matris, f.　母亲

materĭa, ae, f.　材料

matunīnus, a, um, adj.　早晨的

matūrus, a, um, adj.　熟的，长成的

maxīmum, adv.　最大地

maxīmus, a, um, adj.　最大的

meātus, us, m.　导管，管

mediānus, a, um, adj.　中间的

medicālis, e, adj.　药用的

medicāmen, ĭnis, n.　药物

medĭcus, a, um, adj.　治疗的

medĭcus, i, m.　医师，大夫

medicinālis, e, adj.　药用的

medĭum, i, n.　中间，方法

medĭus, a, um, adj.　中间的

medūlla, ae, f.　茎髓

Mel　蜂蜜（药材名）

mel, mellis, n.　蜜，蜂蜜

Melĭa, ae, f.　楝属

Melĭa azedārach L.　苦楝

Melĭa toosēndan Sieb. et Zucc.　川楝

Meliacĕae, ārum, f. pl.　楝科

mellĭtus, a, um, adj.　蜜制的

Melo Semen　甜瓜子（药材名）

membrāna, ae, f.　膜

meningītis, idis, f.　脑膜炎

Menispermacĕae　防己科

Menispērmi Rhizōma　北豆根（药材名）

Menispērmum, i, n.　蝙蝠葛属

Menispērmum daurĭcum DC.　蝙蝠葛

menstrŭum, i, n.　溶媒

mensuālis, e, adj.　每月的

Mentha, ae, f.　薄荷属

Mentha haplocālyx Briq.　薄荷

Menthae Haplocalȳcis Herba　薄荷（药材名）

mephentermīnum, i, n.　甲苯丁胺

meprobamātum, i, n.　安定

Merĕtrix, ĭcis, f.　文蛤属

Merĕtrix merĕtrix L.　文蛤

meridĭes, ei, m.　中午

methaqualōnum, i, n.　安眠酮

methŏdus, i, f.　方法

methotrexātum, i, n.　甲氨蝶呤

methoxamīnum, i, n.　甲氧胺

methyl, ylis, n.　甲基

methylēnum, i, n.　亚基

methyletstosterōnum, i, n.　甲基睾酮

metoclopramĭdum, i, n.　甲氧氯普胺

metronidazōlum, i, n.　甲硝唑

metrum, i, n.　米

micrōbus, i, n.　微生物

microcapsŭla, ae, f.　微型胶囊

microgrāma, ătis, n.　微克

miliarĭa, ae, f.　痱子

mille, num.　一千

millesīmus, a, um, adj.　第一千的

milligrāmma, ătis, n.　毫克

millilĭtrum, i, n.　毫升

millimĕtrum, i, n.　毫米

minerālis, e, adj.　矿物的

minīmum, adv.　最少

minīmus, a, um, adj.　最小的

minor, us, adj.　更小的

minūta, ae, f.　分钟

Mirabilĭtum Praeparātum　西瓜霜（药材名）

miscĕo, ēre, v.　混合

mistūra, ae, f.　合剂

Mistūra Gentiānae cum Rhei　大黄龙胆合剂

Mistūra Camphŏrae Aromatĭca　芳香樟脑合剂

mitis, e, adj.　混合的

mixtĭo, ōnis, f.　混杂，掺杂

modus, i, m.　式样，方式

mollis, e, adj.　软的

Momordĭca, ae, f.　苦瓜属

Momordĭca cochinchinēnsis (Lour.) Spreng.　木鳖

Momordĭcae Semen　木鳖子（药材名）

Momordĭca grosvenōri Swingle　罗汉果

mongolĭcus, a, um, adj.　蒙古的

mons, montis, m.　山丘，山岭

montānus, a, um, adj.　野生的

Moracĕae　桑科

morbīlli, ōrum, m. plur.　麻疹

morbus, i, m.　疾病

Mori Cortex　桑白皮（药材名）

Mori Folĭum　桑叶（药材名）

Mori Fructus　桑椹（药材名）

Mori Ramŭlus　桑枝（药材名）

Morīnda, ae, f.　巴戟天属

Morīnda officinālis How　巴戟天

Morīndae Officinālis Radix　巴戟天（药材名）

Morphīni Hydrochlorĭdum　盐酸吗啡

Morphīnum, i, n.　吗啡

mortālis, e, adj.　死的，致死的

Morus, i, f.　桑属；桑树

Morus alba L.　桑

mos, moris, m.　风俗，习惯

moschātus, a, um, adj.　含麝香的

Moschus, i, m.　麝属；麝香

Moschus　麝香（药材名）

Moschus berezovskĭi Flerov　林麝

Moschus moschifĕrus Linnaeus　原麝

Moschus sifanĭcus Przewalski　马麝

Moschus　麝香（药材名）

Mosla chinēnsis 'Jiangxiangru'　江香薷

Mosla chinēnsis Maxim.　石香薷

Moslae Herba　香薷（药材名）

Mosla chinēnsis Maxim.　石香薷

Moutan Cortex　牡丹皮（药材名）

moutan, indecl. n.　牡丹

movĕo, ēre, v.　移动

mucilāgo, inis, f.　胶浆剂，胶浆，黏液

mucōsus, a, um, adj.　多黏液的

multe, adv.　多地

multĭplex, ĭcis, adj.　多倍的

multotĭes, adv.　多次

multum, adv.　很多

multus, a, um, adj.　多的

Mume Fructus　乌梅（药材名）

mume, indecl. n.　乌梅

Murraўa exotĭca L.　九里香

Murraўa paniculāta (L.) Jack　千里香

Murraўae Folĭum et Cacūmen　九里香（药材名）

mus, mueis, m.　鼠

musculāris, e, adj.　肌肉的

muscŭlus, i, m.　肌肉

mydecamycīnum, i, n.　麦迪霉素

Mylăbris　斑蝥（药材名）

Mylăbris, idis, f.　斑蝥

Mylăbris cichorĭi Linnaeus　黄黑小斑蝥

Mylăbris phalerāta Pallas　南方大斑蝥

myōma, atis, n.　肌瘤

Myristĭca, ae, f.　肉豆蔻

Myristĭca fragrans Houtt.　肉豆蔻

Myristĭcae Semen　肉豆蔻（药材名）

Myrrha　没药（药材名）

Myrsinacĕae, ārum, f. pl.　紫金牛科

Myrtacĕae, ārum, f. pl.　桃金娘科

myxoedēma, atis, n.　黏液性水肿

N

naevus,i,m.　痣

nandrolōnum,i,n.　去甲睾酮

narcorĭcus,a,um,adj.　麻醉的

narcōsis,is,f.　麻醉

Nardostăchys chinēnsis DC.　甘松

Naristīlla,ae,f.　滴鼻剂

nasālis,e,adj.　鼻的

natīvus,a,um,adj.　本地的

Natrĭcus,a,um,adj.　钠的

Natrĭi Bicarbōnas　碳酸氢钠

Natrĭi Chlorĭdum　氯化钠

Natrĭi Citras　枸橼酸钠

Natrĭi Hydroxўdum　氢氧化钠

Natrĭi Nitris　亚硝酸钠

Natrĭi Salicўlas　水杨酸钠

Natrĭi Sulfas　芒硝（药材名）

Natrĭi Sulfas Exsiccātus　玄明粉（药材名）

Natrĭum,i,n.　钠

natūra,ae,f.　本性,大自然

naturālis,e,adj.　天然的

natus,a,um,adj.　生下的

nebŭla,ae,f.　喷雾剂

necessarĭus,a,um,adj.　必要的

necrōsis,is,f.　坏死

Nelumbĭnis Folĭum　荷叶（药材名）

Nelumbĭnis Plumŭla　莲子心（药材名）

Nelumbĭnis Receptacŭlum　莲房（药材名）

Nelumbĭnis Rhizomātis Nodus　藕节（药材名）

Nelumbĭnis Semen　莲子（药材名）

Nelumbĭnis Stamen　莲须（药材名）

Nelūmbo nucifēra Gaetn.　莲

Nelūmbo,ĭnis,f.　莲属

neomycīnum,i,n.　新霉素

neoplāsma,atis,n.　肿瘤

neostigmīnum,i,n.　新斯的明

nephrītis,idis,f.　肾炎

nervōsus,a,um,adj.　神经的

nervus,i,m.　叶脉,神经

neuralgĭa,ae,f.　神经痛

neurasthenĭa,ae,f.　神经衰弱

neutralĭsans,antis,adj.　中和的

neūtrus,a,um,adj.　中性的

nicotinamĭdum,i,n.　烟酰胺

nicotinĭcus,a,um,adj.　烟酸的

nidus,i,m.　巢

Nigēlla,ae,f.　黑种草属

Nigēlla glandulifĕra Freyn et Sint.　黑种草

Nigēllae Semen　黑种草子（药材名）

niger,gra,grum,adj.　黑色的

nikethamĭdum,i,n.　尼可刹米

ningpoēnsis,e,adj.　宁波的

nippon,indecl.n.　日本

nitras,ātis,m.　硝酸盐

nitrĭcus,a,um,adj.　硝酸的

nitris,ītis,m.　亚硝酸盐

nitrobīnum,i,n.　盐酸氮芥

nitrogenĭum,i,n.　氮

nitroglycerīnum,i,n.　硝酸甘油

nitrōsus,a,um,adj.　亚硝酸的

nitrum,i,n.　硝石

nobĭlis,e,adj.　高贵的

nocte,adv.　夜间

noctūrnus,a,um,adj.　夜间的

nodus,i,m.　节,关节

nomen,inis,n.　名词,名字

nominatīvus,a,um,adj.　主格

non,adv.　否,不

Noradrenalīni Bitārtras　重酒石酸去甲肾上腺素

noradrenalīnum,i,n.　去甲肾上腺素

norethisterōnum,i,n.　炔诺酮

norgestrĕlum,i,n.　甲基炔诺酮

normālis,e,adj.　正常的

nosocomĭum,i,n.　医院

noto,āre,v.　注明

Notogīnseng Radix et Rhizōma　三七（药材名）

notogīnseng,indecl.n.　三七

Notopterygĭi Rhizōma et Radix　羌活（药材名）

Notopterygĭum,i,n.　羌活属

Notopterygĭum franchetĭi H. de Boiss.　宽叶羌活

Notopterygĭum incīsum Ting ex H. T. Chang　羌活

novobiocīnum,i,n.　新生霉素

novus,a,um,adj.　新的

nox，noctis，f.　夜

nuclĕus，i，m.　核

numerāle，i，n.　数词

numĕrus，i，m.　数目

nutrĭens，ēntis，adj.　滋补的

nux，nucis，f.　果核，核

Nymphaeacĕae，ārum，f. pl.　睡莲科

Nyssacĕae，ārum，f. pl.　蓝果树科

nystatīnum，i，n.　制霉菌素

O

o! interj.　表示喜悦，欢呼，惊奇等

ob，praep. acc.　因为

obconĭcus，a，um，adj.　倒圆锥形的

obdūctus，a，um，adj.　包好的

oblātum，i，n.　淀粉囊

oblātus，a，um，adj.　近扁球形的

oblĭquus，a，um，adj.　斜的

oblōngus，a，um，adj.　长圆形的，矩圆形的

obovātus，a，um，adj.　倒卵形的

obscūrus，a，um，adj.　暗的

obtūro，āre，v.　塞，封闭

obtusifolĭus，a，um，adj.　钝形叶的

obtūsus，a，um，adj.　钝形的

occidentālis，e，adj.　西方的

October，bris，m.　十月

octŭplum，i，n.　八倍

oculēntum，i，n.　眼膏

ocŭlus，i，m.　眼

ocustīlla，ae，f.　眼药水

odontalgĭa，ae，f.　牙痛

odontalgĭcum，i，n.　牙痛剂

odor，oris，m.　香味，气味

odorātus，a，um，adj.　有香味的

oesophăgus，i，m.　食管

officīna，ae，f.　药房（店）

officinālis，e，adj.　药房的，药用的

Oldenlandĭa diffūsa (Willd) Roxb.　白花蛇舌草

Oleacĕae　木犀科

oleĭcus，a，um，adj.　油酸的

oleōsus，a，um，adj.　多油的

Olĕum Arachĭdis　花生油

Olĕum Armeniăcae　杏仁油

Olĕum Aurantĭi　橙皮油

Olĕum Cacao　可可豆油

Olĕum Caryophȳlli　丁香油

Olĕum Curcūmae　莪术油

Olĕum Chenopodĭi　土荆芥油

Olĕum Cinnamōmi　桂皮油

Olĕum Citri　枸橼油

Olĕum Eucalȳpti　桉油

Olĕum Iodinātum　碘化油

Olĕum Jecŏris Piscis　鱼肝油

Olĕum Jecŏris Piscis Concentrātum　浓鱼肝油

Olĕum Lini　亚麻油

Olĕum Menthae　薄荷油

Olĕum Olīvae　橄榄油

Olĕum Ocīmi Gratissīmi　丁香罗勒油

Olĕum Ricīni　蓖麻油

Olĕum Rhododēndri Daurīci　满山红油

Olĕum Sesămi　芝麻油（麻油）

Olĕum Terebinthīnae　松节油

Olĕum Vitĭcis Negūndo　牡荆油

olĕum，i，n.　油，油剂

Olibānum　乳香（药材名）

olĭva，ae，f.　橄榄

olla，ae，f.　罐，壶

omēntum，i，n.　网膜

omnis，e，adj.　各个，所有的

omnopōnum，i，n.　阿片全碱

Omphalĭa　雷丸（药材名）

Omphalĭa lapidēscens Schroet.　雷丸

oöthēca，ae，f.　螵蛸

Ophiopŏgon，ōnis，m.　沿阶草属

Ophiopŏgon japonĭcus (Thunb.) Ker-Gawl.　麦冬

Ophiopogōnis Radix　麦冬（药材名）

ophthalmĭa，ae，f.　眼炎

opĭum，i，n.　阿片

oppĭdum，i，n.　城市

opportūnus，a，um，adj.　适合的

opposĭtus，a，um，adj.　对生的

optĭcus，a，um，adj.　眼的

opus，eris，n.　需要，工作

orbiculāris，e，adj.　圆形的

Orchidacĕae　兰科

ordinarĭus,a,um,adj.　平常的

ordo,inis,m.　次序

orgānum,i,n.　器官

orientālis,e,adj.　东方的

originālis,e,adj.　原来的

Orobanchacĕae　列当科

Orostachўis Fimbriātae Herba　瓦松(药材名)

Orostăchys fimbriāta(Turcz.)Berg.　瓦松

Oroxўlum,i,n.　木蝴蝶属

Orȳza,ae,f.　稻属;米

Orȳza satīva L.　稻

Orȳzae Fructus Germinātus　稻芽(药材名)

oryzanōlum,i,n.　谷维素

Os Sepĭae　海螵蛸(药材名)

os,oris,n.　口

os,ossis,n.　骨

Osmūnda japonĭca Thunb.　紫萁

Osmundacĕae　紫萁科

Osmūndae Rhizōma　紫萁贯众(药材名)

ossĕus,a,um,adj.　骨质的

ostēsma,atis,n.　骨瘤

osteomalacĭa,ae,f.　骨软化症

ostītis,idis,f.　骨炎

Ostrĕa,ae,f.　牡蛎

Ostrĕa gigas Thunberg　长牡蛎

Ostrĕa rivulāris Gould　近江牡蛎

Ostrĕa talienwhanēnsis Crosse　大连湾牡蛎

Ostrĕae Concha　牡蛎(药材名)

otītis,idis,f.　耳炎

ovālis,e,adj.　卵形的

ovātus,a,um,adj.　卵形的

ovidūctus,us,m.　输卵管

ovis,is,f.　羊

ovum,i,n.　卵,蛋

oxacillīnum,i,n.　苯唑青霉素

oxydātus,a,um,adj.　氧化的

oxydum,i,n.　氧化物

oxygenĭum,i,n.　氧

oxȳmel,ellis,n.　醋蜜剂

oxytetracyclīnum,i,n.　土霉素

oxytocīnum,i,n.　催产素

P

Paeonĭa,ae,f.　芍药属

Paeonĭa lactiflōra Pall.　芍药

Paeonĭa suffruticōsa Andr.　牡丹

Paeonĭa veitchĭi Lynch　川赤芍

Paeoniacĕae　芍药科

Paeonĭae Radix Alba　白芍(药材名)

Paeonĭae Radix Rubra　赤芍(药材名)

pallĭdus,a,um,adj.　苍白的

palmātus,a,um,adj.　掌状的

palūster,tris,tre,adj.　沼泽的

Panācis Japonĭci Rhizōma　竹节参(药材名)

Panācis Majōris Rhizōma　珠子参(药材名)

Panācis Quinquefoliĭi Radix　西洋参(药材名)

Panax,ācis,m.　人参属

Panax ginseng C.A.Mey.　人参

Panax japonĭcus C.A.Mey. var. *Bipinnatifĭdus*
　(Seem.)C.Y.Wu et K.M.Feng　羽叶三七

Panax japonĭcus C.A.Mey. var. *Major*(Burk.)
　C.Y.Wu et K.M.Feng　珠子参

Panax japonĭcus C.A.Mey.　竹节参

Panax notogīnseng(Burk.)F.H.Chen　三七

Panax quinquefolĭum L.　西洋参

pancrĕas,atis,m.　胰

Panthĕra,ae,f.　豹属

pantotrĭchus,a,um,adj.　全面有毛的

Papāver,ĕris,n.　罂粟属

Papaveracĕae,ārum,f.pl.　罂粟科

Papāver somnifĕrum L.　罂粟

papaverīnum,i,n.　罂粟碱

Papavĕris Pericarpĭum　罂粟壳(药材名)

papīlla,ae,f.　乳头

papillōma,atis,n.　乳头瘤

Papyrifĕrus,a,um,adj.　可制纸的

par,paris,adj.　同等的

paracetamōlum,i,n.　对乙酰氨基酚

paraffīnum,i,n.　石蜡

parālsis,is,f.　瘫痪

Paramanglietĭa,ae,f.　拟木莲属

parātus,a,um,adj.　备制好的

Parĭdis Rhizōma　重楼(药材名)

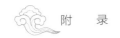

Paris,idis,f.　重楼属

Paris polyphȳlla Smith. var. *yunnanēnsis*（Franch.）
　Hand.-Mazz.　云南重楼

Paris polyphȳlla Smith. var. *chinēnsis*（Franch.）
　Hara　七叶一枝花

paro,āre,v.　备制,配制

parōtis,adis,f.　腮腺

parotītis,adis,f.　腮腺炎

pars,partis,f.　部分

partiālis,e,adj.　部分的

participǐum,i,n.　分词

partus,us,m.　分娩

parum,adv.　少,一些

parvus,a,um,adj.　小的

pasta,ae,f.　糊剂

Pediculāris sceptrum-carolīnum L.　黄旗马先蒿

perēnnis,e,adj.　延续整整一年的

pāulum,adv.　少

Perīlla,ae,f.　紫苏属

pectus,oris,n.　胸

pecu,us,n.　家畜,羊群

Pegaeophȳti Radix et Rhizōma　高山辣根菜（药
材名）

Pegaeophȳton scapiflōrum（Hook. f. et Thoms.）
　Marq. et Shaw　无茎荠

pekinēnsis,e,adj.　北京的

penicillīnum,i,n.　青霉素

Penicillǐum,i,n.　青霉菌属

penicīllum,i,n.　毛笔,毛刷

pentobarbitālum,i,n.　戊巴比妥

pentoxyverīnum,i,n.　喷托维林

pepsīnum,i,n.　胃蛋白酶

per,praep. acc.　经过,每,由

percŏlo,āre,v.　过滤,渗滤

percŏlum,i,n.　渗滤筒

pericarpǐum,i,n.　果皮

Perīlla,ae,f.　紫苏属

Perīlla fouēscens（L.）Britt.　紫苏

Perīllae Caulis　紫苏梗（药材名）

Perīllae Folǐum　紫苏叶（药材名）

Perīllae Fructus　紫苏子（药材名）

periostrǎcum,i,n.　蜕壳,甲壳质,皮壳

Periplōca,ae,f.　杠柳属

Periplōca sepǐum Bge.　杠柳

Periplōcae Cortex　香加皮（药材名）

peritonītis,idis,f.　腹膜炎

permangānas,atis,m.　高锰酸盐

pernǐo,ionis,f.　冻疮

peroxydātus,a,um,adj.　过氧化的

peroxȳdum,i,n.　过氧化物

perphenazīnum,i,n.　奋乃静

persǐca,ae,f.　桃

Persǐcae Rāmulus　桃枝（药材名）

Persǐcae Semen　桃仁（药材名）

persōna,ae,f.　人称

pertūssis,is,f.　百日咳

pes,pedis,m.　足,脚

pessarǐum,i,n.　阴道栓

pestis,is,f.　鼠疫

pethidīnum,i,n.　哌替啶

petiŏlus,i,m.　叶柄

Peucedāni Decursīvi Radix　紫花前胡（药材名）

Peucedāni Radix　前胡（药材名）

Peucedānum,i,n.　前胡属

Peucedānum decursīvum（Miq.）Maxim.　紫花前胡

Peucedānum praeruptōrum Dunn　白花前胡

Pharbitǐdis Semen　牵牛子（药材名）

Pharbītis,ǐdis,f.　牵牛属

Pharbītis nil（L.）Choisy　裂叶牵牛

Pharbītis purpurěa（L.）Voigt　圆叶牵牛

pharmaceutǐcus,a,um,adj.　药学的

pharmacǐa,ae,f.　药房,药店

pharmacognosǐa,ae,f.　生药学

pharmacographǐa,ae,f.　药物学

pharmacologǐa,ae,f.　药理学

pharmǎcon,i,n.　药物

pharmacopōēa,ae,f.　药典

pharmacopōēus,i,m.　药师

pharmǎcum,i,n.　药物

pharȳnx,yngis,m.　咽

Phaseŏlus,i,m.　菜豆属

Phellodēndri Amurēnsis Cortex　关黄柏（药材名）

Phellodēndri Chinēnsis Cortex　黄柏（药材名）

Phellodēndron,i,n.　黄檗属

Phellodēndron amurēnse Rupr.　黄檗

Phellodēndron chinēnse Schneid.　黄皮树

phenacetīnum, i, n.　非那西汀

Phenobarbitālum Natrǐcum pro Injectiōne　注射用苯巴比妥钠

Phenobarbitālum Natrǐcum　苯巴比妥钠

Phenobarbitālum, i, n.　苯巴比妥

phenolātus, a, um, adj.　含酚的

phenolphthaleīnum, i, n.　酚酞

phenōlum, i, n.　苯酚, 酚

phenylbutazōnum, i, n.　保泰松

phenylephrīnum, i, n.　去羟肾上腺素

phenylpropiōnas, atis, m.　苯丙酸盐

phenyltoīnum, i, n.　二苯乙酰尿

Phenytoīnum Natrǐcum　苯妥英钠

Pheretīma　地龙（药材名）

Pheretīma, ae, n.　环毛蚓属

Pheretīma aspergīllum（E. Perrier）　参环毛蚓

phiǎla, ae, f.　瓶

phosphas, ātis, m.　磷酸盐

phosphis, ītis, m.　亚磷酸盐

phosphorātus, a, um, adj.　含磷的, 磷化

phosphorǐcus, a, um, adj.　磷酸的

phosphorōsus, a, um, adj.　亚磷酸的

phosphǒrus, i, m.　亚磷酸

Phosphǒrus, i, m.　磷

Photinǐa chingiāna Hand.-Mazz.　秦氏石楠

Phragmītes, is, m. f.　芦苇属

Phragmītes commūnis Trin.　芦苇

Phragmītis Rhizōma　芦根（药材名）

phthǐsis, is, f.　结核病

Phyllānthi Fructus　余甘子（药材名）

Phyllānthus emblīca L.　余甘子

Phyllānthus, i, m.　叶下珠属

Phyllostǎchys nigra（Lodd.）Munro var. *henōnis*（Mitf.）Stapf ex Rendle　淡竹

Physālis alkekēngi L. var. *franchetǐi*（Mast.）Makino　酸浆

Physālis Calȳxseuf Ructus　锦灯笼（药材名）

physǐca, ae, f.　物理学

physiologǐcus, a, um, adj.　生理学的

Physochlaīna, ae, f.　泡囊草属

Physochlaīna infundibulāris Kuang　漏斗泡囊草

Physochlaīnae Radix　华山参（药材名）

Phytolācca, ae, f.　商陆属

Phytolācca acinōsa Roxb.　商陆

Phytolāccae Radix　商陆（药材名）

Picrǐa fel-tērrae Lour.　苦玄参

Picrǐae Herba　苦玄参（药材名）

Picrorhīza, ae, f.　胡黄连属

Picrorhīza scrophulariiflōra Pennell　胡黄连

Picrorhīzae Rhizōma　胡黄连（药材名）

Pigmēntum, i, n.　涂剂

Pilocarpīni Nitras　硝酸毛果芸香碱

pilōsus, a, um, adj.　具疏柔毛的

pilǔla, ae, f.　丸剂

pilus, i, m.　毛, 汗毛

Pilǔlae Rhododēndri Daurǐci Olei　满山红油滴丸

Pinacěae, ārum, f. pl.　松科

Pinellǐa, ae, f.　半夏属

Pinellǐa ternāta（Thunb.）Breit.　半夏

Pinellǐae Rhizōma　半夏（药材名）

Pinellǐae Rhizōma Praeparātum　法半夏（药材名）

Pinellǐae Rhizōma Praeparātum cum Alumīne　清半夏（药材名）

Pinellǐae Rhizōma Praeparātum cum Zingibēre et Alumīne　姜半夏（药材名）

pinguis, e, adj.　肥的

Pini Lignum Nodi　油松节（药材名）

Pini Pollen　松花粉（药材名）

pint, indecl. n.　品脱

Pinus, i, f.　松属; 松树

Pinus massoniāna Lamb.　马尾松

Pinus tabulaefōrmis Carr.　油松

Piper, ěris, n.　胡椒属

Piper kadsūra（Choisy）Ohwi　海风藤

Piper nigrum L.　胡椒

Piperacěae, ārum, f. pl.　胡椒科

piperazīnum, i, m.　哌嗪

Pipěris Kadsūrae Caulis　海风藤（药材名）

piperǐtus, a, um, adj.　胡椒味的

pirus, i, f.　梨树

piscis, is, m.　鱼

pituitarǐum, i, n.　脑垂体

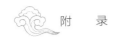
pix,picis,f.　焦油,沥青

placēnta,ae,f.　胎盘

Placēnta Homīnis　紫河车(药材名)

planta,ae,f.　植物

Plantagīnis Herba　车前草(药材名)

Plantagīnis Semen　车前子(药材名)

Plantāgo asiatĭca L.　车前

Plantāgo deprēssa Willd.　平车前

Plantāgo,ĭnis,f.　车前属

plasma,atis,n.　血浆

plastrum,i,n.　腹甲,平板

Platyclădi Cacūmen　侧柏叶(药材名)

Platyclădi Semen　柏子仁(药材名)

Platyclădus,i,f.　侧柏属

Platyclădus orientālis(L.)Franco　侧柏

Platycōdon,i,n.　桔梗属

Platycōdon grandiflōrum(Jacq.)A.DC.　桔梗

Platycodōnis Radix　桔梗(药材名)

Pleiōne bulbocodioĭdes(Franch.)Rolfe　独蒜兰

Pleiōne yunnanēnsis Rolfe　云南独蒜兰

pleurītis,idis,f.　胸膜炎

Plumbum,i,n.　铅

plumŭla,ae,f.　胚芽

pneeumonĭa,ae,f.　肺炎

pnoe,es,f.　呼吸,吸气

Poa,ae,f.　早熟禾属

Poacĕae　禾本科

Podophȳllum,i,n.　鬼臼属

Pogostēmon,ōnis,n.　广藿香属

Pogostēmon cablin(Blanco)Benth.　广藿香

Pogostemōnis Herba　广藿香(药材名)

pollen,ĭnis,f.　花粉

Polygăla,ae,f.　远志属

Polygăla japonĭca Houtt.　瓜子金

Polygăla sibirĭca L.　卵叶远志

Polygăla tenuifolĭa Willd.　远志

Polygalacĕae,ārum,f.pl.　远志科

Polygălae Japonĭcae Herba　瓜子金(药材名)

Polygălae Radix　远志(药材名)

polyglucōsum,i,n.　缩合葡萄糖

Polygonacĕae,ārum,f.pl.　蓼科

Polygonāti Rhizōma　黄精(药材名)

Polygonāti Odorāti Rhizōma　玉竹(药材名)

Polygonātum,i,n.　黄精属

Polygonātum cyrtonēma Hua　多花黄精

Polygonātum kingiānum Coll.et Hemsl.　滇黄精

Polygonātum odorātum(Mill.)Druce　玉竹

Polygonātum sibirĭcum Red.　黄精

Polygōni Aviculāris Herba　萹蓄(药材名)

Polygōni Cuspidāti Rhizōma et Radix　虎杖(药材名)

Polygōni Multiflōri Caulis　首乌藤(药材名)

Polygōni Multiflōri Radix　何首乌(药材名)

Polygōni Multiflōri Radix Praeparāta　制何首乌(药材名)

Polygōni Orientālis Fructus　水红花子(药材名)

Polygōni Perfoliāti Herba　杠板归(药材名)

Polygōni Tinctorĭi Folĭum　蓼大青叶(药材名)

Polygōnum,i,n.　蓼属

Polygōnum aviculāre L.　萹蓄

Polygōnum bistōrta L.　拳参

Polygōnum cuspidātum Sieb.et Zucc.　虎杖

Polygōnum multiflōrum Thunb.　何首乌

Polygōnum orientāte L.　红蓼

Polygōnum perfoliātum L.　杠板归

Polygōnum tinctorĭum Ait.　蓼蓝

Polypodiacĕae,ārum,f.pl.　水龙骨科

Polypodĭum nipponĭcum Mett.　水龙骨

Polypōrus,i,m.　猪苓

Polypōrus　猪苓(药材名)

Polypōrus umbellātus(Pers.)Fries　猪苓

pomātum,i,n.　油膏

pomātus,a,um,adj.　苹果的

pomum,i,n.　苹果

ponderōsus,a,um,adj.　重的,重质的

pondus,eris,n.　重量

Poria cocos(Schw.)Wolf　茯苓

Poria　茯苓(药材名)

post,praep.acc.　在……后

posterĭor,ius,adj.　后部的

postĕrus,a,um,adj.　后边的

Potāmon(*Potamon*)*yunnanēnsis*　云南溪蟹

Potentīlla,ae,f.　委陵菜属

Potentīlla chinēnsis Ser.　委陵菜

Potentīllae Chinēnsis Herba　委陵菜(药材名)

Potentīlla discōlor Bge.　翻白草

Potentīllae Discolōris Herba　翻白草(药材名)

potĭo, ionis, f.　饮料, 水剂

prae, praep. abl.　前, 因

praecipitālum, i, n.　沉淀物

praecipitatĭo, onis, f.　沉淀

praecipitātus, a, um, adj.　沉淀的

praeparatĭo, onis, f.　配制, 预备

praeparātum, i, n.　制剂, 成药

praeparātus, a, um, adj.　制备的

praepăro, āre, v.　配制

praepositĭo, ionis, f.　前置词

praescrĭbo, ere, v.　嘱咐, 开处方

praeter, praep. acc.　除……之外

praevenĭo, īre, v.　防治, 预防

praeventīvus, a, um, adj.　预防的

prandĭum, i, n.　午餐

Prednisōni Acētas　醋酸泼尼松

prenylamīnum, i, n.　普尼拉明

primaquīnum, i, n.　伯喹

primidōnum, i, n.　扑痫酮

primitīvus, a, um, adj.　最初的

prīmo, adv.　第一

Primulacĕae, ārum, f. pl.　报春花科

prīmus, a, um, adj.　第一的

principālis, e, adj.　主要的

Prinsepĭa, ae, f.　扁核木属

Prinsepĭa uniflōra Batal. var. *serrāta* Rehd.　齿叶扁核木

Prinsepĭa uniflōra Batal.　蕤核

Prinsepĭae Nux　蕤仁(药材名)

pro, praep. abl.　为了, 作……用

Procaīni Hydrochlorĭdum　盐酸普鲁卡因

procaīnum, i, n.　普鲁卡因

procainĭcus, a, um, adj.　普鲁卡因的

profūndus, a, um, adj.　深的

progesterōnum, i, n.　黄体酮

prolāpsus, us, m.　脱垂, 脱出

promethazīnum, i, n.　异丙嗪

pronōmen, inis, n.　代词

propanthelīnum, i, n.　普鲁本辛

prope, praep. acc.　近, 靠近

Propranolōli Hydrochlorĭdum　盐酸普萘洛尔

protamīnum, i, n.　鱼精蛋白

protēgens, entis, adj.　保护的

proteīnum, i, n.　蛋白质

proteīnus, a, um, adj.　蛋白的

proteninĭcus, a, um, adj.　含蛋白的

Prunēlla, ae, f.　夏枯草属

Prunēlla vulgaris L.　夏枯草

Prunēllae Spica　夏枯草(药材名)

Pruni Semen　郁李仁(药材名)

Prunus, i, f.　樱桃属

Prunus armeniăca L.　杏

Prunus armeniăca L. var. *ansu* Maxim.　山杏

Prunus davidiāna (Carr.) Franch　山桃

Prunus japonĭca Thunb.　郁李

Prunus mandshurĭca (Maxim.) Koehne　东北杏

Prunus mume (Sieb.) Sieb. et Zucc.　梅

Prunus persĭca (L.) Batsch　桃

Prunus sibirĭca L.　西伯利亚杏

prurīgo, inis, f.　痒, 痒疹

Psammosilēne tunicoĭdes W. C. Wu et C. Y. Wu　金铁锁

Psammosilēnes Radix　金铁锁(药材名)

pseudobūlbus, i, m.　假鳞茎

Pseudolārix, icis, f.　金钱松属

Pseudolārix amabĭlis (Nelson) Rehd.　金钱松

Pseudostellarĭa, ae, f.　太子参属

Pseudostellarĭae Radix　太子参(药材名)

Pseudostellarĭa heterophȳlla (Miq.) Pax ex Pax et Hoffm.　孩儿参

psora, ae, f.　牛皮癣

Psoralĕa, ae, f.　补骨脂属

Psoralĕa corylifolĭa L.　补骨脂

Psoralĕae Fructus　补骨脂(药材名)

psoristĭcus, a, um, adj.　牛皮癣的

psychĭcus, a, um, adj.　精神的

Pterĭa martensĭi (Dunker)　马氏珍珠贝

Pteridacĕae　凤尾蕨科

Pteris multifĭda Pior.　井栏边草

pubēscens, entis, adj.　有柔毛的

Puerarĭa, ae, f.　葛属

Puerarĭa lobāta（Willd.）Ohwi　野葛

Puerarĭa thomsonĭi Benth.　甘葛藤

Puerarĭae Lobātae Radix　葛根（药材名）

Puerarĭae Thomsonĭi Radix　粉葛（药材名）

pulma,ae,f.　髓,木茎髓

pulmēntum,i,n.　羹,汤

pulmo,ōnis,m.　肺

pulmonarĭus,a,um,adj.　肺的

puls,pultis,f.　粥

Pulsatīlla,ae,f.　白头翁属

Pulsatīlla chinēnsis（Bge.）Regel　白头翁

pulsus,us,m.　脉搏

pultifōrmis,e,adj.　粥状的

pulverātus,a,um,adj.　成粉的,粉状的

pulvero,are,v.　研碎

pulvis,ĕris,m.　散（粉）剂

Pulvis Talci　滑石粉

Pulvis Miliarĭae　痱子粉

Pulvis pro Clavo　鸡眼散

Pulvis pro Infantĭbus　婴儿散

Pulvis Bubāli cornus Concentrātus　水牛角浓
缩粉

Pulvis Gypsi Fibrōsi　石膏粉

Punĭca granātum L.　石榴

pure,adv.　纯地

purgatīvus,a,um,adj.　致泻的

purgo,āre,v.　洗净,使泻清

purificātus,a,um,adj.　精制的

purpurāscens,ēntis,adj.　淡紫色的

purpurĕus,a,um,adj.　紫色的

purpŭra,ae,f.　紫红色

purus,a,um,adj.　纯的

pus,puris,n.　脓

pyraloxīmum,i,n.　解磷定

pyramidōnum,i,n.　氨基比林

pyrantēlum,i,n.　噻嘧啶

Pyrĭthrum,i,n.　除虫菊

pyrimethamīnum,i,n.　乙胺嘧啶

Pyrītum,i,n.　自然铜

Pyrŏla,ae,f.　鹿蹄草属

pyrogallĭcus,a,um,adj.　焦性没食子酸的

Pyrolacĕae,ārum,f. pl.　鹿蹄草科

Pyrŏla calliāntha H. Andres　鹿蹄草

Pyrŏla decorāta H. Andres　普通鹿蹄草

Pyrŏla rotundifolĭa L. ssp. *chinēnsis* H. Andces　圆
叶鹿蹄草

Pyrŏlae Herba　鹿衔草（药材名）

pyrophosphorĭcus,a,um　焦磷酸的

pyrosūfis,ītis,m.　焦亚硫酸盐

Pyrrosĭa,ae,f.　石韦属

Pyrrosĭa lingua（Thunb.）Farwell　石韦

Pyrrosĭa petiolōsa（Christ）Ching　有柄石韦

Pyrrosĭa shearēri（Bak.）Ching　庐山石韦

Pyrrosĭae Folĭum　石韦（药材名）

Q

quadragesīmus,a,um,adj. num.　第四十

quadragīna,a,um,adj. num.　四十

quadrans,antis,adj.　四分之一,一刻

quadrŭplex,icis,adj.　四倍

quantĭtas,atis,f.　量,数量

quantum,adv.　若干,多少

quaque,adv.　每

quater,adv.　四次

que,conj.　（放在词后）及,和,亦

Quercus,us,f.　栎属

qui,pron. interr.　谁

quindŭplex,icis,adj.　五倍

Quinidīnum,i,n.　奎尼丁

Quinīnum,i,n.　奎宁

Quisquālis Fructus　使君子（药材名）

Quisquālis,is,f.　使君子属

Quisquālis indĭca L.　使君子

quōndam,adv.　从前

quotidiānus,a,um,adj.　每日的

quotidĭe,adv.　每天

quotĭes,adv.　每次,多少次

quotus,a,um,adj.　第几?

R

Rabdosĭa rubēscens（Hemsl.）Hara　碎米桠

Rabdosĭae Rubescēntis Herba　冬凌草（药材名）

rabĭes,ēi,f.　狂犬病

rachītis,idis,f.　佝偻病

radiālis,e,adj.　放射状的

radicālis,e,adj.　根生的

radĭum,i,n.　镭

radix,īcis,f.　根

raffinātus,a,um,adj.　精炼的

ramŭlus,i,m.　小枝,嫩枝,茎枝

ramus,i,m.　枝

Rana,ae,f.　蛙属

Rana temporarĭa chensinēnsis David　中国林蛙

Ranae Ovidūctus　哈蟆油(药材名)

Ranunculacĕae,ārum,f.pl.　毛茛科

Ranuncŭli Ternāti Radix　猫爪草(药材名)

Ranuncŭlus ternātus Thunb.　小毛茛

Raphāni Semen　莱菔子

Raphānus,i,m.　萝卜属

Raphānus satīvus L.　萝卜

Rauwolfĭa,ae,f.　萝芙木属

reactĭo,onis,f.　反应,反作用

Reālgar,indecl.n.　雄黄

recdūctus,a,um,adj.　还原的

recens,ēntis,adj.　新鲜的

recēnter,adv.　最新地

receptacŭlum,i,n.　花托

recēptum,i,n.　处方

receptūra,ae,f.　处方学

recipĭo,ĕre,v.　取

recrystallisātus,a,um,adj.　再结晶的

rectificātus,a,um,adj.　精制的

rectum,i,n.　直肠

rectus,a,um,adj.　直的

recūrrens,ēntis,adj.　回归的

redestillātus,a,um,adj.　再蒸馏的

reflēxus,a,um,adj.　反射的

refrigerātus,a,um,adj.　冷却了的

regĭo,ionis,f.　地区,部位

regŭla,ae,f.　规定,规则

regulāris,e,adj.　规则的

Rehmannĭa,ae,f.　地黄属

Rehmannĭa glutinōsa Libosch.　地黄

Rehmannĭae Radix　地黄(药材名)

Rehmannĭae Radix Praeparāta　熟地黄(药材名)

relĭquus,a,um,adj.　其余的

remedĭum,i,n.　药

ren,renis,m.　肾

renifōrmis,e,adj.　肾形的

renōvo,āre,v.　重新,复新

repĕto,ĕre,v.　反复

repo,ere,v.i.　匍匐,爬行

res,ei,f.　事物,东西

reserpīnum,i,n.　利血平

residŭum,i,n.　渣,余物

resīna,ae,f.　树脂

resinacĕus,a,um,adj.　树脂样的

resōlvens,ēntis,adj.　溶解的,解决的

resorcīnol,ōlis,n.　间苯二酚

resorcinōlum,i,n.　间苯二酚

resublimātus,a,um,adj.　再升华的

rete,is,n.　网

reticulātus,a,um,adj.　网状的

retinērvus,i,m.　维管束

Rhamnacĕae,ārum,f.pl.　鼠李科

Rhapontĭci Radix　漏芦(药材名)

Rhapontĭcum,i,n.　漏芦属

Rhapontĭcum uniflōrum(L.)DC.　祁州漏芦

Rhei Radix et Rhizōma　大黄(药材名)

Rheum,i,n.　大黄属

Rheum officināle Baill.　药用大黄

Rheum palmātum L.　掌叶大黄

Rheum tangutĭcum Maxim. ex Balf.　唐古特大黄

rheumatĭcus,a,um,adj.　风湿的

rhinītis,idis,f.　鼻炎

rhinocĕros,i,m.　犀牛

rhizōma,atis,n.　根茎

Rhodiōla crenulāta(Hook.f.et Thoms.)H.Ohba　大花红景天

Rhodiōlae Crenulātae Radix et Rhizōma　红景天(药材名)

Rhododēndri Daurĭci Folĭum　满山红(药材名)

Rhododēndri Mollis Flos　闹羊花(药材名)

Rhododēndron,i,n.　杜鹃属

Rhododēndron dahurĭcum L.　兴安杜鹃

Rhododēndron molle G.Don　羊踯躅

Rhododēndron tianmenshanēnse C.L.Peng & L.H.Yan　天门山杜鹃

Rhus chinēnsis Mill. 盐肤木

Rhus potaninĭi Maxim. 青麸杨

Rhus punjabēnsis Stew. var.（Diels）Rehd. et Wils. 红麸杨

Ricini Semen 蓖麻子（药材名）

Ricīnus, i, m. 蓖麻属

Ricīnus commūnis L. 蓖麻

rimifōnum, i, n. 异烟肼

robǒrans, āntis, adj. 使强壮的

Rōma, ae, f. 罗马

Rosa, ae, f. 蔷薇属

Rosa chinēnsis Jacq. 月季

Rosa laevigāta Michx. 金樱子

Rosa rugōsa Thunb. 玫瑰

Rosacěae, ārum, f. pl. 蔷薇科

rosacěus, a, um, adj. 如蔷薇花的

Rosae Chinēnsis Flos 月季花（药材名）

Rosae Laevigātae Fructus 金樱子（药材名）

Rosae Rugōsae Flos 玫瑰花（药材名）

rosěus, a, um, adj. 玫瑰色的

rotundīnum, i, n. 颅痛定

rotūndus, a, um, adj. 圆的

rubefāctus, a, um, adj. 成红色的

ruber, bra, brum, adj. 红色的

rubēscens, ēntis, adj. 微红色的

Rubi Fructus 覆盆子（药材名）

Rubĭa, ae, f. 茜草属

Rubia cordifolĭa L. 茜草

Rubiacěae, ārum, f. pl. 茜草科

Rubĭae Radix et Rhizōma 茜草（药材名）

rubicūndus, a, um, adj. 红的，鲜红的

rubor, ōris, m. 红色

Rubus, i, m. 悬钩子属

Rubus chingĭi Hu 掌叶复盆子

ruga, ae, f. 皱纹

rugōsus, a, um, adj. 多皱的

russĭcus, a, um, adj. 俄国的

Rutacěae 芸香科

S

Saccharomȳces, ētis, m. 酵母菌属；酵母

sacchǎrum, i, n. 糖

saccus, i, n. 袋

sago, indecl. n. 西谷米

Sagittarĭa, ae, f. 慈姑属

Saĭga, ae, f. 高鼻羚羊属

Saĭga tatarĭca Linnaeus 赛加羚羊

Saĭgae Tatarīcae Cornu 羚羊角（药材名）

salep, indecl. n. 白及

salicȳals, ātis, m. 水杨酸盐

salicylĭcus, a, um, adj. 水杨酸的

Salix matsudāna Koidz 旱柳

salsus, a, um, adj. 盐腌的

salūber, bris, bre, adj. 健康的

Salvĭa, ae, f. 鼠尾草属

Salvĭa miltiorrhīza Bge. 丹参

Salvĭae Mihiorrhīzae Radix et Rhizōma 丹参（药材名）

sanguiněus, a, um, adj. 血的

Sanguis Dracōnis 血竭（中药材）

sanguis, īnis, m. 血

Sanguisōrba, ae, f. 地榆属

Sanguisōrba officinālis L. 地榆

Sanguisōrba officinālis L. var. *longifolĭa*（Bert.）Yu et Li 长叶地榆

Sanguisōrbae Radix 地榆（药材名）

sanguisūga, ae, f. 水蛭，蚂蟥

sanĭtas, atis, f. 健康

Santǎli Albi Lignum 檀香（药材名）

Santǎlum, i, n. 檀香属

santonīnum, i, n. 山道年

sanus, a, um, adj. 健康的

sapĭdus, a, um, adj. 有味的

sapĭens, entis, adj. 明智的

sapiēnter, adv. 明智地

Sapindacěae 无患子科

sapo, inis, m. 皂，肥皂

saponīnum, i, n. 皂素，皂角苷

Saposhnikovĭa, ae, f. 防风属

Saposhnikovĭa divaricāta（Turcz.）Schischk. 防风

Saposhnikovĭae Radix 防风（中药材）

Sappan Lignum 苏木（中药材）

sappan, indecl. n. 苏木

Sarcāndra glabra（Thunb.）Nakai 草珊瑚

Sarcāndrae Herba　肿节风（药材名）

Sargāssum, i, n.　海藻（药材名）

Sargentodōxa cuneāta（Oliv.）Rehd. et Wils.　大血藤

Sargentodōxae Caulis　大血藤（药材名）

Sarūma　马蹄香属

satis, adv.　足够地

satīvus, a, um, adj.　栽培的

saturātus, a, um, adj.　饱和的

satus, a, um, adj.　种下的

Saurōpi Folĭum　龙脷叶（药材名）

Saurōpus spatulifolĭus Beille　龙脷叶

Saururacĕae, ārum, f. pl.　三白草科

Saurūrus, i, m.　三白草属

Saussurĕa involucrāta（Kar. et Kir.）Sch.-Bip.　天山雪莲

Saussurĕae Involucrātae Herba　天山雪莲（药材名）

Saxifragacĕae, ārum, f. pl.　虎耳草科

sessĭlis, e, adj.　植物长得矮的

scāber, bra, brum, adj.　粗糙的

scabĭes, ēi, f.　疥疮

scarlatĭa, ae, f.　猩红热

scatŭla, ae, f.　盒，匣

scelĕton, i, n.　骨骼

Schisāndra, ae, f.　五味子属

Schisāndra chinēnsis（Turcz.）Baill.　五味子

Schisāndra sphenanthēra Rehd. et Wils　华中五味子

Schisandracĕae, ārum, f. pl.　五味子科

Schisāndrae Chinēnsis Fructus　五味子（药材名）

Schisāndrae Sphenanthērae Fructus　南五味子（药材名）

schistosomiāsis, is, f.　血吸虫病

Schizonepĕta, ae, f.　荆芥属

Schizonepĕta tenuisfolĭa Briq.　荆芥

Schizonepĕtae Herba　荆芥（药材名）

Schizonepĕtae Herba Carbonisāta　荆芥炭（药材名）

Schizonepĕtae Spica　荆芥穗（药材名）

Schizostachўum chinēnse Rendle　华思劳竹

scientĭa, ae, f.　科学

scientifĭcus, a, um, adj.　科学的

Scolopēndra　蜈蚣（药材名）

Scolopēndra subspinīpes mutĭlans L. Koch　少棘巨蜈蚣

Scopolamīnum　东莨菪碱

Scopolĭa, ae, f.　莨菪属

Scropĭus, i, m.　蝎

Scorpĭo　全蝎（药材名）

Scrophularĭa, ae, f.　玄参属

Scrophularĭa ningpoēnsis Hemsl.　玄参

Scrophulariacĕae, ārum, f. pl.　玄参科

Scrophularĭae Radix　玄参（药材名）

Scutellarĭa baicalēnsis Georgi　黄芩

Scutellarĭa rehderiāna Diels　甘肃黄芩

Scutellarĭa barbat D. Don　半枝莲

Scutellarĭa, ae, f.　黄芩属

Scutellarĭa barbāta D. Don　半枝莲

Scutellarĭae Barbātae Herba　半枝莲（药材名）

Scutellarĭae Radix　黄芩（药材名）

Secāle, is, n.　黑麦属；麦角

secobarbitālum, i, n.　速可巴比妥

secūndum, praep. acc.　按照

sed, conj.　但是，然而

sedans, āntis, adj.　镇静的

Sedi Herba　垂盆草（药材名）

sedimōntum, i, n.　沉淀

Sedum aizŏon L.　景天三七

Sedum, i, n.　景天属

Sedum sarmentōsum Bunge　垂盆草

Selaginēlla pulvināta（Hook. et Grev.）Maxim.　垫状卷柏

Selaginēlla tamariscīna（Beauv.）Spring　卷柏

Selaginēlla xishuiēnsis G. Q. Gou & P. S. Wang　习水卷柏

Selaginellacĕae, ārum, f. pl.　卷柏科

Selaginēllae Herba　卷柏（药材名）

Selenārctos thibetānus G. Cuvier　黑熊

semel, adv.　一次

semen, ĭnis, n.　种子

Semiaquilegĭa adoxoīdes（DC.）Makino　天葵

Semiaquilegĭae Radix　天葵子（药材名）

semihōra, ae, f.　半小时

semper, adv.　经常

sempervīvus, a, um, adj.　长青的

Senecǐo scandens Buch. -Ham.　千里光

Seneciōnis Scandēntis Herba　千里光（药材名）

senna, ae, f.　番泻叶

Sennae Folǐum　番泻叶（药材名）

separātus, a, um, adj.　分开的

sepǎro, āre, v.　分开，隔离

Sepǐa esculēnta Hoyle　金乌贼

Sepǐae Endocōncha　海螵蛸（药材名）

Sepiella maindrōni de Rochebrune　无针乌贼

sepōno, ěre, v.　搁置

septǐes, adv.　七次

serǐcus, a, um, adj.　丝质的

seroalbumīnum, i, n.　血白蛋白

serpens, entis, m. f.　蛇

serum, i, n.　血清

servo, āre, v.　保存

Sesǎmum, i, n.　胡麻属

Setarǐa italīca (L.) Beauv　粟

Setarǐae Fructus Germinātus　谷芽（药材名）

setōsus, a, um, adj.　有粗毛的

seu, conj.　即，就是，或

sevum, i, n.　树汁，脂肪

sexǐes, adv.　六次

si, conj.　若，倘，假使

sibirǐcus, a, um, adj.　西伯利亚的

sicco, āre, v.　使干

siccus, a, um, adj.　干的

sicut, conj.　如同

Siegesbeckǐa, ae, f.　豨莶草属

Siegesbeckǐa glabrēscens Makino　毛梗豨莶

Siegesbeckǐa orientālis L.　豨莶

Siegesbeckǐae Herba　豨莶草（药材名）

signatūra, ae, f.　标志，用法

signo, āre, v.　标记

signum, i, n.　记号，符号

silicěus, a, um, adj.　矽（硅）质的

silicǐcus, a, um, adj.　矽（硅）酸的

Silicǐum, i, n.　硅

silva, ae, f.　树林

silvatǐcus, a, um, adj.　林生的

silvēster, tris, tre, adj.　野生的

Silỹbi Fructus　水飞蓟（药材名）

Silỹbum mariānum (L.) Gaertn.　水飞蓟

simǐlis, e, adj.　相似的

simplex, ǐcis, adj.　简单的，单纯的

simul, adv.　一起，一同

Sināpis alba L.　白芥

Sināpis, is, f.　芥属

Sināpis Semen　芥子（药材名）

sine, praep. abl.　不含，无

sinēnsis, e, adj.　中国的

singulāris, e, adj.　单的

singǔlus, a, um, adj.　单独的

sinǐcus, a, um, adj.　中国的

sinīster, tra, trum, adj.　左的，逆的

sinkiangēnsis, e, adj.　新疆的

Sinocalāmus beecheyānus (Munro) McClure var. *pubēscens* P. F. Li　大头典竹

Sinomenǐi Caulis　青风藤（药材名）

Sinomenǐum, i, n.　汉防己属

Sinomenǐum acūtum (Thunb.) Rehd. et Wils.　青藤

Sinomenǐum acūtum (Thunb.) Rehd. et Wils. var. *cinēreum* Rehd. et Wils　毛青藤

Siphonostegǐa chinēnsis Benth.　阴行草

Siphonostegǐae Herba　北刘寄奴（药材名）

Siraitǐae Fructus　罗汉果（药材名）

siser, eris, n.　甜菜

sitis, is, f.　渴

situs, a, um, adj.　处于，在

sive, conj.　或者

skelěton, i, n.　骨骼

Smilǎcis Chinae Rhizōma　菝葜（药材名）

Smilǎcis Glabrae Rhizōma　土茯苓（药材名）

Smilax, ǎcis, f.　菝葜属

Smilax china L.　菝葜

Smilax glabra Roxb.　光叶菝葜

soda, ae, f.　苏打

Sojae Semen Germinātum　大豆黄卷（药材名）

Sojae Semen Nigrum　黑豆（药材名）

Sojae Semen Praeparātum　淡豆豉（药材名）

sol, solis, m.　日，太阳

Solanacěae, ārum, f. pl.　茄科

Solidagīnis Herba　一枝黄花（药材名）

Solidāgo decūrrens Lour.　一枝黄花

solĭdus,a,um,adj.　固体的

solitarĭus,a,um,adj.　单生的

solubĭlis,e,adj.　可溶解的

solubitĭtas,atis,f.　可溶性

solutĭo,ōnis,f.　溶液剂

solūtus,a,um,adj.　溶化了的

solvēlla,ae,f.　能溶片

solvens,entis,n.　溶媒,化痰药

solvens,entis,adj.　溶化的

solvo,ěre,v.　溶解

Somedōnum,i,n.　索密痛

somnĭfer,era,erum,adj.　催眠的

somnus,i,m.　眠

somu,ěěm,v.　服用

Sophŏra,*ae*,f.　槐属

Sophŏra flavēscens Ait.　苦参

Sophŏra japonĭca L.　槐

Sophŏra tonkinēnsis Gagnep.　越南槐

Sophŏrae Flavescēntis Radix　苦参（药材名）

Sophŏrae Flos　槐花（药材名）

Sophŏrae Fructus　槐角（药材名）

Sophŏrae Tonkinēnsis Radix et Rhizōma　山豆根
（药材名）

soya,ae,f.　大豆

Sparganĭum,i,n.　黑三棱属

sparsus,a,um,adj.　散生的

spasmus,i,m.　痉挛

Spatholōbi Caulis　鸡血藤（药材名）

Spatholōbus,i,m.　密花豆属

Spatholōbus suberēctus Dunn.　密花豆

spatŭla,ae,f.　药刀

specĭes,ēi,f.　茶剂;种

specīmen,inis,n.　样品,标本

sperma,atis,n.　精液,种子

spermacēti,indecl. n.　鲸蜡

sphenanthērus,a,um,adj.　楔形花药的

spica,ae,f.　花穗

spina,ae,f.　棘刺

spirālis,e,adj.　螺旋的

spirĭtus vini　酒精

spirĭtus,us,m.　醑剂

spironolactōnum,i,n.　螺内酯

spissus,a,um,adj.　厚的,浓的

splanchnoptōsis,is,f.　内脏下垂

splen,enis,m.　脾脏

spongĭa,ae,f.　海绵

spongiōsus,a,um,adj.　像海绵的

spontanĕus,a,um,adj.　自动的

spora,ae,f.　孢子

spuma,ae,f.　泡沫

spurĭus,a,um,adj.　伪的,假的

sputum,i,n.　痰

squāma,ae,f.　鳞,甲

squamōsus,a,um,adj.　多鳞的

stabĭlis,e,adj.　稳固的

Stachyūri Medūlla;Helwingĭae Medūlla　小通草
（药材名）

Stachyūrus,i,m.　旌节花属

Stachyūrus chinēnsis Franch.　中国旌节花

stamen,ĭnis,n.　雄蕊

statactītum,i,n.　钟乳石

statim,adv.　立即

status,us,m.　状况,状态

Stauntonĭae Caulis et Folĭum　野木瓜（药材名）

Steleophăga,ae,f.　地鳖（冀地鳖）

Steleophăga plancўi（Boleny）　冀地鳖

Stellarĭa dichotōma L. var. *lanceolāta* Bge.　银柴胡

Stellarĭae Radix　银柴胡（药材名）

stellātus,a,um,adj.　星形的

Stemōna,ae,f.　百部属

Stemōna sessilifolĭa（Miq.）Miq.　直立百部

Stemonacēae,ārum,f. pl.　百部科

Stemōnae Radix　百部（药材名）

Stephanĭa tetrāndra S. Moore　粉防己

Stephanĭae Tetrāndrae Radix　防己（药材名）

Sterculĭa,ae,f.　苹婆属

Sterculĭa lychnophŏra Hance　胖大海

Sterculĭae Lychnophŏrae Semen　胖大海（药材名）

sterilisātus,a,um,adj.　灭菌的

stērilis,e,adj.　无菌的

sterilĭso,āre,v.　消毒

sternutamēntum,i,n.　嗅入剂,鼻粉剂

stibǐum,i,n.　锑

stigma,atis,n.　柱头

stilla,ae,f.　滴,滴剂

stillātim,adv.　一滴一滴地

stimǔlans,antis,adj.　使兴奋的

stimǔlo,āre,v.　使兴奋,刺激

stoma,atis,n.　口

stomachǐcum,i,n.　健胃剂

stomachǐcus,a,um,adj.　健胃的

stomǎchus,i,n.　胃

stomatǐcus,a,um,adj.　口的

streptococcǐcus,a,um,adj.　链球菌的

Streptomycīni Sulfas　硫酸链霉素

Streptomӯces rimōsus Sobin et al.　龟裂链霉菌

streptomycīnum,i,n.　链霉素

strictus,a,um,adj.　紧的,狭的

Strobilānthes cusǐa(Nees)O.Kuntze　马蓝

Strychni Semen　马钱子(药材名)

Strychnos,i,f.　马钱属;马钱子

Strychnos nux-vomǐca L.　马钱

styptǐcus,a,um,adj.　止血的

Styrax,ǎcis,m.　安息香属

suāvis,e,adj.　悦人的

sub,praep.acc.abl.　在……下

subacetǐcus,a,um,adj.　次醋酸的

subcarbǒnas,ātis,m.　次碳酸盐

subcutānes,a,um,adj.　皮下的

sublimātus,a,um,adj.　升华的

subnitrǐcus,a,um,adj.　次硝酸的

subspecǐes,ēi,f.　亚种

substantīvum,i,n.　名词

subter,praep.acc.　下面,向下

subtǐlis,e,adj.　精细的

subtilǐtas,atis,f.　细度,纯度

succīnas,atis,n.　琥珀酸盐

succīnum,i,n.　琥珀

succinylcholīnum,i,n.　琥珀胆碱

succulēntus,a,um,adj.　多汁的

succus,i,m.　汁液

sucrōsum,i,n.　糖,蔗糖

sudor,oris,m.　汗

sudorifǐcus,a,um,adj.　发汗的

sufficǐens,ēntis,adj.　足够的

suīllus,a,um,adj.　猪的

sulfacetamǐdum,i,n.　醋酰磺胺

Sulfadiazīnum Natrǐcum　磺胺嘧啶钠

sulfadiazīnum,i,n.　磺胺嘧啶

sulfadimidīnum,i,n.　磺胺二甲嘧啶

sulfadimoxīnum,i,n.　磺胺二甲氧嘧啶

sulfafurazōlum,i,n.　磺胺二甲异噁唑

sulfamethoxazōlum,i,n.　磺胺甲噁唑

sulfanilamǐdum,i,n.　磺胺

sulfas,ātis,m.　硫酸盐

sulfathiazōlum,i,n.　磺胺噻唑

sulfīdum,i,n.　硫化物

sulfis,ītis,m.　亚硫酸盐

sulfunātus,a,um,adj.　硫化的,磺化的

sulfur,uris,n.　硫

sulfurǐcus,a,um,adj.　硫酸的

sulfurōsus,a,um,adj.　亚硫酸的

sum,esse,v.　是,有,存在

sumo,ěre,v.　服用

super,praep.acc.abl.　上面;在……之上

superscriptǐo,onis,f.　上记

supěrus,a,um,adj.　上边的

supīnum,i,n.　目的分词

suppositorǐum,i,n.　栓剂

sus,suis,m.f.　猪

suspensǐo,ōnis,f.　混悬剂

Swertǐa,ae,f.　獐牙菜属

Swertǐa mileēnsis T.N.Ho et W.L.Shih　青叶胆

Swertǐa pseudochinēnsis Hara　瘤毛獐牙菜

Swertǐae Herba　当药(药材名)

Swertǐae Mileēnsis Herba　青叶胆(药材名)

synergǐcus,a,um,adj.　调味的

syngnǎthus,i,m.　海龙

Syngnǎthus　海龙(药材名)

Syngnathoǐdes biaculeātus(Bloch)　拟海龙

synthetiǒus,a,um,adj.　合成的

syphilitǐus,a,um　梅毒

Syrīnga reticulāta(Bl.)Hara var. *mandshurǐca*
　(Maxim.)Hara　暴马丁香

Syrīngae Cortex　暴马子皮(药材名)

syrǔpus,i,m.　糖浆,糖浆剂

systēma,atis,n.　系统

systematĭcus,a,um,adj.　系统性的

T

tabācum,i,n.　烟草

tabēlla,ae,f.　片剂

Tabēllae Glycyrrhīzae Composĭtae cum Opĭo　复方甘草片（含鸦片）

Tabēllae Salvĭae Miltiorrhīzae Composĭtae　复方丹参片

taenĭa,ae,f.　绦虫

taenifŭgus,a,um,adj.　驱绦虫的

Talcum　滑石（药材名）

talcum,i,n.　滑石

talis,e,adj.　如此的,这样的

Tamaricacĕae　柽柳科

Tamārix chinēnsis Lour.　柽柳

tangshen,indecl. n.　党参

tangutĭcus,a,um,adj.　唐古特的

tannĭcus,a,um,adj.　鞣酸的

Taraxăci Herba　蒲公英（药材名）

Taraxăcum,i,n.　蒲公英属

Taraxăcum borealisinēnse Kitam.　碱地蒲公英

Taraxăcum mongolĭcum Hand.-Mazz.　蒲公英

tartarĭcus,a,um,adj.　鞑靼族的;酒石酸的

tartras,atis,m.　酒石酸盐

Taxacĕae　红豆杉科

Taxīlli Herba　桑寄生（药材名）

Taxīllus,i,m.　钝果寄生属

Taxīllus chinēnsis（DC.）Danser　桑寄生

technĭcus,a,um,adj.　技术的

tego,ere,v.　盖,掩

tela,ae,f.　纱布剂,绷带

tēmpus,oris,n.　时态

tener,ra,rum,adj.　嫩柔的

Tenodēra sinēnsis Saussūre　大刀螂

tenuifolĭus,a,um,adj.　细叶的

tenŭis,e,adj.　细的,薄的

tepĭdus,a,um,adj.　温的

ter quatērve　三次或四次

ter,adv.　三次

terebinthīna,ae,f.　松节油

Terminalĭa chebŭla Retz.　诃子

terminālis,e,adj.　顶生的

tero,ere,v.　捣,研末

terpīnum,i,n.　萜二醇

tērra,ae,f.　大陆,陆地

terramycīnum,i,n.　土霉素

testicŭlus,i,m.　睾丸

testosterōnum,i,n.　睾丸素

Testudĭnis Carāpax et Plastrum　龟甲（药材名）

Testūdo,ĭnis,f.　陆龟属

tetanĭcus,a,um,adj.　破伤风的

tetracaīnum,i,n.　丁卡因

Tetracyclīni Hydrochlorĭsum　盐酸四环素

tetracyclīnum,i,n.　四环素

Tetrapanācis Medūlla　通草（药材名）

Tetrapānax,ācis,m.　通脱木属

Tetrapānax papyrifĕrus（Hook.）K. Koch　通脱木

thallus,i,m.　叶状体

thea,ae,f.　茶树

theophyllīnum,i,n.　茶碱

therapeutĭcus,a,um,adj.　治疗的

therapĭa,ae,f.　治疗

therma,ae,f.　温泉

thermālis,e,adj.　温泉的

thermomĕtrum,i,n.　温度计

theum,i,n.　茶

thiamazōlum,i,n.　甲巯咪唑

thiopentālum,i,n.　硫喷妥

thiosūlfas,atis,m.　硫代硫酸盐

Thlaspi arvēnse L.　菥蓂

Thlaspi Herba　菥蓂（药材名）

thorax,acis,m.　胸

Thymelacĕae,ārum,f. pl.　瑞香科

thyroidĕnum,i,n.　甲状腺

thyroidĕus,a,um,adj.　甲状腺的

thyroxīnum,i,n.　甲状腺素

tigris,is,m.　虎

tinctorĭus,a,um,adj.　染色用的

tinctūra,ae,f.　酊剂

Tinctūra Polygălae　远志酊

tinctus,a,um,adj.　染上色的

tinctus,us,m.　染料

tingo, ěre, v.　染色

Tinospŏra, ae, f.　青牛胆属

Tinospŏra capillīpes Gagnep.　金果榄

Tinospŏra sagittāta (Oliv.) Gagnep.　青牛胆

Tinospŏrae Radix　金果榄(药材名)

tolu, indecl. n.　吐鲁香胶

tonĭcus, a, um, adj.　强身的

tonkinēnsis, e, adj.　东京的

tonsīlla, ae, f.　扁桃体

Toosēndan Fructus　川楝子(药材名)

Torreŷa, ae, f.　榧树属

totus, a, um, adj.　全的, 整体的

Toxicodēndri Resīna　干漆(药材名)

Toxicodēndron vernicĭflum (Stokes) F. A. Barkl.　漆树

toxĭcum, i, n.　毒

toxĭcus, a, um, adj.　含毒的

toxīnum, i, n.　毒素

toxĭtas, atis, f.　毒性

Toxoĭdum Diphtherĭcum　白喉类毒素

Toxoĭdum Diphtherĭcum Purificātum Adsorbātum　吸附精制白喉类毒素

Toxoĭdum Tetanĭcum Purificātum Adsorbātum　吸附精制破伤风类毒素

toxoĭdum, i, n.　类毒素

toxophōrus, a, um, adj.　含毒性的

trachĕa, ae, f.　气管

tracheītis, idis, f.　气管炎

Trachelospērmum, i, n.　络石属

Trachelospērmum jasminoĭdes (Lindl.) Lem.　络石

trachōma, atis, f.　沙眼

Trachycārpi Petiōlus　棕榈(药材名)

Trachycārpus, i, m.　棕榈属

Trachycārpus fortunĕi (Hook. f.) H. Wendl.　棕榈

transfusĭo, onis, f.　输血

transpĭro, āre, v.　出汗

Trapēlla, ae, f.　茶菱属

traumatĭcus, a, um, adj.　外伤的

tremēlla, ae, f.　银耳

triangulāris, e, adj.　三角形的

Tribŭlus, i, m.　蒺藜属

tribus, us, f.　族

Trichosānthes, is, f.　栝楼属

Trichosānthes kirilowĭi Maxim.　栝楼

Trichosānthes rosthornĭi Harms　双边栝楼

Trichosānthis Fructus　瓜蒌(药材名)

Trichosānthis Pericarpĭum　瓜蒌皮(药材名)

Trichosānthis Radix　天花粉(药材名)

Trichosānthis Semen　瓜蒌子(药材名)

Trichosānthis Semen Tostum　炒瓜蒌子(药材名)

tricŏlor, oris, adj.　三色的

triflŏrus, a, um, adj.　三花的

trifoliātus, a, um, adj.　三叶的

trifolĭum, i, n.　三叶

Trigonēlla, ae, f.　胡芦巴属

Trigonēlla foenum-grāēcum L.　胡芦巴

Trigonēllae Semen　胡芦巴(药材名)

trimethoprīmum, i, n.　甲氧苄氨嘧啶

Trionŷcis Carăpax　鳖甲(药材名)

Triōnyx sinēnsis Wiegmann　鳖

triplex, icis, adj.　三倍的

tritĭcum, i, n.　小麦

trituratĭo, onis, f.　研磨

trochīscus, i, m.　锭剂

Trogoptērus xanthīpes Milne-Edwards　复齿鼯鼠

tropĭcus, a, um, adj.　热带的

trūncus, a, um, adj.　砍去了的, 截短了的

Tsaōko Fructus　草果(药材名)

tsaōko, indecl. n.　草果

tuber, eris, n.　结节, 块茎

tuberculīnum, i, n.　结核菌素

tuberculōsis, is, f.　结核病

tubercŭlum, i, n.　结

tubŭlus, i, m.　小筒管, 小喇叭

tubŭlus, i, m.　小管

tubus, i, m.　管子

tunĭca, ae, f.　汗衫, 丸药衣

tunĭco, āre, v.　包衣

turĭo, onis, f.　幼芽

Turpinĭa argūta Seem　山香圆

Turpinĭae Folĭum　山香圆(药材名)

tus, turis, n.　乳香

Tussilāgo farfāra L.　款冬

tussis, is, f.　咳嗽

tyndalisatĭo, onis, f.　间歇灭菌法

Typha, ae, f.　香蒲属

Typha angustifolia L.　水烛香蒲

Typha orientālis Presl.　东方香蒲

Typhacĕae, ārum, f. pl.　香蒲科

Typhae Pollen　蒲黄(药材名)

Typhonĭi Rhizōma　白附子(药材名)

Typhonĭum gigantĕum Engl.　独角莲

typhōsus, a, um, adj.　伤寒的

typhus, i, m.　伤寒, 热病

U

ubi, adv.　何处

ulcus, eris, n.　溃疡

umbēlla, ae, f.　伞形花序, 伞

umbellātus, a, um, adj.　伞形花序式的

Umbellifĕrae, ārum, f. pl.　伞形科

umbelliferus, a, um, adj.　有伞形花的

umbelliformis, e, adj.　如伞形花序的

Uncarĭa, ae, f.　钩藤属

Uncarĭa hirsūta Havil.　毛钩藤

Uncarĭa macrophylla Wall.　大叶钩藤

Uncarĭa rhynchophylla (Miq.) Miq ex Havil.　钩藤

Uncarĭa sessilifrūctus Roxb.　无柄果钩藤

Uncarĭa sinēnsis (Oliv.) Havil.　华钩藤

Uncarĭae Ramŭlus cum Uncis　钩藤(药材名)

uncus, i, m.　钩

unda, ae, f.　波浪

undecylēnas, atis, m.　十一烯酸盐

undecylenĭcus, a, um, adj.　十一烯酸的

unguēntum, i, n.　软膏剂

unicus, a, um, adj.　独一, 唯一的

unĭo, ōnis, m.　珍珠

unitas, atis, f.　单位

universālis, e, adj.　统一的

univērsus, a, um, adj.　全的, 普遍的

unus, a, um, num.　一

uralēnsis, e, adj.　乌拉尔的

urēther, eris, m.　尿道, 输尿管

urethītis, idis, f.　尿道炎

urĕthra, ae, f.　输尿管

urethrālis, e, adj.　尿道的

urgens, entis, adj.　紧急的

urīna, ae, f.　尿

urinarĭus, a, um, adj.　尿的

urotropīnum, i, n.　乌洛托品

ursa, ae, f.　雌熊

ursīnus, a, um, adj.　熊的

Ursus arctos L.　棕熊

urticarĭa, ae, f.　荨麻疹

ustus, a, um, adj.　煅制的

usus, us, m.　用途

ut, conj.　为了, 以便

utĕrus, i, m.　子宫

utĭlis, e, adj.　有用的

utilĭtas, atis, f.　益处, 用处

uxor, oris, f.　妻子

V

Vaccarĭae Semen　王不留行(药材名)

Vaccarĭa segetālis (Neck.) Garcke　麦蓝菜

vaccīna, ae, f.　牛痘, 疫苗

vaccinatĭo, onis, f.　接种法

vaccīnum, i, n.　菌苗, 疫苗

Vaccīnum Calmētte-Guerīni Cryodesiccātum　冻干卡介苗

Vaccīnum Cholērae Adsorbātum　吸附霍乱菌苗

Vaccīnum Rabiēi Cryodesiccātum　冻干狂犬病疫苗

Vaccīnum Leptospīrae　钩端螺旋体菌苗

Vaccīnum Morbillōrum Vivum　麻疹灭活疫苗

Vaccīnum Morbillōrum Vivum Cryodesiccātum　冻干麻疹活疫苗

Vaccīnum Pertūssis　百日咳疫苗

Vaccīnum Pertūssis et Toxoĭdum Diphthēro Tetanĭcum Adsorbātum　吸附百日咳嗽菌苗白喉

Vaccīnum Rabiēi Cryodesiccātum　冻干狂犬病疫苗

Vaccīnum Rabiēi　狂犬病疫苗

Vaccīnum Typho-paratyphōsum　伤寒、副伤寒甲乙菌苗

vacŭum, i, n.　真空

vacŭus, a, um, adj.　空的

vagīna, ae, f.　阴道, 鞘

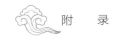

vaginālis,e,adj.　阴道的

valĕo,ēre,v.　健康

Valeriāna jatamānsi Jones.　蜘蛛香

valeriāna,ae,f.　缬草属

Valerianacĕae,ārum,f.pl.　败酱科

Valeriānae Jatamānsi Rhizōma et Radix　蜘蛛香
（药材名）

valetūdo,inis,f.　健康

valvŭla,ae,f.　瓣

vapor,oris,m.　蒸汽

vapōro,āre,v.　蒸汽化

variātus,a,um,adj.　变化了的

varicēlla,ae,f.　水痘

varifolĭus,a,um,adj.　生不同叶的

varĭola,ae,f.　天花

varĭus,a,um,adj.　各种各样的

vas,vasis,n.　器皿,血管

vaselīnum,i,n.　凡士林

ve,conj.　（后置词）或者

vegetabĭle,is,n.　植物

vegetabĭlis,e,adj.　植物的

vehicŭlum,i,n.　赋形剂,溶媒

vel,conj.　或者

vena,ae,f.　静脉

venenōsus,a,um,adj.　有毒的

venēnum,i,n.　毒,毒药

venētus,a,um,adj.　蓝色的

venōsus,a,um,adj.　属静脉的

Verătrum,i,n.　藜芦属

Verbēna,ae,f.　马鞭草属

Verbēna officinālis L.　马鞭草

Verbenacĕae,ārum,f.pl.　马鞭草科

Verbēnae Herba　马鞭草（药材名）

vērbum,i,n.　动词

vermifūgus,a,um,adj.　驱虫的

vermis,is,m.　虫,蠕虫

vernālis,e,adj.　春季的

vernix,icis,f.　漆

versicōlor,oris,adj.　多色的

vērsus,us,m.　诗

verticillātus,a,um,adj.　轮生的

verto,ĕre,v.　翻转

verus,a,um,adj.　真的

vesĭca,ae,f.　泡,膀胱

vesĭcans,antis,adj.　发疱的

vesicatorĭus,a,um,adj.　发疱用的

Vespa manifīca Smith　胡蜂

Vespertilĭo supĕrans Thomas　东方蝙蝠

veterinarĭus,a,um,adj.　兽医的

vetus,eris,adj.　旧的,陈的

vidĕo,ēre,v.　看见

Vigna,ae,f.　豇豆属

Vigna angulāris Ohwi et Ohashi　赤豆

Vigna umbellāta Ohwi et Ohashi　赤小豆

Vignae Semen　赤小豆（药材名）

vīmen,inis,n.　藤,蔓

vinblastīnum,i,n.　长春碱

vinum,i,n.　酒

Viŏla,ae,f.　堇菜属

Viola yedoēnsis Makino　紫花地丁,光瓣堇菜

Viola grandisepāla W.Beeker　大萼堇菜

Violacĕae,ārum,f.pl.　堇菜科

violacĕus,a,um,adj.　紫的

Viotae Herba　紫花地丁（药材名）

vir,viri,m.　男人

viridēscens,ēntis,adj.　微绿色的

viridŭlus,a,um,adj.　淡绿色的

virĭdis,e,adj.　绿色的

virus,i,n.　脓毒

viscĕra,um,n.　内脏

Visci Herba　槲寄生（药材名）

Viscum,um,n.　槲寄生属

Viscum colorātum（Komar.）Nakai　槲寄生

viscus,eris,n.　内脏

villōsus,a,um,adj.　长满毛的

Vitacĕae,ārum,f.pl.　葡萄科

vitamīnum,i,n.　维生素

vitellīnus,a,um,adj.　卵黄色的

vitēllus,i,m.　蛋黄,卵黄

Vitex negūndo L.var.*cannabifolĭa*（Sieb.et Zucc.）
　Hand.-Mazz　牡荆

Vitex trifolĭa L.　蔓荆

Vitex trifolĭa L.var.*simplicifolĭa* Cham.　单叶蔓荆

Vitĭcis Fructus　蔓荆子（药材名）

Vitĭcis Negūndo Folĭum　牡荆叶(药材名)

vitrĕus,a,um,adj.　玻璃质的

vitrum,i,n.　玻璃,玻璃杯

vivum,i,n.　活体

vivus,a,um,adj.　活的

vix,vicis,f.　次

Vladimirĭa souliēi(Franch.)Ling　川木香

Vladimirĭa souliēi(Franch.)Ling var. *cinerĕa* Ling　灰毛川木香

Vladimirĭae Radix　川木香(药材名)

vocabŭlum,i,n.　单词,生词

voco,āre,v.　呼喊

volatĭlis,e,adj.　挥发的

volsēlla,ae,f.　镊子

volubĭlis,e,adj.　缠绕的

volūmen,inis,n.　书卷,册

vomĭcus,a,um,adj.　作呕的

vomitīvus,a,um,adj.　使呕的

vomĭtus,us,m.　呕吐

vomo,ere,v.　呕吐

vulgāris,e,adj.　普通的

vūlgo,adv.　一般

W

Warfarīnum,i,n.　华法林

watta,ae,f.　棉絮,棉

wenyūjin,indecl.n.　温郁金

Wenyūjin Rhizōma Concīsum　片姜黄(药材名)

Whitmanĭa acranulāta Whitman　柳叶蚂蟥

Whitmanĭa pigra Whitman　蚂蟥

Wikstroemĭa,ae,f.　荛花属

Woodwardĭa,ae,f.　狗脊蕨属

X

Xantho-　(前缀)黄

Xanthĭum,i,n.　苍耳属

Xanthĭum sibirĭcum Patr.　苍耳

Xanthĭi Fructus　苍耳子(药材名)

xerodērma,atis,n.　干皮病

xerōsis,is,f.　干燥症

xiphoidĕus,a,um,adj.　剑形的

xyl-　(前缀)木

Y

yanhǔsuo,indecl.n.　延胡索

yatrēnum,i,n.　药特灵

ytterbĭum,i,n.　镱

yunnanēnsis,e,adj.　云南的

Z

Zanthoxȳli Pericarpĭum　花椒(药材名)

Zanthoxȳlum,i,n.　花椒属

Zathoxȳlum bungeānum Maxim.　花椒

Zanthoxȳlum nitĭdum(Roxb.)DC.　两面针

Zanthoxȳlum schinifolĭum Sieb. et Zucc.　青椒

Zaǒcys　乌梢蛇(药材名)

Zaǒcys dhumnādes(Cantor)乌梢蛇

zea,ae,f.　玉蜀黍

Zea mays L.　玉米

zhejiangēnsis,e,adj.　浙江的

Zinci Oxȳdum　氧化锌

Zinci Undecylēnas　十一烯酸锌

Zincum,i,n.　锌

Zingĭber,ĕris,n.　姜属;姜

Zingĭber officināle Rosc.　姜

Zingiberacĕae,ārum,f. pl.　姜科

Zingibĕris Rhizōma Praeparātum　炮姜(药材名)

Zingibĕris Rhizōma　干姜(药材名)

Zingibĕris Rhizōma Recens　生姜(药材名)

Zizĭphi Spinōsae Semen　酸枣仁(药材名)

Zizĭphus,i,f.　枣属

Zizĭphus jujūba Mill.　枣

Zizĭphus jujūba Mill. var. *spinōsa*(Bunge)Hu ex H. F. Chou　酸枣

zona,ae,f.　带

zoologĭa,ae,f.　动物学

zygōma,atis,n.　颧骨

zygomatĭcus,a,um,adj.　颧骨的

zyma,atis,n.　酵母

zymōsis,is,f.　发酵

●(张水利　林晓　刘湘丹　兰洲)

主要参考书目

1. 何茂之. 药科拉丁文[M]. 北京：人民卫生出版社，1955.
2. 南京药学院. 药用拉丁语[M]. 上海：上海科学技术出版社，1980.
3. 肖原. 拉丁语基础[M]. 北京：商务印书馆，1983.
4. 贲安. 中医药基础拉丁语[M]. 上海：上海科学技术出版社，1992.
5. 詹亚华. 医药拉丁语[M]. 北京：中国医药科技出版社，1998.
6. 沈显生. 植物学拉丁文[M]. 合肥：中国科技大学出版社，2005.
7. 杜勤. 中医药拉丁语[M]. 2版. 北京：科学出版社，2008.
8. 谈献和. 中药拉丁语[M]. 北京：中国中医药出版社，2013.
9. 李峰. 医药拉丁语[M]. 北京：人民卫生出版社，2013.
10. 李峰，巢建国. 中药拉丁语[M]. 北京：中国中医药出版社，2016.
11. 詹亚华，谈献和，黄必胜. 医药拉丁语[M]. 北京：中国医药科技出版社，2016.
12. 李峰，马琳. 中药拉丁语[M]. 北京：中国中医药出版社，2021.

复习思考题
答案要点

模拟试卷